内科护理查房案例分析

（第二版）

主　编　朱　颖　　郭全荣

中国健康传媒集团

中国医药科技出版社

内 容 提 要

本书从临床和教学实际出发，秉承以患者为中心的整体护理理念进行编写，是一本旨在指导内科护理查房的书。全书共十章，每章分为护理业务查房和护理教学查房两部分，选取有代表性的常见病例，以病历汇报、护理查房、安全管理和专业前沿知识为线索进行介绍。病历汇报部分主要介绍病例的详细情况；护理查房部分对病例进行深入分析和探讨，对特定患者的护理原理、方法和操作进行充分阐述；专业前沿知识部分则补充病例未涉及的重要知识点。本书内容丰富、资料翔实、实用性强，既可作为内科一线工作护士的继续学习用书，也可作为高等院校护理专业的教学参考书。

图书在版编目（CIP）数据

内科护理查房案例分析/朱颖，郭全荣主编 . —2 版 . —北京：中国医药科技出版社，2022. 8

ISBN 978 - 7 - 5214 - 3302 - 9

Ⅰ. ①内… Ⅱ. ①朱… ②郭… Ⅲ. ①内科学 - 护理学 - 手册
Ⅳ. ①R473. 5 - 62

中国版本图书馆 CIP 数据核字（2022）第 126486 号

美术编辑 陈君杞
版式设计 友全图文

出版 **中国健康传媒集团** | 中国医药科技出版社
地址 北京市海淀区文慧园北路甲 22 号
邮编 100082
电话 发行：010 - 62227427 邮购：010 - 62236938
网址 www. cmstp. com
规格 880 × 1230mm $\frac{1}{32}$
印张 10
字数 451 千字
初版 2019 年 3 月第 1 版
版次 2022 年 8 月第 2 版
印次 2024 年 1 月第 2 次印刷
印刷 北京印刷集团有限责任公司
经销 全国各地新华书店
书号 ISBN 978 - 7 - 5214 - 3302 - 9
定价 **49.00 元**

获取新书信息、投稿、为图书纠错，请扫码联系我们。

编 委 会

前　言

　　随着医学科学的发展，内科护理学的研究范围越来越广，临床护理所面临的难题也愈来愈多，因此开展临床内科护理查房非常必要，对提高临床护理质量和护士业务水平可起到积极的促进作用。从护理质量管理角度出发，内科护理查房是内科护理管理中评价护理程序实施效果，了解护士工作性质的一种最基本、最常用、最主要的方法，也是护理教学的有效形式之一。其内容为以具体病例或病种为对象，在进行护理查房过程中对低年资护士/护生传授专业理论知识及技能，介绍护理实践经验，讲解先进护理技术，从而达到有效学习的目的。

　　本书包含护理业务查房和护理教学查房两部分内容，涵盖了呼吸、循环、消化、神经、内分泌、风湿免疫、血液、泌尿、传染等系统疾病。编者选择了各系统具有代表性的疾病病例，以管床护士/护生病例汇报的形式引出，详细讲解每种疾病典型的护理问题、护理措施和护理评价，其他护士评价、补充，最后护士长综合点评查房效果和措施评价，重点讲解疾病的安全管理要点，并引出专业前沿知识。

　　本书由富有丰富临床经验的一线护理人员共同编写，内容实用，与临床实际紧密结合，旨在提高护生及内科护理人员的技术水平和业务能力，从而保证护理安全，提高护理质量。由于编者能力、水平所限，恳请广大读者批评指正。

编者

2022 年 6 月

目　录

第一章　呼吸系统疾病

第一部分　护理业务查房

病例 1　肺炎

一、病历汇报

【现病史】患者主因间断高热、寒战、咳嗽、咳痰、胸痛 2 周，加重 1 天，门诊以"肺炎"收入院。测 T 38.6℃，P 78 次/分，R 18 次/分，BP 128/76mmHg。患者诉咳嗽、胸痛，咳黏痰，不易咳出。

【既往史】患者患有眼疾，病史 6 年。否认"高血压病、糖尿病"病史。否认药物过敏史。

【实验室检查】血分析示：白细胞 $11.8 \times 10^9/L$，中性粒细胞 $9.2 \times 10^9/L$。肺 CT 示：双肺间质性肺炎，胸部 X 线检查：肺纹理增粗。

【查体】患者神志清楚，精神一般，两肺呼吸音粗，可闻及明显干湿啰音、胸膜摩擦音，心律齐，无杂音，腹软，无压痛及反跳痛，四肢活动自如。

【入院诊断】肺炎。

【主要治疗与措施】给予止咳、平喘、化痰、抗感染药物治疗。

二、经评估提出以下护理问题

护理问题	护理措施	护理评价
1. 体温过高 与肺部感染有关	1. 密切观察患者病情变化，监测并记录生命体征 2. 嘱患者卧床休息，以减少氧耗量，病室内保持适宜的温度和湿度 3. 可采用温水擦浴、冰袋、冰帽等物理降温措施。必要时遵医嘱使用退热药或静脉补液 4. 鼓励患者多饮水，以保证足够的入量并有利于稀释痰液	患者体温恢复正常
2. 清理呼吸道无效 与呼吸道分泌物多、痰液黏稠、胸痛、咳嗽无力等有关	1. 密切观察咳嗽、咳痰情况，详细记录颜色、性质和量 2. 保持室内空气清新，注意通风。使患者保持舒适体位有助于咳嗽排痰 3. 应给予充足水分，使每天饮水量达到 1.5～2L 4. 遵医嘱给予抗生素、止咳及祛痰药物，用药期间注意观察药物的疗效及不良反应	患者痰液变稀、易咳出，能正确进行有效排痰
3. 潜在并发症：感染性休克	1. 病情监测：生命体征、精神和意识状态、皮肤和黏膜情况、出入量等 2. 发生异常情况，立即通知医生，并准备好物品 3. 补充血容量：快速建立两条静脉通路，遵医嘱补液，以维持有效血量，降低血液黏滞度，防止弥散性血管内凝血	发生休克时，护士及时发现并配合医生给予有效的处理
4. 有受伤的危险：跌倒 与患者视物模糊有关	1. 指导患者使用床档 2. 患者下床活动时有家属陪护 3. 将患者经常使用的物品放在容易拿取的地方 4. 注意地面防滑	患者未发生跌倒坠床

三、其他护士评价

护理问题	护理措施	护理评价
营养失调：低于机体需要量 与肺部感染导致机体消耗增加有关	提供足够热量、蛋白质和维生素的流质或半流质食物，忌烟酒及辛辣刺激食物	患者营养得到补充

四、护士长评价

1. 查房效果评价　通过这次查房我们对肺炎又有了进一步的了解，同时明确了患者存在的主要护理问题，应采取的护理措施和护理重点。

2. 护理措施落实评价　管床护士提出的各项护理措施均落实到位。注意做好出院指导及健康教育，包括饮食、用药、活动及复查等内容，出院后定期随访。

3. 护理问题评价　补充护理问题。

护理问题	护理措施	护理评价
气体交换障碍　与肺实质炎症，呼吸面积减少有关	保持呼吸道通畅，指导患者进行深呼吸、有效咳嗽	患者呼吸平稳

五、安全管理

1. 风险管理　针对高龄、长期卧床患者，应注意经常改变体位、翻身、拍背，应进行压疮的评估，将防范措施落实到位，避免发生压疮。视力不好的患者应有家属陪护，做好宣教工作，避免发生坠床跌倒。

2. 疾病安全管理　对患者及家属进行有关肺炎知识的教育，使其了解肺炎的病因和诱因。视力不好的患者应有家属陪护，病室地面应保持干燥，避免发生坠床跌倒的情况。易感人群如年老体弱者、慢性病患者可接种流感疫苗、肺炎疫苗等，以预防发病。

六、延续护理

指导患者遵医嘱按疗程用药，出院后定期随访。出现高热、心率增快、咳嗽、咳痰、胸痛等症状及时就诊。指导患者进行有效咳嗽，加强体育锻炼，增加营养。

七、专业前沿知识

肺炎链球菌是一种条件致病菌，1/3 ~ 1/2 的健康人群携带肺炎链球菌，当人体免疫力下降时，肺炎链球菌通过黏膜防御屏障，下行至或进入血液，引起中耳炎、菌血症、脑膜炎等。肺炎链球菌在儿童鼻咽部定植率最高，5 岁以下儿童鼻咽拭子肺炎链球菌分离率可达 30% ~ 50%，而成人仅为 4% ~ 12%。<6 个月婴儿因被动获得母体抗体而受到一定保护。研究显示，新生儿携带肺炎链球菌，5 岁前患哮喘风险增加；首次住院患儿鼻咽分泌物携带肺炎链球菌以后喘息风险增加，感染肺炎链球菌肺炎哮喘加重。

病例 2 慢性阻塞性肺疾病

一、病历汇报

【现病史】患者主因咳嗽气喘加剧伴左侧胸骨后疼痛加重一周，无肩背部放射痛，门诊以"慢性阻塞性肺疾病"收入院。测 T 36.9℃，P 72 次/分，R 18 次/分，BP 160/100mmHg。患者咳痰一般为白色黏液，清晨排痰较多。

【既往史】既往体质差，"慢性阻塞性肺疾病"20 余年，"脑梗"病史十余年，腿脚行动不便，"高血压"病史十余年，最高血压 184/100mmHg，有糖尿病病史，否认外伤、手术及血制品使用史，否认"肝炎、伤寒、结核"等传染病史，否认药物及食物过敏史，预防接种史不详。

【实验室检查】血气分析示：动脉血氧分压 40mmHg，动脉血二氧化碳分压 62mmHg。

【查体】患者神志清，自主体位，口唇不绀，颈软无抵抗，无颈静脉怒张，气管居中，甲状腺无肿大，两肺呼吸音粗，未闻及干湿性啰音。心率 72 次/分，心律齐，各瓣膜听诊区未闻及病理性杂音，无脉搏短绌。腹平软，剑突下轻压痛，未及反跳痛，肝脾肋下未及，移动性浊音阴性，肠鸣音 4 次/分，神经系统阴性。

【入院诊断】慢性阻塞性肺疾病。

【主要治疗与措施】给予止咳、祛痰、解痉平喘、抗感染药物治疗。

二、经评估提出以下护理问题

护理问题	护理措施	护理评价
1. 气体交换障碍 与气道阻塞、通气不足、呼吸肌疲劳、分泌物过多和肺泡呼吸面积减少有关	1. 休息与活动：协助患者采取舒适体位，室内保持合适的温湿度，冬季注意保暖 2. 病情观察：密切观察患者咳嗽、咳痰及呼吸困难的程度 3. 氧疗护理：呼吸困难伴低氧血症者，遵医嘱给予氧疗。一般采用鼻导管持续低流量吸氧，氧流量 1～2L/min 4. 用药护理：遵医嘱应用抗生素、支气管舒张药和祛痰药，注意观察疗效及不良反应	痰液易咳出，呼吸功能改善，呼吸困难症状缓解
2. 清理呼吸道无效 与分泌物增多而黏稠、气道湿度减低和无效咳嗽有关	1. 指导患者有效咳痰：如晨起时咳嗽，排出夜间聚积在肺内的痰液 2. 密切观察咳嗽、咳痰情况，详细记录痰液的颜色、性质和量 3. 湿化气道：病情允许时鼓励患者多饮水，以达到稀释痰液的目的	能进行有效咳嗽、排痰，呼吸道通畅
3. 焦虑 与健康状况改变，病情危重、经济状况有关	1. 去除产生焦虑的原因：帮助患者消除导致焦虑的原因 2. 帮助患者树立信心：多与患者及家属沟通交流，共同制定康复计划 3. 指导患者放松技巧：可以和患者做游戏以减轻焦虑	患者注意力得到分散，焦虑情绪得到缓解
4. 潜在并发症：下肢深静脉血栓形成	1. 保持大便通畅，养成定时排便的习惯 2. 告知患者忌食高脂肪食物，忌油腻 3. 指导患者进行主动运动 4. 指导家属给予患者被动运动	患者未发生下肢深静脉血栓
5. 知识缺乏 缺乏对疾病认知与饮食、治疗知识	向患者讲解相关注意事项、饮食、治疗知识等	患者已基本掌握相关注意事项、饮食内容并积极配合

三、其他护士评价

护理问题	护理措施	护理评价
1. 营养失调：低于机体需要量　与食欲降低、摄入减少、腹胀、呼吸困难、痰液增多有关	1. 提供足够热量、蛋白质和维生素的易消化食物 2. 少食多餐 3. 腹胀的患者应进软食 4. 避免易引起便秘的食物，如油煎食物、干果、坚果等	患者营养得到补充，营养状况改善
2. 潜在并发症：压疮　与长期卧床有关	1. 指导患者及其家属如何翻身，按摩受压部位，在受压部位垫软枕 2. 评估患者受压部位的皮肤情况 3. 鼓励患者变换体位，保持肛周皮肤的清洁与干燥	患者住院期间未发生压疮

四、护士长评价

1. 查房效果评价　通过这次查房我们对慢性阻塞性肺疾病又有了进一步的了解，同时明确了患者存在的主要护理问题，应采取的护理措施和护理重点。

2. 护理措施落实评价　管床护士提出的各项护理措施均落实到位。注意做好患者的出院指导及健康教育，包括饮食、用药、活动及复查等内容，出院后定期随访。

3. 护理问题评价　补充护理问题。

护理问题	护理措施	护理评价
1. 活动无耐力　与疲劳、呼吸困难、氧供与氧耗失衡有关	1. 观察患者的生命体征和意识状态，注意有无发绀和呼吸困难及其严重程度 2. 协助患者采取舒适体位，以减少机体耗氧量，鼓励患者进行呼吸功能的锻炼	呼吸困难症状有所减轻
2. 自理能力的缺陷　与年老体弱、病情迁延不愈有关	1. 做好家属防护工作指导，做好患者二便护理，安慰患者 2. 护士应经常巡视病房并及时提供患者生活需要等	患者能适应，家属能提供生活护理

五、安全管理

1. 风险管理 针对高龄、长期卧床患者，应协助翻身、变换体位，保持患者皮肤干燥，床单位整洁、无渣屑，应进行压疮的评估，将防范措施落实到位，避免发生压疮。

2. 疾病安全管理 对患者及家属进行有关慢性阻塞性肺疾病知识的教育，使其了解慢性阻塞性肺疾病的病因和诱因。加强营养，根据情况可进行适当的体育锻炼和呼吸功能锻炼，如散步、气功、太极拳、腹式呼吸等，改善呼吸功能，提高机体免疫功能。指导患者进行主动运动，指导家属给予患者被动运动，避免患者发生下肢静脉血栓。

六、延续护理

指导患者遵医嘱按疗程用药，出院后定期随访。告知患者及家属病情变化的征象，如体温升高、呼吸困难加重、咳嗽剧烈、咳痰不畅或发现患者神志淡漠、嗜睡、口唇发绀加重等，需及时就诊。

七、专业前沿知识

近年来的流行病学调查表明，慢性阻塞性肺疾病的患病率、病死率逐年上升，全球每年有 300 多万人死于慢性阻塞性肺疾病，占疾病死亡原因的第 3 位。世界卫生组织预测，到 2023 年，慢性阻塞性肺疾病将在全球常见的致死及致残原因中从第 5 位上升至第 3 位。慢性阻塞性肺疾病患病率、致死率高，经济负担重，且早期患者所占比重越来越大，因此慢性阻塞性肺疾病的诊治，尤其是早期识别与干预，越来越受到医学界的关注与重视。

病例 3　支气管哮喘

一、病历汇报

【现病史】患者男，73 岁。主因一天前淋雨劳作喘息发作，伴胸闷、气短、咳嗽、咳痰、呼吸困难，加重 1 天，门诊以"支气管哮喘"收入院。测 T 38.2℃，P 78 次/分，R 18 次/分，BP 150/80mmHg。患者诉胸闷、咳嗽、喘息，咳少量白色稀薄痰。

【既往史】既往"高血压病"病史 8 年，"过敏性鼻炎"病史 1 年，否认"糖尿病"病史，吸烟史 6 年。对"正痛片"过敏。否认食物过敏史，预防接种史不详。

【实验室检查】血分析示：白细胞 14.55×10^9/L，嗜酸细胞绝对值 0.98×10^9/L。肺 CT 示：双肺间质性肺炎。

【查体】患者神志清楚，两肺听诊过清音，双肺可闻及广泛的哮鸣音，呼气音延长，心律齐，无杂音，腹软，无压痛及反跳痛，四肢活动自如。

【入院诊断】支气管哮喘。

【主要治疗与措施】给予止咳、祛痰、解痉平喘、抗感染药物治疗。

二、经评估提出以下护理问题

护理问题	护理措施	护理评价
1. 体温过高　与肺部感染有关	1. 密切观察患者病情变化，按时测量体温，做好护理记录 2. 嘱患者卧床休息，以减少氧耗量，病室内保持适宜的温度和湿度 3. 提供足够热量、蛋白质和维生素的流质或半流质食物 4. 可采用温水擦浴、冰袋、冰帽等物理降温措施 5. 遵医嘱一日两次口腔护理	患者体温恢复正常

护理问题	护理措施	护理评价
2. 气体交换障碍 与支气管痉挛、气道炎症、气道阻力增加有关	1. 有明确过敏原应尽快脱离，保持病室空气流通，根据病情提供舒适体位，病室不宜摆放花草 2. 提供清淡、易消化、足够热量的饮食，避免进食硬、冷、油煎食物，有烟酒嗜好者应戒烟酒 3. 协助并鼓励患者咳嗽后用温水漱口，保持口腔清洁，给予患者心理疏导和安慰	患者呼吸困难症状有所改善
3. 清理呼吸道无效 与支气管黏膜水肿、分泌物增多、痰液黏稠、无效咳嗽有关	1. 指导患者进行有效咳嗽，协助叩背，以促进痰液排出 2. 遵医嘱及时、充分补液，纠正水、电解质和酸碱平衡紊乱 3. 观察患者咳嗽情况、痰液性状和量	患者痰液能咳出，水分得到补充
4. 有受伤的危险：跌倒 与患者高龄、活动认知力差有关	1. 指导患者使用床档 2. 患者下床活动时有家属陪护 3. 将患者经常使用的物品放在容易拿取的地方 4. 保持病室环境整洁，地面干燥，注意地面防滑	患者未发生跌倒坠床

三、其他护士评价

护理问题	护理措施	护理评价
活动无耐力 与缺氧、呼吸困难有关	1. 观察患者的生命体征和意识状态，注意有无发绀和呼吸困难及其严重程度 2. 协助患者采取舒适体位，以减少机体耗氧量，鼓励患者进行呼吸功能的锻炼 3. 多巡视患者，给予患者心理疏导和安慰，消除其过度紧张情绪	患者呼吸困难有所缓解

四、护士长评价

1. 查房效果评价 通过这次查房我们了解到哮喘患者发作时的相关症状，让患者掌握如何预防哮喘发作，提升了本科室护理人员的专业知识，达到了本次护理查房的预期目的。

2. 护理措施落实评价 管床护士提出的各项护理措施均落实到位。注意做好患者的心理护理及出院指导，包括饮食、用药、活动及复查等内容，鼓励患者适量活动。

3. 护理问题评价 补充护理问题。

护理问题	护理措施	护理评价
1. 营养失调：低于机体需要量与食欲减退、能量消耗增加有关	1. 给予清淡、易消化的高热量、高蛋白、高维生素的饮食，少食多餐 2. 避免食用产气事物，以免腹部胀气使膈肌上抬而影响肺部换气功能 3. 多食高膳食粗纤维的蔬菜、水果，多饮水，以保持大便通畅 4. 遵医嘱予静脉补充营养	能了解基本饮食营养知识，合理饮食，营养状况改善
2. 潜在并发症：低氧血症	保持呼吸道通畅，氧疗，遵医嘱使用呼吸兴奋剂多索茶碱，必要时机械通气	患者未出现低氧血症

五、安全管理

1. 风险管理 针对高龄、长期卧床患者，应协助翻身、变换体位，保持患者皮肤干燥，床单位整洁、无渣屑，应进行压疮的评估，将防范措施落实到位，避免发生压疮。

2. 疾病安全管理 对患者及家属进行有关支气管哮喘知识的教育，使其了解支气管哮喘的病因和诱因。针对个体情况，指导患者有效控制可诱发哮喘发作的各种因素，因患者对"正痛片"过敏，应禁止服用此类药品。在缓解期加强体育锻炼，以增强体质。高龄患者应有家属陪护，病室地面应保持干燥，避免发生坠床、跌倒等意外。

六、延续护理

指导患者和家属掌握正确的药物吸入技术，遵医嘱用药，禁止服用"正痛片"。外出带好口罩，减少接触过敏原。培养良好的情绪和战胜疾病的信心，加强体育锻炼，出院后定期随访。

七、专业前沿知识

支气管哮喘属于呼吸道疾病中较为特殊的类型，是一种具有复杂性状的、具多基因遗传倾向的病症。支气管哮喘的发病因素主要包括变应原、遗传因素、吸烟、大气污染、呼吸道病毒感染等。其中促使支气管哮喘发作的最重要的激发因素为吸入变应原，防腐剂、水杨酸酯、染色剂等食物添加剂是造成支气管哮喘的主要吸入变应原，部分非皮质激素类抗炎药与阿司匹林也可引起哮喘急性发作。但大多数患者支气管哮喘的发作均为患者接触过敏原所引起，且2/3左右是过敏性支气管哮喘，而免疫球蛋白E介导的变态反应在该病的发病机制中有重要作用。

病例4　肺栓塞

一、病历汇报

【现病史】患者主因咳嗽、咳痰胸痛3天，加重2天，门诊以"肺栓塞"收入院。测T 38.1℃，P 88次/分，R 20次/分，BP 132/88mmHg。患者诉胸痛，烦躁不安，咳黄白色黏痰，不易咳出。

【既往史】既往体健。否认"高血压病、糖尿病"病史。否认药物过敏史。

【实验室检查】血分析示：动脉血氧分压51mmHg，动脉血二氧化碳分压27mmHg。血常规：白细胞2.3×10^9/L。彩超示：右下肢血栓形成。

【查体】患者神志清楚，口唇略发绀，颈静脉无充盈，两肺呼吸音低，左肺可闻及少量干啰音，心律齐，无杂音，腹软，无压痛及反跳痛，右下肢可见静脉曲张。

【入院诊断】肺栓塞。

【主要治疗与措施】给予抗凝、祛痰、抗感染药物治疗。

二、经评估提出以下护理问题

护理问题	护理措施	护理评价
1. 气体交换障碍 与肺血管阻塞所致通气/血流比例失调有关	1. 患者有呼吸困难时，应立即根据缺氧严重程度选择适当的给氧方式和吸入氧浓度进行给氧治疗 2. 做好肺栓塞症状观察。呼吸状态：当出现呼吸短促、心率加快等表现时，提示呼吸功能受损，机体缺氧；意识状态：当出现颈静脉充盈、下肢水肿、静脉压升高时，提示右心功能不全，应注意心率和血压的变化 3. 遵医嘱准确及时使用抗凝药物 4. 如肺栓塞继发于下肢深静脉血栓形成，应注意观察下肢肿胀、皮肤颜色有无发绀改变	能有效进行呼吸肌功能锻炼，呼吸功能改善
2. 有受伤的危险：出血 与溶栓抗凝治疗有关	1. 指导患者不要使用硬毛牙刷，不用牙签剔牙 2. 密切观察患者皮肤黏膜有无出血情况 3. 延长按压穿刺点时间5～10分钟 4. 保持排便通畅，便秘者遵医嘱给予缓泻剂或开塞露	患者未发生出血倾向
3. 睡眠型态的紊乱 与咳嗽、呼吸困难、焦虑有关	1. 评估患者睡眠型态，观察睡眠的时间、质量等 2. 鼓励患者说出失眠的原因 3. 提供促进睡眠的措施：保持环境安静，取舒适的体位等	主诉能够都得到充足的休息
4. 焦虑 与突发的严重呼吸困难、胸痛有关	1. 增加患者的安全感，医护人员需保持冷静 2. 安慰患者，进行心理护理	患者焦虑程度减轻，配合治疗及护理

三、其他护士评价

护理问题	护理措施	护理评价
1. 潜在并发症：压疮 与长期卧床有关	1. 指导患者及其家属如何翻身，按摩受压部位，在受压部位垫软枕 2. 评估患者受压部位的皮肤情况 3. 鼓励患者变换体位，保持肛周皮肤的清洁与干燥	患者住院期间未发生压疮

续表

护理问题	护理措施	护理评价
2. 知识缺乏 与缺乏肺栓塞疾病的病因与用药措施有关	1. 告知患者引起肺栓塞的危险因素：任何原因引起的静脉血液淤滞、静脉系统内皮损伤、血液高凝状态，如：长期卧床、骨折、进行性心肌梗死、恶性肿瘤、外科手术、口服避孕药等 2. 告知患者及家属肺栓塞和下肢深静脉血栓的表现，当存在危险因素时出现突然胸痛、呼吸困难等及时报告和就医 3. 使用抗凝药物后指导患者压迫穿刺点 5～10 分钟；刷牙时使用软毛牙刷、勿剔牙，以免牙龈出血；自我观察有无出血倾向（如有无皮肤黏膜淤血、大便发黑等）	患者已基本掌握相关注意事项、用药知识并积极配合

四、护士长评价

1. 查房效果评价 通过这次查房我们对肺栓塞又有了进一步的了解，同时明确了患者存在的主要护理问题，应采取的护理措施和护理重点。

2. 护理措施落实评价 管床护士提出的各项护理措施均落实到位。注意做好患者的心理护理及出院指导，包括饮食、用药、活动及复查等内容，鼓励患者适量活动。

3. 护理问题评价 补充护理问题。

护理问题	护理措施	护理评价
潜在并发症：再栓塞的危险	1. 有效制动，卧床期间所有的外出检查均要平车专人陪检 2. 保持大便通畅，勿用力排便 3. 指导患者戒烟 4. 测量双下肢腿围，作好记录并交班	患者未出现再栓塞

五、安全管理

1. 风险管理 针对应用抗凝药物治疗的患者，严密观察患者有无出血倾向。高龄、长期卧床患者，应协助翻身、变换体位，保持患者皮肤干燥，床单位整洁、无渣屑，应进行压疮的评估，将防范措施落实到位，避免发生压疮。

2. 疾病安全管理 对患者及家属进行有关肺栓塞知识的教育，使其了解肺栓塞的病因和诱因。指导患者遵医嘱按疗程用药，出院后定期随访。一旦观察到出血应立即到医院复诊。指导患者进行主动运动，指导家属给予患者被动运动。

六、延续护理

遵医嘱用药，不可擅自停药。指导患者适当增加液体摄入，防止血液浓缩。出院后定期随访。

七、专业前沿知识

PTE 和 DVT 是密切相关的，PTE 的栓子绝大多数来源于 DVT。有学者认为对深静脉血栓形成需要手术取栓等可置入下腔静脉滤网。方法：在数字减影血管造影引导下，经健侧采用 Seldinger 技术行股静脉穿刺、插管，先行 DSA 明确肾静脉开口位置及下腔静脉有无畸形、阻塞，并测量下腔静脉横径。选用 Greenfield 滤器气输送器，送入滤器输送器，使其上端位于肾静脉开口以下 1~2cm 处，固定、回撤鞘管至滤器释放。完成操作后局部压迫 15 分钟，拍 X 线片作为随访对照。

病例 5 支气管扩张

一、病历汇报

【现病史】患者主因慢性咳嗽、咳大量脓痰、喘息二十余年，间断尿少，双下肢浮肿 2 年，加重 1 月，行动不便。门诊以"支气管扩张"收入院。测 T 38℃，P 80 次/分，R 24 次/分，BP 130/80mmHg。

患者诉咳嗽，咳黄色脓痰，痰无臭味，量约 20ml/日。

【既往史】既往体健。否认"肝炎"病史、否认"结核"病史、否认"高血压病、糖尿病"病史。否认药物过敏史。预防接种按时进行。

【实验室检查】血分析示：动脉血氧分压 123mmHg，动脉血二氧化碳分压 35mmHg。血常规：白细胞 10.7×10^9/L，中性粒细胞 8.5×10^9/L。胸部 CT 示：右肺上叶及下叶支气管扩张伴感染。

【查体】患者神志清楚，两肺呼吸音粗，可闻及明显干湿啰音，心律齐，无杂音。

【入院诊断】支气管扩张。

【主要治疗与措施】给予利尿、止咳、祛痰、解痉平喘、抗感染药物治疗。

二、经评估提出以下护理问题

护理问题	护理措施	护理评价
1. 清理呼吸道无效 与痰液黏稠和无效咳嗽有关	1. 注意休息，保持室内空气流通，注意保暖 2. 提供高热量、高蛋白质、富含维生素饮食，避免冰冷食物诱发咳嗽 3. 按医嘱使用抗生素、祛痰药和支气管舒张药，指导患者掌握药物的疗效、用法和不良反应 4. 观察痰液的颜色、性质、量、气味	痰液易咳出
2. 体温过高 与肺部感染有关	1. 密切观察患者病情变化，按时测量体温，做好护理记录 2. 嘱患者卧床休息，以减少氧耗量，病室内保持适宜的温度和湿度 3. 提供足够热量、蛋白质和维生素的流质或半流质食物，以补充高热引起的物质消耗 4. 可采用温水擦浴、冰袋、冰帽等物理降温措施	患者体温恢复正常

续表

护理问题	护理措施	护理评价
3. 潜在并发症：大咯血、窒息	1. 小量咯血以卧床休息为主，大咯血时绝对卧床，取患侧卧位，防止病灶向健侧扩散 2. 大量咯血者应禁食；小量咯血者宜进少量温、凉流质，因过冷或过热食物均易诱发或加重咯血 3. 密切观察咯血的颜色、性质、量及出血速度，观察生命体征和意识状态 4. 保持口腔清洁，咯血后为患者漱口，及时清理血块，稳定患者情绪 5. 备好急救药物和抢救设备，随时准备抢救，出现窒息征象时，应立即采取头低脚高位，轻拍患者背部，迅速排出在气道和口咽部的血块，必要时进行负压吸引	未发生大咯血、窒息
4. 潜在并发症：压疮 与患者卧床、行动不便有关	1. 指导患者及其家属如何翻身，按摩受压部位，在受压部位垫软枕 2. 保持患者皮肤干燥，床单位整洁 3. 鼓励患者变换体位，保持肛周皮肤的清洁与干燥 4. 悬挂标识，向患者及家属讲解预防压疮的重要性	患者住院期间未发生压疮

三、其他护士评价

护理问题	护理措施	护理评价
营养失调：低于机体需要量 与慢性感染导致机体消耗有关	1. 提供高热量、高蛋白质和高维生素的易消化食物 2. 少食多餐 3. 忌烟酒及辛辣刺激食物 4. 避免冰冷食物诱发咳嗽	能了解基本饮食营养知识，合理饮食，营养状况改善

四、护士长评价

1. 查房效果评价 通过这次查房我们对支气管扩张又有了进一步的了解，体位引流是控制感染、减轻全身中毒症状的根本措施，同时明确了患者存在的主要护理问题，应采取的护理措施和护理重点。

2. 护理措施落实评价 管床护士提出的各项护理措施均落实到位。注意做好健康教育和出院指导，包括饮食、用药、活动及复查等内容。

3. 护理问题评价 补充护理问题。

护理问题	护理措施	护理评价
焦虑 与疾病迁延、个体健康受到威胁有关	给予患者必要的关心，消除患者住院期间紧张、焦虑等情绪，取得患者的信任，积极配合治疗	患者焦虑程度减轻，配合治疗及护理

五、安全管理

1. 风险管理 针对卧床、行动不便患者，应协助翻身、变换体位，保持患者皮肤干燥，床单位整洁、无渣屑，应进行压疮的评估，将防范措施落实到位，避免发生压疮。

2. 疾病安全管理 对患者及家属进行有关支气管扩张知识的教育，使其了解病因和诱因。指导患者遵医嘱按疗程用药，指导患者及家属学习和掌握排痰方法。对于卧床、行动不便患者，应协助翻身、变换体位，保持患者皮肤干燥，避免发生压疮。鼓励患者建立良好的生活习惯，劳逸结合。

六、延续护理

指导患者和家属掌握正确的排痰方法，遵医嘱用药。培养良好的情绪和战胜疾病的信心，加强体育锻炼，出院后定期随访。

七、专业前沿知识

支气管扩张症是涉及宿主、呼吸道病原体及环境因素之间的复杂的相互作用导致"恶性循环"的慢性肺部疾病，随着高分辨率CT的广泛应用提高了支气管扩张症的诊断率，推动了对支气管扩张症的病因病理学研究。感染后、囊性肺纤维化、原发性免疫缺陷病、支气管异物和原发性纤毛不动综合征等为支气管扩张症的主要病因，且儿童支气管扩张症临床表现无特异性，对于临床怀疑支气管扩张症的患儿应尽早进行高分辨率 CT 检查，对确诊患儿应积极寻找潜在病因。

第二部分　护理教学查房

病例　肺炎

一、学生进行病历汇报

【入院诊断】肺炎。

【现病史】患者主因间断高热、寒战、咳嗽、咳痰、胸痛 2 周，加重 1 天，门诊以"肺炎"收入院。测 T 38.6℃，P 78 次/分，R 18 次/分，BP 128/76mmHg。患者诉咳嗽、胸痛，咳黏痰，不易咳出。

【既往史】既往体健。否认"高血压病、糖尿病"病史。否认药物过敏史。

【实验室检查】血分析示：白细胞 $11.8 \times 10^9/L$，中性粒细胞 $9.2 \times 10^9/L$。肺 CT 示：双肺间质性肺炎，胸部 X 线检查：肺纹理增粗。

【查体】患者神志清楚，精神一般，两肺呼吸音粗，可闻及明显干湿啰音、胸膜摩擦音，心律齐，无杂音，腹软，无压痛及反跳痛，四肢活动自如。

【主要治疗与措施】针对肺炎产生的原因给予抗生素治疗，吸氧、补液支持治疗，药物及物理降温对症治疗。

二、经评估提出以下护理问题

护理问题	护理措施	护理评价
1. 体温过高 与肺部感染有关	1. 密切观察患者病情变化，监测并记录生命体征 2. 嘱患者卧床休息，以减少氧耗量，病室内保持适宜的温度和湿度 3. 可采用温水擦浴、冰袋、冰帽等物理降温措施。必要时遵医嘱使用退热药或静脉补液 4. 鼓励患者多饮水，以保证足够的入量有利于稀释痰液	患者体温恢复正常
2. 清理呼吸道无效 与呼吸道分泌物多、痰液黏稠、胸痛、咳嗽无力等有关	1. 密切观察咳嗽、咳痰情况，详细记录颜色、性质和量 2. 保持室内空气清新，注意通风。使患者保持舒适体位有助于咳嗽排痰 3. 应给予充足水分，鼓励患者每天饮水量达到1.5~2L 4. 遵医嘱给予抗生素、止咳及祛痰药物，用药期间注意观察药物的疗效及不良反应	患者痰液变稀、易咳出，能正确进行有效排痰
3. 营养失调：低于机体需要量 与肺部感染导致机体消耗增加有关	提供足够热量、蛋白质和维生素的流质或半流质食物，忌烟酒及辛辣刺激食物	患者营养得到补充

三、床边查体评价

1. 学生床边查体 患者 T 38.6℃，P 78 次/分，R 18 次/分，BP 128/76mmHg。神志清楚，精神一般。主要涉及的护理操作有：生命体征测量技术、静脉输液技术操作、静脉抽血技术操作。

2. 带教老师床旁指导 该学生在进行操作时，做到了三查八对；但是无菌意识较淡薄，以后要注意无菌原则；在对患者的宣教方面也要加强。

四、总结与讨论

1. 学生总结患者护理问题

新发现/未解决护理问题	护理措施	护理评价
1. 气体交换障碍 与肺实质炎症,呼吸面积减少有关	保持呼吸道通畅,指导患者进行深呼吸、有效咳嗽	患者呼吸平稳
2. 知识缺乏 与缺乏有关肺炎的病因及预防知识有关	1. 指导患者避免引发肺炎的诱因,如受凉、过度劳累、酗酒等 2. 向患者和家属讲解肺炎相关的知识	患者已基本掌握相关注意事项并积极配合

2. 带教老师护理问题评价　补充护理问题。

护理问题	护理措施	护理评价
潜在并发症:感染性休克	1. 病情监测:生命体征、精神和意识状态、皮肤和黏膜情况、出入量等 2. 发生异常情况,立即通知医生,并准备好急救物品 3. 补充血容量:快速建立两条静脉通路,遵医嘱补液,以维持有效血量,降低血液黏滞度,防止弥散性血管内凝血	发生休克时,护士及时发现并配合医生给予有效的处理

3. 带教老师技术操作评价　在操作过程中,一定要加强无菌观念,在进行无菌操作时,如器械、用物有污染应更换。同时我们也要注意自身的安全,避免针刺伤。

4. 护士长对查房整体效果评价　通过这次查房我们对肺炎又有了进一步的了解,同时明确了患者存在的主要护理问题,应采取的护理措施和护理重点。在临床工作中,我们还要加强患者的宣教工作。

五、参与查房学生个人总结

1. A 护士　通过本次查房,我认识到要认真分析患者情况,做出护理诊断,实施护理措施。

2. B 护士　参加本次查房使我对突发病情变化的处理有了深刻

的认识，当患者出现异常情况时，应及时通知医生，不要慌乱，为患者测量生命体征，迅速建立静脉通路。

3. C 护士 我对肺炎的典型临床表现有了直观的认识，并且体会到护理诊断是动态变化的，我们要做好病情观察。

4. D 护士 我们应该重视并做好出院指导及健康教育，包括饮食、用药、活动及复查等内容。

第二章 循环系统疾病

第一部分 护理业务查房

病例1 高血压

一、病历汇报

【现病史】患者男性，68岁。主因发作性头晕5年余，加重1个月，门诊以"高血压"收入院。测 T 36.2℃，P 65 次/分，R 18 次/分，BP 174/88mmHg。患者为离退休人员。吸烟40年，约20支/天。无饮酒史。

【既往史】既往"椎基底动脉供血不足、腔隙性脑梗死、心律失常－房颤"病史3年余，否认肝炎病史、结核病史、慢性阻塞性肺炎病史、消化性溃疡病史、慢性肾病史，否认手术史、重大外伤史，否认输血史、药物过敏史、食物过敏史。预防接种按时进行。

【实验室检查】心电图提示：ⅡⅢAVF 可见 q 波，ST 段 V2－V6 压低 0.05～0.1mv。化验：血常规 Hb 127g/L，WBC 7.5×10^9/L，RBC 4.17×10^{12}/L，三酰甘油 3.82mmol/L，总胆固醇 5.28mmol/L，低密度脂蛋白 3.08mmol/L，肌钙蛋白 < 0.012ng/ml，BNP 407pg/ml。尿便均无异常。

【查体】患者神志清，表情自如，皮肤巩膜无黄染，浅表淋巴结无肿大，颈静脉无怒张，双肺呼吸音清未闻及明显干湿啰音，叩诊心界无扩大，心率65次/分，律齐，未闻及杂音，腹软，无压痛，肝脾未触及，无双下肢明显浮肿。

【入院诊断】高血压3级 极高危。

【主要治疗与措施】给予降血压、改善循环等药物治疗，降低心脑血管并发症的发生。

二、经评估提出以下护理问题

护理问题	护理措施	护理评价
疼痛：头痛 与 血压升高有关	减少引起或加重头痛的因素：嘱患者卧床休息，环境安静，限制探视 用药护理：遵医嘱应用降压药物治疗，监测血压的变化以判断疗效，并密切观察药物不良反应	患者主诉疼痛症状消失
有受伤的危险 与头晕、视物模糊、意识改变或发生直立性低血压有关	避免受伤：定时测量患者血压并做好记录 指导患者预防直立性低血压的方法	目前患者住院期间未发生受伤
潜在并发症：高血压急症	避免诱因 病情监测 高血压急症护理	活动过程中无并发症
知识缺乏：缺乏对疾病认知与疾病相关检查、生活方式、治疗知识 与首次患病相关	向患者讲解相关检查注意事项、饮食、治疗知识等	患者已基本掌握相关检查前后注意事项、饮食内容并积极配合

三、其他护士评价

护理问题	护理措施	护理评价
睡眠型态紊乱 与头晕、情绪有关	消除或减轻情绪紧张的促进因素（家庭、社交、医院及病情），鼓励患者保持最佳心理状态 指导患者促进睡眠的方法，如热水泡脚、睡前喝杯牛奶 遵医嘱给予宁心安神的药物	患者诉睡眠状况有所改善

四、护士长评价

1. 查房效果评价 通过对此高血压患者的查房，对高血压疾病的症状护理和风险护理大家都有了初步的认识。在查房过程中，参加人员踊跃发言提出不同见解，对护理程序的实施效果也做出了评价发言。

2. 护理措施落实评价 管床护士提出的各项护理措施均落实到位，护理过程中注意做好患者的健康指导，包括疾病知识、饮食、运动、用药及病情监测的指导及复查等内容。

3. 护理问题评价 补充护理问题。

护理问题	护理措施	护理评价
营养失调：高于机体需要量 与摄入过多，缺乏运动有关	给予患者饮食指导：控制能量摄入，营养均衡，减少脂肪摄入，多吃蔬菜，增加粗纤维食物摄入给予患者运动指导：指导患者根据年龄和血压水平选择适宜的运动方式，合理安排运动量	患者营养趋于正常

五、安全管理

1. 风险管理 针对有高血压病史的患者，应进行坠床跌倒的评估，将防范措施落实到位。

2. 疾病安全管理 一旦发现患者血压急剧升高、剧烈头痛、呕吐、大汗、视物模糊、面色及神志改变、肢体运动障碍等症状时，立即通知医生，配合医生抢救。

六、延续护理

（1）嘱患者定期检测血压，一定要将血压平稳地控制正常。

（2）嘱患者要规范服用药物，一般都是控制血压、营养脑神经、改善脑代谢的药物，一定要规范地服用，一旦有病情变化及时到医院就诊。

（3）要清淡饮食，低盐、低脂饮食，吃容易消化的食物，然后适当地高纤维素饮食，多吃白菜、萝卜类的粗纤维食物，保持大便通畅，戒烟戒酒，保持好的心情，作息要规律。

七、专业前沿知识

高血压是一个严重公共卫生问题，是心血管疾病和中风的主要危险因素，并且需要终生服药，给个人和社会造成沉重的经济负担。据统计，我国现患高血压的人数已超过 3.3 亿，高血压患病率从 1991 年的 15.6% 上升到 2011 年的 20.9%。目前，我国高血压的流行呈"一高三低"的态势，主要指"患病率高"，而"知晓率、治疗率和控制率低"。来自大陆 31 个省份的 1738886 例中老年样本人群的调查发现，年龄标准化及性别标准化的高血压患病率、知晓率、治疗率和控制率分别为 37.2%、36.0%、22.9% 和 5.7%。对高血压患者开展有针对性的健康教育可改变其生活方式，增加对药物治疗依从性，有助于控制血压，提高患者生活质量，减少高血压相关的并发症和死亡率。高血压作为一种慢性病，健康教育在其管理中可以起到非常重要的作用。

"生命网"模式是近些年新兴的一种关于心血管疾病的二级预防模式，该模式可为心血管疾病患者及高危人群提供一系列的治疗手段、病情动态监测和自我管理指导。该模式注重高血压的二级预防，主要是针对入网患者及高危人群提供及时、专业的治疗指导及自我健康管理意见，而且能密切监测和记录入网患者的健康状态，待患者出院后仍能获得全面综合的健康干预。吴双开展的"生命网"模式对老年高血压患者自我效能感影响的研究表明，患者出院后 3 个月的症状管理自我效能评分及疾病共性管理自我效能评分均高于出院时，差异均有统计学意义，有助于提高患者的自我护理能力和生活质量。

病例2　心力衰竭

一、病历汇报

【现病史】患者男性，81岁。主因发作性胸闷、喘息7年余，加重伴纳差一周来院就诊，急诊以"心力衰竭"收入院，测 T 36.2℃，P 88次/分，R 19次/分，BP 138/95mmHg。

【既往史】既往2型糖尿病史9年，否认肝炎病史、结核病史、慢性阻塞性肺炎病史、消化性溃疡病史、慢性肾病史、手术史、重大外伤史、输血史、药物过敏史、食物过敏史。预防接种未按时进行。

【实验室检查】心电图提示：房扑。化验：肌钙蛋白 0.034ng/ml，BNP 3148pg/ml。尿便均无异常。心超：二尖瓣轻度反流，主动脉瓣轻度反流，左室舒张功能减低。肺CT：右肺下叶炎症。

【查体】患者神志清，呼吸急促，憋喘貌，半坐卧位，听诊双肺呼吸音粗，双肺闻及干湿性啰音。颈静脉无怒张，双下肢无明显浮肿。

【入院诊断】心力衰竭　心功能Ⅳ级。

【主要治疗与措施】给予抗血小板聚集、调脂、扩冠、利尿、减轻心脏负荷、控制心率、改善心功能，降低心脑血管并发症的发生。

二、经评估提出以下护理问题

护理问题	护理措施	护理评价
1. 心搏出量不足 与心脏前、后负荷过重，心肌收缩力降低及心室充盈受限等因素有关	1. 呼吸困难的患者，协助采取半卧位或端坐位，并给予低流量持续吸氧 2~3L/min 2. 协助患者生活护理 3. 少量多餐易消化饮食 4. 记录出入量，控制输液速度 5. 备好急救器械和药品	患者目前病情平稳

续表

护理问题	护理措施	护理评价
2. 体液过多 与心力衰竭致排尿减少及饮食不当有关	遵医嘱应用利尿剂，注意观察并记录 24 小时出入量	患者目前出入量负平衡
3. 气体交换受损 与急性肺水肿有关	1. 给予患者半卧位 2. 高流量吸氧或酒精湿化氧 3. 遵医嘱给予抗感染药物消除肺部炎症	患者呼吸困难减轻
4. 活动无耐力 与心搏出量减少、呼吸困难有关	1. 急性期绝对卧床休息 2. 根据病情采取循序渐进方式活动 3. 协助患者生活护理	患者主诉活动耐力增加，活动后不适反应减轻
5. 清理呼吸道无效：与大量泡沫样痰有关	1. 给予酒精湿化氧气吸入 2. 及时清理口鼻分泌物，保证呼吸道通畅	患者无呼吸困难
6. 恐惧：与窒息感、呼吸困难有关	1. 针对患者病情及思想活动，随时做好心理疏导 2. 向患者详细讲解心力衰竭疾病相关知识，鼓励患者以增强战胜疾病的信心	患者恐惧感消失

三、其他护士评价

护理问题	护理措施	护理评价
1. 知识缺乏 缺乏有关疾病防治及低钠饮食方面的知识	向患者讲解相关检查注意事项、饮食、治疗知识等	患者已基本掌握相关检查前后注意事项、饮食内容并积极配合
2. 营养失调：低于机体需要 与食欲减退、胃肠道反应及肝淤血或胃肠道血液灌注量不足引起的营养物质吸收减少有关	1. 遵守低热量、低盐、少食多餐的饮食原则，食物宜清淡、易消化、富含维生素 2. 每日摄入的热量控制在 104.6 ~ 167.4KJ/kg，钠的摄入量控制在 2g	患者饮食趋于正常

四、护士长评价

1. 查房效果评价 通过这次查房我们对心力衰竭又有了进一步的了解，同时明确了患者存在的主要护理问题，应采取的护理措施和护理重点。

2. 护理措施落实评价 管床护士提出的各项护理措施均落实到位，注意做好患者的心理护理及健康指导，包括疾病知识、饮食、运动、用药及病情监测的指导及复查等内容。

3. 护理问题评价 补充护理问题。

护理问题	护理措施	护理评价
潜在并发症：心源性休克、猝死、洋地黄中毒	监测患者血压等生命体征变化，如有异常立即通知医生处理 根据患者心功能分级决定活动量 遵医嘱给予强心药，以增加心肌收缩力，提高心输出量，减慢心率 观察药物毒性作用：包括胃肠道反应，神经系统表现、心脏毒性等，一旦发现心率 <60 次/分或者出现心脏节律改变，色视等，应暂停药物立即通知医生	患者无并发症发生

五、安全管理

1. 风险管理 针对有心力衰竭病史的患者，应进行坠床跌倒及压疮风险评估，将防范措施落实到位，避免发生意外。

2. 疾病安全管理 可并发心源性休克、多器官功能衰竭、电解质紊乱和酸碱平衡失调等。

（1）心源性休克：急性左心衰竭由于短期内心排血量显著、急骤降低，其中50%伴有对容量负荷没有反应的严重的右室损害，使血压下降、周围循环灌注不足，出现心源性休克。

（2）多器官功能衰竭：急性心功能不全尤其是心源性休克可致重要脏器急性缺血、缺氧及功能障碍。肾、脑、肝等器官来不及代偿可出现多器官功能衰竭，而多器官功能衰竭又使心功能进一步恶化。

（3）电解质紊乱和酸碱平衡失调：由于使用利尿药、限盐、进食少及患者常有恶心、呕吐、出汗等，可导致低钾血症、低钠血症、低氯性代谢性碱中毒和代谢性酸中毒。

六、延续护理

（1）阐明心力衰竭的病因及常见诱因，树立战胜疾病的信心，保持情绪稳定。

（2）指导自我护理，自我病情监测，定期门诊复查。

（3）饮食指导：低盐（摄入控制在 2g）、清淡易消化饮食、低脂、高纤维、少量多餐，控制液体入量，戒烟酒。

（4）合理安排活动和休息。

（5）预防和控制风湿活动。

（6）积极预防和控制感染性心内膜炎、呼吸道感染及其他部位的感染。

（7）当心脏病患者发生心律失常时，应迅速给予纠正，异位心律恢复至正常窦性心律，或使过缓、过速的心室率控制在安全范围，以防止心力衰竭的发生。

（8）纠正水电解质紊乱及酸碱平衡失调，避免输液过多、过快，避免过度劳累、情绪激动。过度肥胖者应控制饮食。

七、专业前沿知识

2021 年 3 月美国心力衰竭学会、ESC 心力衰竭协会和日本心力衰竭协会共同发布了《心力衰竭的通用定义和分类》，将心力衰竭定义为一种临床综合征，诊断需包括心力衰竭的症状和（或）体征、心脏结构和（或）功能异常，并纳入利钠肽水平升高和（或）肺部或全身淤血的客观证据，有较强的实用性。

病例3　心房颤动 心律失常

一、病历汇报

【现病史】患者女性，59 岁。主因发作性心悸 8 年余，加重 2 天，4 小时前无明显诱因突发持续心悸，门诊以"心房颤动 心律失常"收入院。测 T 36.4℃，P 90 次/分，R 19 次/分，BP 162/100mmHg。

【既往史】否认冠心病、高血压、糖尿病、脑卒中、肝炎病史，结核病史、慢性阻塞性肺炎病史、消化性溃疡病史、慢性肾病史。否认手术史、重大外伤史、输血史。否认药物过敏史、食物过敏史。预防接种不祥。

【实验室检查】心电图提示：房颤。化验：血常规 Hb 153g/L，WBC 6.5 × 10^9/L，RBC 4.51 × 10^{12}/L，三酰甘油 2.1mmol/L，总胆固醇 3.69mmol/L，低密度脂蛋白 2.04mmol/L，肌钙蛋白 < 0.012ng/ml，BNP 295pg/ml。纤维蛋白降解产物 1.3μg/ml。尿便均无异常。

【查体】患者神志清，皮肤巩膜无黄染，浅表淋巴结无肿大，双肺未闻及干湿啰音，心率 106 次/分，律绝对不齐、第一心音强弱不等，腹软，双下肢无浮肿。

【入院诊断】心房颤动 心律失常。

【主要治疗与措施】给予抗血小板聚集、调脂、扩冠、控制心率、抑酸护胃等治疗，降低心脑血管并发症的发生。

二、经评估提出以下护理问题

护理问题	护理措施	护理评价
1. 心输出量减少与心律失常有关	1. 密切观察患者生命体征，尤其是血压、心率、呼吸等 2. 减少或排除使心脏负荷加重的原因，如保持大便通畅，避免用力排便 3. 保持环境安静舒适，保证充足的休息和睡眠 4. 准确记录出入量，保持出入量平衡	患者目前生命体征平稳，出入量平衡

续表

护理问题	护理措施	护理评价
2. 自理能力受限与心律失常、卧床有关	1. 严格卧床休息，做好基础护理 2. 认真落实晨晚间护理，保持床单位整洁 3. 加强巡视，协助日常活动	患者日常活动能够得到协助
3. 活动无耐力 与心输出量减少有关	1. 评估患者的心理状况和日常生活，明确活动受限的原因 2. 告知患者休息的重要性 3. 告知患者可适当活动	患者目前无不适主诉
4. 潜在并发症：出血 与应用抗凝药物有关	1. 观察患者皮肤黏膜有无淤血、瘀斑、牙龈出血、鼻出血、观察尿便的颜色、形状 2. 各种治疗、护理操作要轻柔，延长针眼按压时间	患者无出血倾向
5. 知识缺乏 缺乏对疾病认知与疾病相关检查、饮食、治疗知识	向患者讲解相关检查注意事项、饮食、治疗知识等	患者已基本掌握相关检查前后注意事项、饮食内容并积极配合

三、其他护士评价

护理问题	护理措施	护理评价
焦虑	1. 向患者进行健康宣教，积极告知患者房颤相关知识及可能出现的并发症，消除患者的焦虑情绪 2. 做好患者的心理护理，尽量满足患者的合理要求	患者焦虑感有效缓解，心情舒畅

四、护士长评价

1. 查房效果评价 通过这次查房我们对有房颤病史患者又有了进一步的了解，同时明确了患者存在的主要护理问题，应采取的护理措施和护理重点。

2. 护理措施落实评价 管床护士提出的各项护理措施均落实到位，注意做好患者的心理护理及健康指导，包括疾病知识、饮食、运动、用药及病情监测的指导及复查等内容。

3. 护理问题评价 补充护理问题。

护理问题	护理措施	护理评价
潜在并发症：血栓与栓子脱落的可能相关	1. 每班观察患者有无心悸、胸闷等肺栓塞症状；观察神志、肢体活动的变化等脑栓塞的症状；以及下肢疼痛、皮温变化等下肢深静脉血栓等症状的出现 2. 准备好抢救物品及药品	患者未发生并发症

五、安全管理

1. 风险管理 针对房颤患者应进行跌倒风险的评估，并将防范措施落实到位，避免发生意外。

2. 疾病安全管理 临床上常见且较为严重的是房颤栓子脱落导致血栓栓塞。如心房颤动，栓子脱落至颅内，则会引起急性脑栓塞，出现突然间肢体活动不利，言语不利等；如果栓塞在心脏，则患者会出现急性心肌梗死，严重者会出现心脏骤停以及恶性心律失常。

六、延续护理

（1）指导患者及家属了解心律失常的常见诱因、病因及防治知识，解释心律失常诱发因素，如情绪激动、刺激性饮料、吸烟、酗酒等。

（2）劝导患者少食多餐，选择清淡、易消化、低脂和富含维生素的食物。

（3）鼓励患者维持正常的生活和工作，注意劳逸结合，生活规律，保持乐观，稳定情绪。

（4）有晕厥史的患者避免从事驾驶、高空作业等危险工作，有头晕、黑矇时立即平卧。

（5）说明继续服用抗心律失常药物的重要性，不可自行减药，教会患者观察药物的不良反应及副作用。

（6）教会患者自测脉搏，出现脉搏明显改变或有头晕、乏力、晕厥等不适时及时就医。

（7）指导家属学会胸外按压及紧急药物的服用，记住抢救电话。

七、专业前沿知识

导管消融技术近年来得到了长足发展，其安全性和有效性在各类房颤患者中均得到验证。药物治疗无效的症状性阵发房颤依然是导管消融的绝对适应证（Ⅰ类推荐 A 级证据），有症状的持续房颤患者导管消融治疗作为Ⅱa 类推荐。但导管消融能否改善房颤患者预后，目前仍无定论。

病例4　心肌梗死

一、病历汇报

【现病史】患者男性，77 岁。突发胸痛 1 小时余，急诊以"急性心肌梗死"收入院。测 T 36.3℃，P 65 次/分，R 19 次/分，BP 142/92mmHg。

【既往史】高血压病史 10 年，否认肝炎病史、结核病史、慢性阻塞性肺炎病史、消化性溃疡病史、慢性肾病史，否认手术史、重大外伤史、输血史、药物过敏史、食物过敏史。预防接种未按时进行。

【实验室检查】心电图提示：窦性心律 $V_2 \sim V_6$ 导联 T 波倒置。化验：血常规 Hb 153g/L，WBC 6.5×10^9/L，RBC 4.51×10^{12}/L，三酰甘油 2.1mmol/L，总胆固醇 3.69mmol/L，低密度脂蛋白 2.04mmol/L，肌钙蛋白 0.062ng/ml，BNP 118pg/ml。尿便均无异常。

【查体】患者神志清，皮肤巩膜无黄染，浅表淋巴结无肿大，双肺可闻及干湿啰音，心率 65 次/分，律齐，腹软，双下肢无浮肿。

【入院诊断】急性非 ST 段抬高型心肌梗死。

【主要治疗与措施】给予抗血小板聚集、调脂、扩冠、控制心率、抑酸护胃等治疗，降低心脑血管并发症的发生。

二、经评估提出以下护理问题

护理问题	护理措施	护理评价
1. 疼痛：胸痛与心肌缺血坏死有关	1. 饮食与休息：起病后 4～12 小时内给予流质饮食，以减轻胃扩张 2. 给氧 4～6L/min，以增加心肌氧供，减轻缺血和疼痛 3. 遵医嘱给予止痛药：应用吗啡时注意有无呼吸抑制等不良反应 4. 心理护理，专人陪伴	患者床上休息，生命体征平稳
2. 有出血的危险与应用抗凝药物有关	1. 每班观察患者有无出血倾向（皮肤、黏膜、牙龈有无出血情况及大小便颜色） 2. 嘱患者按压针眼至少 5 分钟 3. 嘱患者勿剔牙、挖鼻孔、用软毛牙刷刷牙 4. PCI 患者应术肢制动，取得合作	患者大小便颜色正常，皮肤黏膜无出血
3. 活动无耐力 与心肌氧的供需失调有关	1. 急性期绝对卧床休息 2. 根据病情采取循序渐进方式活动 3. 协助患者生活护理 4. 制定个性化运动处方	患者主诉活动耐力增加，活动后不适反应减轻
4. 潜在并发症：心律失常 与心肌缺血、缺氧有关	1. 每小时观察患者有无心悸、胸闷等症状，及时通知医生处理 2. 备好抢救药物及仪器 3. 每小时观察患者心律、心率情况	患者目前生命体征平稳，未发生心律失常并发症
5. 潜在并发症：下肢静脉血栓 与长期卧床、慢性心脏疾病有关	1. 指导患者踝泵运动 1 组/小时，每组 20 次 2. 指导家属为患者做小腿环抱挤压每次 10～30 分钟，每 2～3 小时一次	患者未发生下肢深静脉血栓

三、其他护士评价

护理问题	护理措施	护理评价
1. 潜在并发症：心源性休克 与心肌缺血、缺氧有关	1. 每班观察患者有无心悸、胸闷等症状 2. 注意保暖 3. 每班观察患者血压、脉搏、呼吸等情况并记录 4. 保持输液通畅，根据病情调节输液速度	患者目前生命体征平稳，未发生心源性休克并发症
2. 焦虑、恐惧 与疾病导致不适有关	1. 遵医嘱及时给予镇静止痛药物 2. 给予心理护理、专人陪护	患者情绪稳定，积极配合治疗
3. 便秘 与绝对卧床有关	1. 指导患者多进食富含纤维素的水果和蔬菜 2. 排便时勿用力，如遇大便干结，遵医嘱口服通便药或应用开塞露 3. 排便时提供隐蔽环境 4. 严密监测生命体征，尤其是血压的变化	患者未发生便秘

四、护士长评价

1. 查房效果评价 通过这次查房我们对心肌梗死又有了进一步的了解，同时明确了患者存在的主要护理问题，以及应采取的护理措施和护理重点。

2. 护理措施落实评价 管床护士提出的各项护理措施均落实到位，注意做好患者的心理护理及健康指导，包括疾病知识、饮食、运动、用药及病情监测等。

3. 护理问题评价 补充护理问题。

护理问题	护理措施	护理评价
1. 潜在并发症：心力衰竭 与心肌缺血、缺氧有关	1. 监测患者心率、血压及血氧饱和度，严密观察患者有无呼吸困难、咳嗽咳痰、少尿等症状 2. 一旦发生心力衰竭，立即按照心力衰竭护理	患者未发生心力衰竭

续表

护理问题	护理措施	护理评价
2. 心输出量减少 与心肌坏死心泵血功能下降有关	1. 急性期绝对卧床休息 2. 协助患者生活护理 3. 少量多餐易消化饮食，限制探视 4. 记录出入量，控制输液速度 5. 备好急救器械和药品	患者未发生心力衰竭

五、安全管理

1. 风险管理　针对有心肌梗死病史的患者应进行压疮风险评估、深静脉血栓风险评估，并将防范措施落实到位，避免发生意外。

2. 疾病安全管理　急性心肌梗死重点注意三大合并症的观察：心律失常、心源性休克及心力衰竭。患者一旦出现心动过速、心动过缓、房颤甚至心脏骤停等，说明有心律失常的发生。如果心肌梗死面积较大，可表现为血压低、心率快和心力衰竭。心梗梗死面积越大，对心脏功能的影响越大，心力衰竭的表现越严重。

六、延续护理

（1）嘱患者低脂低胆固醇、高维生素、清淡易消化饮食，少食多餐，适当补充富含纤维素的蔬菜、水果。

（2）活动：活动宜选择步行、慢跑、太极拳等方式，每次活动前后进行热身活动和整理活动，逐渐增加运动量，达到每周运动 5～7 天，每次持续 30～60 分钟。若运动中出现胸闷、胸痛、心慌、头晕、恶心、呕吐等反应，或脉搏超过 110～120 次/分，应立即停止活动，必要时含服硝酸甘油，并减少运动量。个人卫生活动、家务劳动、娱乐活动也是有益的。

（3）用药：告知患者有关药物的名称、剂量、用法、作用与副作用，坚持遵医嘱服药，不要随意增减或撤换药物。在服用阿司匹林等抗血小板制剂时如发现鼻出血、牙龈出血、周身出血点及血尿、黑便等出血倾向及时到医院就诊。

（4）避免诱发因素：如用力排便、饱餐、过度劳累、情绪激动、寒冷、吸烟等。

七、专业前沿知识

急性心肌梗死（acute myocardial infarction，AMI）是临床中常见的急症，自然病程下患者死亡率高、预后差，随着医疗水平的进步，目前已有多种对于 AMI 的急救方式，其中经皮冠状动脉介入术（percutaneous coronary intervention，PCI）是治疗 AMI 的首选方法。PCI 术后患者恢复快、预后多数较好，但是部分患者心外膜冠状动脉罪犯血管再通后，心肌组织仍旧无法恢复最佳灌注，这种在除外病变部位内膜撕裂或管壁夹层、血栓栓塞、急性支架内血栓形成以及血管痉挛等因素的罪犯血管支配区域的血流减少以及心肌灌注减少现象称之为冠状动脉无复流（coronary artery no – reflow，CNR）。

病例5 不稳定型心绞痛

一、病历汇报

【现病史】患者男性，57 岁。主因发作性胸闷 1 年余，晕厥 1 天，急诊以"不稳定型心绞痛"收入院。测 T 36.2℃，P 73 次/分，R 19 次/分，BP 179/90mmHg。患者无饮酒习惯。吸烟 20 支/日。

【既往史】 "高血压"病史 10 余年，最高血压高达 180/120mmHg，反复"脑梗死"病史 15 年，遗留语言障碍，否认肝炎病史，否认结核、糖尿病、慢性阻塞性肺炎、消化性溃疡病史，否认慢性肾病史，否认手术史、重大外伤史、输血史、药物过敏史、食物过敏史。预防接种不详。

【实验室检查】心电图提示：Ⅱ Ⅲ AVF ST 段压低 0.05 ~ 0.1mv、T 波倒置。V1 - V2R 波递增不良。化验：血常规 Hb 86g/L，WBC 6.4 × 10⁹/L，RBC 2.8 × 10¹²/L，三酰甘油 0.9mmol/L，总胆固醇 4.07 mmol/L，低密度脂蛋白 2.42 mmol/L，肌钙蛋白 0.024ng/ml。尿便均

无异常。

【查体】患者神志清，颈静脉无怒张，双肺呼吸音清，未闻及明显干湿啰音，叩诊心界无扩大，心率73次/分，律齐、未闻及明显杂音，腹软，无压痛，肝脾未触及，双下肢无明显浮肿。活动后有心前区胀痛，持续时间数分钟至数十分钟不等，不伴出汗、胸闷，不影响日常活动。

【入院诊断】不稳定型心绞痛 冠心病 陈旧性心肌梗死。

【主要治疗与措施】给予抗血小板、调脂、降压、改善心功能，扩冠治疗。降低心脑血管并发症的发生。

二、经评估提出以下护理问题

护理问题	护理措施	护理评价
1. 潜在并发症：猝死 与心肌缺血坏死有关	1. 每小时观察患者病情变化 2. 每小时观察患者血压、心律、心率变化 3. 指导患者避免诱因，如便秘、情绪激动、饱餐 4. 卧床休息，减少探视，保持病室安静	患者生命体征平稳，未发生猝死
2. 自理能力缺陷 与疾病需要卧床休息有关	1. 将患者日常用品、食物放于易取处 2. 家人伴守	患者日常生活有照护
3. 活动无耐力 与心肌缺血坏死有关	1. 常用生活用品放在患者易取处 2. 鼓励充分卧床休息 3. 家人伴守，协助日常生活照护	患者卧床休息，家属陪伴
4. 出血的危险 与应用抗凝药物有关	1. 每班观察患者有无出血倾向（皮肤、黏膜、牙龈有无出血情况及大小便颜色） 2. 嘱患者按压针眼至少5分钟	患者无出血倾向

三、其他护士评价

护理问题	护理措施	护理评价
潜在并发症：下肢静脉血栓 与长期卧床、慢性心脏疾病有关	1. 指导患者踝泵运动 1 组/小时，每组 20 次 2. 指导家属为患者做小腿环抱挤压每次 10～30 分钟，每 2～3 小时一次	患者未发生下肢静脉血栓

四、护士长评价

1. 查房效果评价　通过这次查房我们对不稳定型心绞痛 冠心病陈旧性心肌梗死又有了进一步的了解，同时明确了患者存在的主要护理问题，以及应采取的护理措施和护理重点。

2. 护理措施落实评价　管床护士提出的各项护理措施均落实到位，注意做好患者的心理护理及健康指导，包括疾病知识、饮食、运动、用药及病情监测的指导及复查等内容。

3. 护理问题评价　补充护理问题。

护理问题	护理措施	护理评价
知识缺乏　缺乏对疾病认知与疾病相关检查、饮食、治疗知识	向患者讲解相关检查注意事项、饮食、治疗知识等	患者已基本掌握相关检查前后注意事项、饮食内容并积极配合

五、安全管理

1. 风险管理　针对有不稳定型心绞痛 冠心病史的患者应进行压疮风险的评估，并将防范措施落实到位，避免发生意外。

2. 疾病安全管理　防止患者劳累及饱餐等。一旦发生心绞痛发作用药不能缓解情况，立即停止原有动作、通知医生，警惕心肌梗死的发生。

六、延续护理

（1）规律服药，避免不遵守医嘱擅自停药，以免心绞痛反复频繁发作，甚至出现心肌梗死、恶性心律失常等病情变化。

（2）不可饱食、高脂饮食、高盐饮食、避免过度劳累、情绪紧张以及过喜、过悲等因素；避免寒冷，以免寒冷刺激诱发血管痉挛，导致心绞痛发作；避免过度用力，尤其是老人便秘，用力排大便时易出现血管急性闭塞、心肌梗死。

（3）定期复查：根据血压、心率变化，及时调整药物，出现紧急情况及时拨打 120 到医院就诊。

七、专业前沿知识

不稳定型心绞痛多继发于冠状动脉阻塞急性加重，症状呈进行性增加，可进展为急性心肌梗死，其中 30% 的不稳定型心绞痛患者发作后 3 个月内即出现心肌梗死，威胁患者生命。PCI 是临床治疗不稳定型心绞痛患者的重要方案，但手术为创伤性疗法，对患者生理、心理均会产生一定刺激，造成应激反应，严重可导致术后身心综合征，不利于术后康复。因此，通过积极的围手术期护理干预降低手术应激反应有重要意义。

病例 6　扩张型心肌病

一、病历汇报

【现病史】患者男性，65 岁。"扩张型心肌病"病史，反复入院治疗，心功能呈恶化趋势，近 2 月周身浮肿，2 天前无明显诱因下出现胸闷气促，活动时加重，休息时症状减轻。门诊收入院。测 T 36.2℃，P 108 次/分，R 18 次/分，BP 120/80mmHg。患者为退休工人。无烟酒不良嗜好。

【既往史】"扩张型心肌病"病史10余年，"强直性脊柱炎"病史20余年，否认高血压病史，否认糖尿病、否认慢性阻塞性肺炎、重大外伤史、否认过敏史、家族遗传史。

【实验室检查】心电图提示：窦性心动过速，左前分支传导阻滞。化验：血常规 Hb 152g/L，WBC 6.5×10^9/L，RBC 5.44×10^{12}/L，三酰甘油 1.11mmol/L，总胆固醇 4.25 mmol/L，低密度脂蛋白 2.63mmol/L，肌钙蛋白 0.016ng/ml，BNP 1930pg/ml。心肌酶：进行性升高。尿便均无异常。心超：室间隔、左室下壁及心尖部运动减低，双房增大，少量二尖瓣反流，EF：45%。

【查体】患者神志清，精神欠佳，双肺呼吸音粗，双肺可闻及少许湿啰音，心界扩大、心音低钝，心率108次/分，律齐、各瓣膜听诊区未闻及杂音，腹胀，无压痛，阴囊明显水肿伴有皮肤破溃，有分泌物，左侧髋部可见压疮，双下肢重度指凹性浮肿。

【入院诊断】扩张型心肌病。

【主要治疗与措施】给予抗血小板、调脂、强心利尿改善心功能改善左室重构，降低心脑血管并发症的发生。

二、经评估提出以下护理问题

护理问题	护理措施	护理评价
1. 潜在并发症：猝死 与心肌缺血坏死有关	1. 每小时观察患者病情变化，如有无胸闷、胸疼、喘息、水肿、胸疼性质及持续时间、伴随症状 2. 每小时观察患者血压、心律、心率变化 3. 患者安置抢救室，备齐抢救物品 4. 指导患者避免诱因，如便秘、情绪激动、饱餐 5. 卧床休息，减少探视，保持病室安静 6. 遵医嘱吸氧，每班观察吸氧流量情况	患者目前生命体征平稳

续表

护理问题	护理措施	护理评价
2. 气体交换受损 与左心衰竭导致肺淤血有关	1. 协助患者取有利于呼吸的卧位 2. 向患者讲解预防肺部感染的方法，如避免受凉、潮湿 3. 鼓励患者活动 4. 按时为患者拍背 5. 指导患者有效呼吸及有效咳嗽 6. 持续氧气吸入，班班观察氧流量	患者持续氧气吸入
3. 体液过多 与心力衰竭引起水钠潴留有关	1. 严格限制患者入量，准确记录 24 小时出入量 2. 注意保护身体受力部位皮肤，避免压疮发生	患者出入量能够达到负平衡
4. 活动无耐力 与心力衰竭心输出量减少，组织缺血缺氧有关	1. 根据患者心功能确定活动量 2. 让患者了解限制活动的必要性，避免使心脏负荷突然增加的因素 3. 逐渐增加活动量，活动时注意监测生命体征，如有异常立即停止活动通知医生	患者活动耐力增加，能保持最佳活动水平

三、其他护士评价

护理问题	护理措施	护理评价
焦虑 与病情加重、生活方式被迫改变有关	1. 评估患者焦虑原因、程度 2. 多与患者交流，进行心理护理 3. 合理安排护理操作时间，以减少对患者的打扰	患者焦虑情绪减轻，能积极配合治疗和护理

四、护士长评价

1. 查房效果评价 通过本次护理查房，能及时掌握患者病情变化及心理动态，同时针对该患者制定出个性化的护理计划，做到了以护理程序为框架，从生理心理各方面来考虑的整体化护理模式。

2. 护理措施落实评价 管床护士提出的护理措施得当，均落实到位，继续做好患者的心理护理及健康指导。

3. 护理问题评价 补充护理问题。

护理问题	护理措施	护理评价
潜在并发症：心律失常、栓塞猝死	1. 严格监测心率、心律的变化，出现异常立即通知医生 2. 备齐抢救用医疗仪器设备 3. 卧床患者注意监测凝血机制，适度床上肢体活动，防止血栓发生 4. 观察患者胸闷胸痛等不适主诉，及时通知医生	患者无并发症

五、安全管理

1. 风险管理　针对有心肌病病史的患者，应进行跌倒、压疮及深静脉血栓的风险评估，将防范措施落实到位，避免发生意外。

2. 疾病安全管理

（1）生活规律、避免劳累，一旦发现患者周身浮肿、突然出现胸闷气急、咳嗽加重、咳粉红色泡沫样痰、尿量明显减少，立即通知医生。

（2）减少肠胃负担：少量多餐，避免诱发心力衰竭发作。

六、延续护理

（1）保持生活规律，注意劳逸结合。

（2）合理饮食，保持排便通畅，养成定时排便的习惯。

（3）进行呼吸锻炼，提高机体抵抗力，预防上呼吸道感染。

（4）坚持长期服药，告知患者药物的副作用，让患者掌握自测脉搏的方法。

（5）避免情绪刺激，鼓励、开导患者，使患者增强战胜疾病的信心。

（6）保证充足的睡眠和休息，必要时卧床休息，女性患者不宜妊娠。

（7）定期门诊随访，症状加重应立即就诊。

七、专业前沿知识

心肌病的药物治疗和介入治疗、外科手术治疗等取得了许多进展，使心肌病患者的生存率和生活质量有了很大提高，在心肌治疗方面，我国相继开展了基因治疗、干细胞移植、多种介入治疗及非药物治疗，都取得了骄人的成绩。

病例7 急性冠脉综合征

一、病历汇报

【现病史】患者男性，68岁主因发作性胸痛4天，急诊以"急性冠脉综合征"收入院。测 T 36.6℃，P 69 次/分，R 18 次/分，BP 113/74mmHg。

【既往史】高血压病史10年，否认肝炎病史、结核病史，否认慢性阻塞性肺炎病史、消化性溃疡病史，否认慢性肾病史，否认手术史、重大外伤史、输血史、药物过敏史、食物过敏史。预防接种未按时进行。

【实验室检查】心电图提示：Ⅲ、AVFST 段抬高 0.05mV。化验：肌钙蛋白 0.09ng/ml，CK－MB29U/ML，BNP 2400pg/ml。尿便均无异常。

【查体】患者神志清，皮肤巩膜无黄染，浅表淋巴结无肿大，双肺呼吸音清，心界无扩大，心率69 次/分，律齐，未闻及明显杂音，腹软，无压痛，肝脾未触及，双下肢无浮肿。

【入院诊断】急性冠脉综合征。

【主要治疗与措施】给予抗血小板聚集、调脂、扩冠、控制心率、抑酸护胃等治疗，降低心脑血管并发症的发生。

二、经评估提出以下护理问题

护理问题	护理措施	护理评价
1. 潜在并发症：猝死 与心肌缺血坏死有关	1. 每小时观察患者病情变化 2. 每小时观察患者血压、心律、心率变化 3. 指导患者避免诱因，如便秘、情绪激动、饱餐 4. 卧床休息，减少探视，保持病室安静	患者床上休息，生命体征平稳
2. 出血的危险 与应用抗凝药物有关	1. 每班观察患者有无出血倾向（皮肤、黏膜、牙龈有无出血情况及大小便颜色） 2. 嘱患者按压针眼至少 5 分钟 3. 嘱患者勿剔牙、挖鼻孔、用软毛牙刷刷牙。	患者大小便颜色正常，皮肤黏膜无出血
3. 潜在并发症：心力衰竭 与心肌缺血、缺氧有关	1. 患者出现喘息、水肿等通知医生 2. 每班观察患者有无胸闷、水肿等症状	患者目前生命体征平稳，未发生心力衰竭并发症
4. 焦虑与恐惧 多与疾病过程不适，对疾病本身认识不足有关	1. 向患者讲解疾病相关知识 2. 介绍成功康复病例，给予心理支持 3. 做好各项护理，并与家属沟通帮助患者消除各种顾虑	患者对待疾病乐观，能积极配合治疗
5. 胸痛 与心肌缺血坏死有关	1. 观察患者胸痛发作持续时间、胸痛性质变化及药物缓解情况 2. 密切观察患者主诉及生命体征变化 3. 嘱患者卧床休息 4. 遵医嘱给予药物止痛，如吗啡	患者入院后胸痛医嘱吗啡 10mg 肌注后缓解 患者目前无胸痛发作

三、其他护士评价

护理问题	护理措施	护理评价
自理能力缺陷 与疾病需要卧床休息有关	1. 将患者日常用品、食物放于易取处 2. 家人伴守	患者卧床休息，家属陪伴

四、护士长评价

1. 查房效果评价　查房中参与者能够积极发言，同时明确了患者存在的主要护理问题，以及应采取的护理措施和护理重点，对急性冠脉综合征疾病的专科护理基本掌握。

2. 护理措施落实评价　针对各项护理问题的护理措施能够落实到位。

3. 护理问题评价　补充护理问题。

护理问题	护理措施	护理评价
潜在并发症：心源性休克与心肌缺血、缺氧有关	1. 每班观察患者有无心悸、胸闷等症状 2. 注意保暖 3. 每班观察患者血压、脉搏、呼吸等情况并记录 4. 保持输液通畅，根据病情调节输液速度	患者目前生命体征平稳，未发生心源性休克并发症

五、安全管理

1. 风险管理　该患者因为疾病相关症状，注意防止因胸痛发作时的跌倒意外发生。卧床休息患者应注意防止压疮意外发生。

2. 疾病安全管理　一旦发现患者出现胸痛、胸闷、喘息、大汗、心悸等症状，立即通知医生，配合医生进行抢救。常见症状如心房颤动、心房扑动、室性心动过速、房性早搏、室性早搏、急性心力衰竭的发作等。

六、延续护理

（1）嘱患者低脂低胆固醇、高维生素、清淡易消化饮食，少食多餐，适当补充富含纤维素的蔬菜、水果。

（2）活动：活动宜选择步行、慢跑、太极拳等方式，每次活动前后进行热身活动和整理活动，逐渐增加运动量，达到每周运动 5 ~ 7 天，每次持续 30 ~ 60 分钟。若运动中出现胸闷、胸痛、心慌、头晕、恶心、呕吐等反应，或脉搏超过 110 ~ 120 次/分，应立即停止活动，必要时含服硝酸甘油，并减少运动量。个人卫生活动、家务劳动、娱乐活动也是有益的。

（3）用药：告知患者有关药物的名称、剂量、用法、作用与副作用，坚持遵医嘱服药，不要随意增减或撤换药物。在服用阿司匹林等抗血小板制剂时如发现鼻出血、牙龈出血、周身出血点及血尿、黑便等出血倾向及时到医院就诊。

（4）避免诱发因素：如用力排便、饱餐、过度劳累、情绪激动、寒冷、吸烟等。

七、专业前沿知识

STEMI 患者冠脉闭塞后肯定会导致心肌缺血，着眼于发病时间的早期再灌注治疗是关键，因此无须根据短期缺血和出血危险评估治疗策略。STEMI 患者发病 2 小时内应行直接 PCI，如不能 2 小时内手术，则应就地静脉溶栓。发病 12 小时内的 STEMI 患者或发病超过 12 小时但有进行性缺血证据、血流动力学不稳定或致命性心律失常的患者应行直接 PCI；发病超过 48 小时，血流动力学和心电稳定、无心肌缺血表现的患者不推荐直接 PCI。溶栓成功的患者应在溶栓后 24 小时内常规行冠脉造影术评估冠脉病变情况；溶栓失败，或出现进行性缺血证据、血流动力学不稳定或致命性心律失常的患者，立即行补救性 PCI；初始溶栓成功后缺血症状再发或冠脉再闭塞，应行急诊 PCI。

病例 8　主动脉夹层

一、病历汇报

【现病史】患者男性，49 岁。主因发作性右侧胸肋部疼痛 1 周，急诊以"主动脉夹层"收入院。测 T 36.2℃，P 104 次/分，R 20 次/分，BP 160/80mmHg。

【既往史】"高血压"病史 10 余年，否认肝炎、结核病、糖尿病、慢性阻塞性肺炎、消化性溃疡、慢性肾病史，否认手术史、重大外伤史、输血史、药物过敏史、食物过敏史。预防接种按时进行。

【实验室检查】心电图提示：左室高电压，频发房早，偶发室早。心超：升主动脉显著增宽，左心轻度增大，左心室壁增厚。主动脉 CTA 提示：符合主动脉夹层（主动脉瓣及双侧髂总动脉），左侧锁骨下动脉受累；升主动脉动脉瘤。

【查体】患者神志清，紧张，焦虑。颈静脉无怒张，双肺呼吸音清，未闻及明显干湿啰音，叩诊心界无扩大，心率 73 次/分，律齐、未闻及明显杂音，腹软，无压痛，肝脾未触及，双下肢无明显浮肿。

【入院诊断】主动脉夹层。

【主要治疗与措施】给予镇静、镇痛、控制血压和心率，降低心脑血管并发症的发生。

二、经评估提出以下护理问题

护理问题	护理措施	护理评价
1. 潜在并发症：血管破裂	1. 严密监测血压 2. 控制心率在 60～80 次/分 3. 绝对卧床休息 4. 及时止痛 5. 床边备好急救药品及物品 6. 保持大便通畅	患者未发生血管破裂

续表

护理问题	护理措施	护理评价
2. 疼痛 与主动脉中层撕裂有关	1. 遵医嘱及时使用止痛药物 2. 协助舒适体位 3. 创造安静舒适住院环境 4. 给予正确心理安慰	患者疼痛症状缓解，夜间能安静入睡
3. 焦虑 与担心手术预后及手术费用有关	1. 帮助患者树立战胜疾病信心 2. 协助家属一起做好心理安抚工作 3. 鼓励家属提供经济支持，让患者后顾无忧 4. 患者充分休息	患者安心接受手术
4. 组织灌注不足 与血液涡流、血管真腔狭窄有关	1. 观察患者尿量 2. 观察有无脑灌注不良表现，评估中枢神经系统功能状态	未发现组织灌注不足

三、其他护士评价

护理问题	护理措施	护理评价
知识缺乏：缺乏主动脉夹层手术的相关知识	1. 向患者讲解主动脉夹层的手术流程 2. 向患者讲解术后注意事项，做好健康教育工作	患者能配合术后护理工作

四、护士长评价

1. 查房效果评价 通过这次查房我们对主动脉夹层又有了进一步的了解，同时明确了患者存在的主要护理问题，以及应采取的护理措施和护理重点。

2. 护理措施落实评价 护理措施符合患者实际均能落实。在护理过程中，各班次必须严格观察和交接患者血压变化以及临床主诉，及时与医生沟通。

3. 护理问题评价 补充护理问题。

护理问题	护理措施	护理评价
潜在并发症：出血、感染、低心排、应激性溃疡	1. 注意抗凝药物不良反应 2. 定期检查凝血功能，观察有无出血倾向 3. 注意呼吸道管理，预防肺部感染 4. 严格无菌操作，手消毒卫生，预防交叉感染 5. 观察生命体征变化，若出现异常或患者出现烦躁不安、表情淡漠、面色苍白等，提示可能低心排综合征 6. 注意抗凝药物的不良反应	患者无并发症发生

五、安全管理

1. 风险管理　针对有主动脉夹层病史的患者，应进行坠床跌倒风险评估，将防范措施落实到位，避免发生意外。

2. 疾病安全管理　主动脉夹层病因主要为高血压和主动脉粥样硬化。主动脉夹层最危险的并发症是血管大破裂出血，即当夹层撕裂到一定程度，血压持续增高，血管全层的破裂出血会导致患者死亡。夹层撕裂了相应的部位，则会引起相应的并发症。如升主动脉夹层或者降主动脉夹层撕裂，会累积弓上的分支，引起相应弓上的血管缺血，如脑缺血、上肢缺血、双上肢血压不对称或上肢乏力等。夹层持续向下撕裂，会引起相应脏器的并发症，撕裂到了肾脏就会导致肾功能衰竭；撕到了双侧髂动脉甚是至股动脉，就会引起下肢动脉缺血。因此，血压管理是主动脉夹层患者安全管理的关键。

六、延续护理

（1）避免剧烈活动或者体力劳动、情绪改变。因剧烈运动、体力劳动、情绪不断改变引起血压变化，而血压对主动脉夹层影响非常大，所以应避免剧烈劳动、情绪改变对血压的影响。

（2）高血压是主动脉夹层的病因之一，主动脉夹层患者常合并高血压病史，出院后续遵医嘱坚持服用降压药，控制好血压，血压稳定对主动脉夹层具有决定性作用。此外，最好能自己买个血压计，每天早晚测量血压，根据医生建议调整降压药物，使血压保持正常、稳定状态。

（3）特殊情况下，医生会指导服用抗凝药，要坚持每天服药，如果一天没有服药，就可能造成血栓，前功尽弃。

七、专业前沿知识

主动脉夹层（aortic dissection，AD）是一种严重危及生命的疾病。AD 的治疗方法主要为药物治疗、开放手术治疗和腔内治疗，又根据 AD 的分型不同而选择不同的治疗方法，对于 Stanford A 型 AD，积极外科手术干预已成为共识，孙立忠等在 Stanford 分型的基础上提出了孙氏分型并以此分型决定术式，但是开放手术创伤大、手术风险高，对于存在合并症的老年患者而言术后并发症多、病死率高，国内外虽有 A 型 AD 行腔内治疗的报道，但多为孤立病且随访极其有限。对于难以耐受开放手术和体外循环的高危患者，腔内治疗可以将手术创伤降至最低，因此提供了一种新的治疗选择，腔内治疗相对于开放手术易于掌握。

病例9　起搏器电量耗竭、起搏器置入术

一、病历汇报

【现病史】患者男性，72 岁。主因发作性胸闷 10 年，门诊以"起搏器电量耗竭 心律失常 窦性心动过缓 永久起搏器植入术后"收入院。测 T 36.2℃，P 55 次/分，R 19 次/分，BP 146/75mmHg。

【既往史】永久起搏器植入手术史。否认高血压病史、肝炎病史、结核病史、慢性阻塞性肺炎病史、消化性溃疡病史、慢性肾病史，否认手术史、重大外伤史、输血史、药物过敏史、食物过敏史。预防接种不详。

【实验室检查】心电图提示：窦性心动过缓、间断起搏心律。化验：血常规 Hb 126g/L，WBC 3.2×10^9/L，RBC 4.3×10^{12}/L，三酰

甘油 1.06mmol/L，总胆固醇 5.07mmol/L，低密度脂蛋白 3.21mmol/L，肌钙蛋白 0.013ng/ml，BNP 61.5pg/ml。尿便均无异常。

【查体】患者神志清，皮肤巩膜无黄染，浅表淋巴结无肿大，双肺呼吸音清，心率 55 次/分，律齐，起搏心律，腹软，双下肢无浮肿。

【入院诊断】起搏器电量耗竭 心律失常 窦性心动过缓 永久起搏器植入术后。

【主要治疗与措施】给予抗血小板聚集、调脂、扩冠、控制心率、抑酸护胃等治疗，降低心脑血管并发症的发生。择期永久起搏器植入术。

二、经评估提出以下护理问题

护理问题	护理措施	护理评价
1. 潜在并发症：猝死	1. 向患者讲解诱发猝死的相关因素 2. 备抢救车、除颤仪，予保护应用 3. 给予心电监护，密切观察生命体征及心律变化	患者了解猝死诱发因素
2. 舒适的改变：胸闷 与心肌缺血缺氧有关	1. 保证患者充足的休息和睡眠，减少不必要活动 2. 控制输液速度及量 3. 择期手术	患者完善术前检查后，于入院第三日进行永久起搏器植入术，目前无胸闷发生
3. 自理能力下降 与医源性限制有关	1. 告知患者可适当下床活动，活动时由家属陪护 2. 指导患者家属 24 小时陪护，协助生活护理，如进食、如厕、洗漱等 3. 护士给予患者人文关怀，注重心理护理，树立生活信心	患者由家属陪护，未诉不适

续表

护理问题	护理措施	护理评价
4. 潜在并发症：伤口出血、囊袋血肿；囊袋及伤口感染；电极脱落移位 与术后相关	1. 术后应勤更换被服，严格无菌操作，保持切口清洁；密切观察体温变化及伤口愈合情况 2. 监测患者心律和心率的变化，观察起搏信号是否清晰 3. 术后早期头、颈及术侧肢体减少活动，严禁右侧卧位，防止牵拉起搏电极	无并发症发生
5. 排便形态改变 便秘	1. 指导患者养成良好排便习惯 2. 嘱患者多进食水果、蔬菜（香蕉、菠菜、韭菜） 3. 嘱患者适当饮水，可下床适当活动促进胃肠蠕动 4. 指导患者家属给予患者腹部按摩 5. 告知患者切忌用力排便，排便不畅时，遵医嘱给予缓泻剂	患者目前排便通畅

三、其他护士评价

护理问题	护理措施	护理评价
1. 焦虑 与担心疾病预后相关	1. 向患者讲解相同病例预后情况，增加信心 2. 与患者勤沟通，及时解决合理问题	患者情绪稳定，积极配合治疗
2. 知识缺乏 缺乏疾病相关知识 与医源性信息来源受限有关	1. 告知患者及家属疾病成因及相关症状监测 2. 做好起搏器术后相关知识宣教	患者已基本掌握相关注意事项并积极配合

四、护士长评价

1. 查房效果评价 通过这次查房我们对起搏器电量耗竭、心律失常、窦性心动过缓、永久起搏器植入术后的患者又有了进一步的了解，同时明确了患者存在的主要护理问题，应采取的护理措施和护理重点。管床护士提出的各项护理措施均落实到位，注意做好患者的心理护理及健康指导，包括活动及病情监测等。

2. 护理措施落实评价 管床护士提出的各项护理措施均落实到位。

3. 护理问题评价 补充护理问题。

护理问题	护理措施	护理评价
1. 潜在并发症：导线断裂与电极在心腔内张力过大或突然活动牵拉有关	注意指导患者术后卧床休息，避免突然改变体位或右上肢抬举等动作	无并发症发生
2. 人工心脏起搏器综合征与房室收缩不同步有关	观察患者如有心慌、血管搏动、头胀、头晕等症状，及时通知医生	无并发症发生

五、安全管理

1. 风险管理 针对有起搏器电量耗竭、永久起搏器植入术后病史的患者，应进行坠床跌倒及压疮风险评估，将防范措施落实到位，避免发生意外。

2. 疾病安全管理 起搏器植入术后的并发症预防是非常重要的，一旦囊袋感染或破裂，必须取出整个起搏器，否则容易引起感染性心内膜炎；长期并发症包括起搏器囊袋感染、起搏器综合征、起搏器介导的心功能改变、心脏结构改变等。右心房、右心室扩大、三尖瓣关闭不全。因此，术后健康教育指导必须落实到位。

六、延续护理

（1）可适当做家务和正常工作，身体锻炼量力而行。

（2）教会患者正确测量脉搏的方法，了解固定频率，如低于起搏频率要及时就医。

（3）生活有规律，戒烟酒，勿暴饮暴食，保证充足的睡眠，预防感冒。

（4）远离高压磁场的环境，如电视台发射站、雷达区变电站电荷按场所等。

（5）术侧肢体不能大幅度拉伸、外旋、外展，以免电极脱掉。

（6）因其他原因就医时，要将起搏器情况告知医生，以免对起搏器有不良影响的检查和治疗。

（7）出院后按照医嘱继续服药，外出时随身携带起搏器保险卡，卡片注明姓名、年龄、安装起搏器的类型、型号。

（8）定期复查随访。

七、专业前沿知识

心律植入装置临床应用已逾 60 年，其是人类科学技术发展的标杆及寒暑表，每次现代科技的重大创新与进步都将为心律植入装置技术注入活力，创造出新功能。在科技迅猛发展的今天，心律植入装置的新进展更是层出不穷。随着无线电远程传输技术的进步，心电远程监测技术正在迅速发展，心律植入装置的远程监护功能也应运而生；而电池技术的进步，使心律植入装置的使用寿命更加延长等，为了与时俱进地掌握与应用好这些新技术，需要使用者不断进行知识更新，紧跟前沿。目前相继出现可行磁共振检查的心脏起搏器、无起搏电极导线的起搏器、皮下植入型心律转复除颤器（ICD）（ICD 噪音鉴别功能、ICD 的 ST 段监测功能）、心室起搏器（VDD）式 ICD 等。

第二部分 护理教学查房

病例 扩张型心肌病、心力衰竭

一、学生进行病历汇报

【入院诊断】扩张型心肌病、心力衰竭。

【现病史】患者男性，75 岁，3 周前无明显诱因出现胸闷、气喘加重，右侧高枕卧位入睡，伴咳嗽、咳白痰、痰量较多。纳差、腹胀，双下肢浮肿，近期体重增加明显。

【既往史】既往有高血压病史 10 年余，血压控制良好。有吸烟史 20 余年，每天 1 包，已戒 2 年。

【实验室检查】心电图：房颤心律。化验：肌钙蛋白 0.034ng/ml，BNP 2798pg/ml，血液高凝状态。心脏超声：扩张型心肌病，二尖瓣中度反流，主动脉瓣轻度反流，左室舒张末径 65mm，收缩末径 59mm，左室射血分数 38%。肺 CT：右肺下叶炎症。

【查体】端坐位，呼吸急促，咳嗽，偶咳粉红泡沫痰，口唇发绀，双侧及静脉怒张，双肺呼吸音减弱且右下肺较明显，双肺底可闻及细湿啰音。心率 108 次/分，律不齐，第一心有强弱不等。二尖瓣听诊区可闻及 3/6 级收缩期吹风样杂音。腹部膨胀，移动性浊音（+），肠鸣音正常。双下肢凹陷性水肿明显，四肢末梢温度低。

【主要治疗与措施】给予抗血小板聚集、调脂、扩冠、利尿、减轻心脏负荷、控制心率、改善心功能，降低心脑血管并发症的发生。

二、经评估提出以下护理问题

护理问题	护理措施	护理评价
1. 舒适的改变：胸闷、喘息 与肺循环淤血有关	1. 半卧位，端坐位，双腿下垂减少回心血量 2. 给予吸氧 3. 遵医嘱药物镇静、利尿、强心剂 4. 监测生命体征及血氧饱和度 5. 床边保护防止坠床等意外	经处理舒适度改变
2. 气体交换受损 与肺淤血有关	1. 休息：卧床休息，减轻心脏负担 2. 氧疗：保持 SPO$_2$ 在 95%～98% 3. 心理护理 4. 输液护理：输液速度 20～30 滴/分钟，24 小时输液量在 1500ml 以内	患者呼吸困难减轻

续表

护理问题	护理措施	护理评价
3. 活动无耐力　与心排出量下降有关	1. 制定个体化的活动计划 2. 活动过程中监测：若患者活动过程中有呼吸困难、胸痛、头晕、疲劳、大汗、面色苍白、低血压等情况应停止活动	患者进行日常活动无呼吸困难
4. 体液过多　与体循环淤血、水钠潴留及肾血流量减少有关	1. 休息与体位 2. 饮食护理：低盐易消化饮食，食盐摄入量少于5g/d，低蛋白血症可静脉补充清蛋白 3. 用药护理：遵医嘱正确使用利尿剂，注意不良反应的观察和预防 4. 病情监测：每天测体重，控制24小时液体入量	患者目前出入量负平衡
5. 焦虑　与病程长、病情反复及担心预后有关	1. 为患者制定可行的活动计划 2. 使患者能接受活动无耐力的症状，主要是增加少量的活动；也可以改善精神状态和恢复自信，有利于减轻焦虑症状 3. 每日评估患者的活动情况。包括活动量和活动持续的时间。同时对有进步的患者及时给予口头或物质的奖励	患者能配合治疗
6. 知识缺乏　缺乏控制诱发因素、预防心衰发作的知识和治疗缺少了解	1. 选择合适宣教方式，使患者及其家属了解下列知识：慢性心力衰竭的原因、治疗、病程 2. 饮食指导：进食高蛋白、低盐低脂、易消化食物，少量多餐，避免过饱。禁食刺激性食物，禁烟酒 3. 活动指导：逐步增加活动量，避免劳累，以活动时不出现心慌、气促为度	患者对于心力衰竭诱发因素基本掌握

三、床边查体评价

1. 学生床边查体　学生到床边首先进行与患者查体前的沟通取得信任；协助患者取舒适体位同时观察患者是否为强迫体位，查看患者颈静脉有无怒张、口唇有无发绀，检查骶尾部、双下肢及腹部有无水肿发生，查体可见：该患者颈静脉怒张，腹部彭隆，双下肢凹陷性水肿。给予患者墙壁式吸氧、血压测量、血氧饱和度测量和心电监测（同时触摸脉搏为短绌脉）。给予患者双下肢被动踝泵运动及小腿环抱式挤压动作以预防深静脉血栓。各项操作过程中进行健康宣教。

涉及到的操作：心电、血压、血氧饱和度监测、墙壁式吸氧及预防下肢静脉血栓操作。

2. 带教老师床旁指导　学生对患者进行脉搏测量时缺少语言沟通，应该交谈以分散紧张情绪；在进行预防下肢静脉血栓的操作时对于操作目的及手法步骤的讲解不够详细。

四、总结与讨论

1. 学生总结患者护理问题　结合患者目前心功能四级、消耗状态、纳差、强迫体位，应补充以下护理问题。

新发现/未解决护理问题	护理措施	护理评价
1. 营养失调　低于机体需要量，与获得食物困难或无能力获得食物有关	1. 提供可口的、不油腻的、高营养的、易于咀嚼的食物，如鱼、蛋。注意少量多餐，当患者感到恶心、呕吐时，暂停进食 2. 指导患者进食易消化的优质蛋白、新鲜水果、蔬菜，以补充维生素类 3. 加强口腔护理，保持口腔湿润、清洁，以增进食欲 4. 遵医嘱给予静脉滴注肠道外营养，如脂肪乳、氨基酸等	患者可少量多次进食，同时给予静脉输入氨基酸
2. 潜在并发症：压疮　与患者卧床或强迫半卧位有关	1. 协助患者舒适体位，避免增加剪切力和摩擦力 2. 受压部位给予减压垫保护 3. 增加全身营养以提高皮肤抵抗力 4. 保持清洁卫生	患者未发生压疮

2. 带教老师护理问题评价

护理问题	护理措施	护理评价
1. 潜在并发症：心源性休克、猝死、洋地黄中毒	1. 监测患者血压等生命体征变化，如有异常立即通知医生处理 2. 根据患者心功能分级决定活动量 3. 遵医嘱给予强心药，以增加心肌收缩力，提高心输出量，减慢心率 4. 观察药物毒性作用：包括胃肠道反应、神经系统表现、心脏毒性等，一旦发现心率＜60 次/分或者出现心脏节律改变，色视等，应暂停药物立即通知医生	患者无并发症发生
2. 潜在并发症：下肢深静脉血栓与患者卧床及血液高凝状态有关	1. 指导患者踝泵运动 1 组/小时，每组 20 次 2. 指导家属为患者做小腿环抱挤压每次 10～30 分钟，每 2～3 小时一次 3. 避免患者双腿长时间下垂	患者无深静脉血栓发生

3. 带教老师技术操作评价

（1）给予患者心电监测时电极位置不正确，将电极放在了前胸部及腹部，没有避开可能除颤电极的位置，且忽略了肌电干扰的可能。

（2）对患者进行脉搏测量时测量时间不足 1 分钟。

（3）做下肢深静脉血栓预防的操作时没有各环节的讲解和对患者的健康宣教。

4. 护士长对查房整体效果评价

（1）查房效果点评

①本次教学查房资料齐全、准备充分，能够提前发放查房资料。

②护理问题符合患者病情，体现出个体差异。

③护理措施适用，是老师与学生共同讨论制定。

④学生讨论问题气氛热烈，现场提出问题 2～3 个，现场和谐有序。

⑤查房者有组织能力和解惑能力。

（2）薄弱点

①学生做病史汇报时缺少患者的心理和社会方面内容，对于病

情的演变表述不够清晰。

②学生在床边做查体及护理评估时缺少人文关怀和详细的健康教育。

（3）重点关注内容：将查房中讨论补充的潜在护理问题及制定的护理措施作为该患者接下来的重点落实内容。

五、参与查房学生个人总结

A护士：我觉得教学查房非常有意义，尤其是对于我们实习生来说，给我的感觉是这次查房让我增长了知识，重新认识了心力衰竭，知道了心功能的分级相对应的临床症状。我很庆幸参加了这次查房。

B护士：我认为这个病例很典型，在临床上常见。虽然我的临床经验不足，但通过老师和护士长的讲解，我明白了此病的观察和护理重点，对我的临床工作非常有指导意义。

C护士：通过这次查房，我见到了急性心力衰竭肺水肿症状的临床表现，同时也掌握了应急处理的方法。

D护士：老师在查房中讲的洋地黄中毒知识，结合学校的知识更有了深刻的认识。心力衰竭患者所涉及到的一些操作：比如心电监测、酒精湿化氧等通过查房体验后真正掌握。

第三章　消化系统疾病

第一部分　护理业务查房

病例1　胃　炎

一、病历汇报

【现病史】患者男性，60岁，3天前因不洁饮食后出现腹痛、腹泻，每日腹泻为稀水样便，次数为10次左右，伴有轻度发热，于当地医院静脉治疗后未见明显好转，于今日转入我院急诊科就诊。测量患者T 37.7℃，P 74次/分，R 16次/分，BP 131/85mmHg。急诊以"急性胃炎"收入我科。

【既往史】既往"高血压"病史20年，最高200/110mmHg，未规律服药，未监测血压。否认冠心病病史、肝炎病史、糖尿病史。

【实验室检查】患者白细胞 11.6×10^9/L，便常规（－）。

【查体】患者意识清醒，精神萎靡，由家属陪伴步入病房，全身皮肤及巩膜无黄染，左下腹轻压痛，肠鸣音亢进。

【入院诊断】急性胃炎？高血压病2级，极高危。

【主要治疗与措施】给予消化科二级护理，半流质饮食，测量血压4次/日。家人伴守，左氧氟沙星消炎退热，泮托拉唑40mg口服抑制胃酸，莫沙必利5mg口服3次/日增强胃动力及对症治疗．

二、经评估提出以下护理问题

护理问题	护理措施	护理评价
1. 疼痛：腹痛与胃黏膜炎症病变有关	1. 卧床休息，可用手顺时针揉摸腹部 2. 给予患者局部热敷（胃出血患者禁用），做好患者的保暖工作 3. 遵医嘱给予患者抑制胃酸药物和清除幽门螺旋杆菌药物治疗时，注意观察药效及不良反应	患者主诉疼痛较前缓解
2. 发热 与疾病导致中枢系统体温调节功能异常有关	1. 做好患者的体温监测，必要时给予患者静脉输注退热药物 2. 给予患者头孢类药物治疗1次/8h 3. 操作时注意无菌技术，避免医院内再度感染 4. 体温不超过38℃时，指导患者及家属做好物理降温，必要时可用酒精擦拭	患者目前体温控制稳定
3. 有体液不足的危险 与腹泻导致出入量失衡有关	1. 鼓励患者多饮白开水、淡盐水、菜汤、果汁，以补充电解质，保证维生素的摄入 2. 严密监测患者的生命体征及出入量情况，做好患者的体重监测 3. 观察患者有无口渴情况，是否存在肢体软弱无力的情况，皮肤黏膜是否干燥，尿量是否减少，是否有烦躁情况的出现，做好患者大便颜色、性质及量的观察 4. 动态观察患者实验室检测结果：电解质情况	患者目前出入量平衡
4. 知识缺乏 缺乏有关胃炎病因及预防知识	1. 向患者及家属讲解急性胃炎的相关知识 2. 做好患者的心理护理，指导患者保持乐观情绪，规律生活，避免过度紧张与劳累，选择合适的锻炼方式 3. 向患者讲解相关检查注意事项、饮食、治疗知识等	患者已基本掌握胃炎的相关知识，检查前后的注意事项，饮食内容，并积极配合

三、其他护士评价

护理问题	护理措施	护理评价
活动无耐力 与营养不足有关	1. 指导患者卧床休息，减少不必要的活动，起坐动作应缓慢，要有家属陪护 2. 做好患者的生活护理，协助患者漱口，穿脱衣服 3. 做好患者的心理护理，减轻患者疾病期的焦虑，指导患者积极配合治疗	患者目前无跌倒、坠床等意外发生

四、护士长评价

1. 查房效果评价　通过这次查房我们对胃炎又有了进一步的了解，同时明确了患者存在的主要护理问题，以及应采取的护理措施和护理重点。

2. 护理措施落实评价　管床护士提出的各项护理措施均落实到位。注意做好患者的心理护理及出院指导，包括饮食、用药、活动及复查等内容，鼓励患者适量活动。

3. 护理问题评价　补充护理问题。

护理问题	护理措施	护理评价
潜在并发症：水、电解质失衡	1. 观察患者的生命体征，皮肤的颜色及弹性，如有异常及时通知医生 2. 调整患者的饮食结构，做好均衡的营养膳食 3. 动态监测患者的实验室检查结果	患者目前电解质平衡

五、安全管理

1. 风险管理　针对有胃炎的患者，应进行窒息危险因素的评估，将防范措施落实到位，避免发生意外。针对有高血压病史的患者，应进行坠床跌倒的评估，将防范措施落实到位，避免发生意外。对活动力弱患者，应做好翻身拍背，避免患者出现压疮问题。

2. 疾病安全管理　注意高血压患者有无头晕、头疼等症状，警惕脑血管意外的发生。

六、延续护理

1. 胃炎患者出院后应做到饮食有规律，定时定量，切忌暴饮暴食，应多选用高蛋白、高维生素的细软食物。

2. 生活作息有规律，劳逸结合。

3. 保持乐观情绪，避免精神高度紧张。

4. 遵医嘱进行服药，慎用阿司匹林、吲哚美辛等对胃黏膜有强刺激的药物。

5. 出院后一月进行复查，如有不适，随时来院就诊。

七、专业前沿知识

综合护理是一种全面、系统的护理模式，从环境护理、健康教育、心理护理、饮食护理等方面综合制定护理计划与干预措施，强调的是护理工作的细致性和全面性。临床研究显示综合护理能够有助于提高治疗效果，对改善患者预后有积极意义。

病例 2 急性胰腺炎

一、病历汇报

【现病史】患者，女性，22 岁，患者于 1 天前无明显诱因出现腹痛、腹胀，以脐周呈阵发性绞痛为主，无放射性疼痛，发热，畏寒；患者呕吐，呕吐物为胃内容物，无明显咖啡色，量约为 30ml。查体患者 T 38.7℃，P 84 次/分，R 20 次/分，BP 96/64mmHg。急诊科以"急性胰腺炎"收入我科。

【既往史】患者既往体健，否认任何病史。

【实验室检查】腹稍胀，未见胃肠型及蠕动波，腹肌软，全腹轻压通，以左下腹明显，肠鸣音亢进，移动性浊音（-），墨菲斯征（-）。

【查体】患者神志清楚，精神可，无贫血貌，自行步入病房，体位自主，查体合作，发育正常，营养中等，表情自如，对答切题，语言流畅。

【入院诊断】急性胰腺炎。

【主要治疗与措施】给予消化科一级护理，禁食、水，家人伴守。心电监护，生长抑素微量泵泵入减少胰液分泌。静脉抗炎补液治疗，维持水、电解质和酸碱平衡，止痛等对症治疗。

二、经评估提出以下护理问题

护理问题	护理措施	护理评价
1. 急性疼痛：腹痛与胰腺周围组织炎症、水肿或出血坏死有关	1. 休息与体位：患者应绝对卧床休息，减轻胰腺的负担，促进组织修复；保证睡眠，促进体力的恢复 2. 饮食护理：①禁食：轻症胰腺炎禁食3~5天，严重者应给予胃肠减压，当疼痛减轻、发热消退、白细胞计数和血、尿淀粉酶降至正常后，即可给予少量无脂流食。②加强营养支持：及时补充水分及电解质，保证有效血容量 3. 用药护理：腹痛剧烈者，可遵医嘱给予止痛药止痛。注意监测用药前后患者疼痛有无缓解，疼痛的性质和特点有无改变。若疼痛持续存在伴高热，则应考虑可能并发胰腺脓肿；如疼痛剧烈，腹肌紧张，压痛和反跳痛明显，提示可能并发腹膜炎，应报告医生及时处理	患者主诉疼痛症状减轻
2. 低血容量性休克与有效循环血量容量不足、胰腺坏死释放心肌抑制因子致心肌收缩不良、并发感染和消化道出血有关	1. 每小时测量生命体征并记录。注意有无脉搏细速、呼吸急促、尿量减少等低血容量的表现；注意观察和记录引流量及性质 2. 维持有效血容量，迅速建立有效静脉液路输入液体及电解质，禁食患者每天的液体入量常需在3000毫升以上，以维持有效循环血容量 3. 注意观察患者有无神志改变、脉搏细速、血压下降、尿量减少、皮肤黏膜苍白、冷汗等低血容量性休克的表现	患者尿量正常，生命体征平稳，无低血容量性休克发生
3. 知识缺乏 缺乏有关胰腺炎的相关知识	1. 向患者及家属讲解胰腺炎的主要诱发因素、预后及并发症知识 2. 教育患者积极治疗胆道疾病，避免此病的复发 3. 如出现腹痛、腹胀、恶心等表现时，及时就诊 4. 指导患者掌握饮食卫生知识，平时养成规律进食习惯，避免暴饮暴食 5. 腹痛缓解后，应从少量低脂、低糖饮食开始逐渐恢复正常饮食，避免刺激性强、产气多、高脂和高蛋白食物 6. 戒烟酒	患者已基本掌握胰腺炎的相关知识，饮食内容，并积极配合

续表

护理问题	护理措施	护理评价
4. 体温过高 与胰腺炎有关	1. 每日测量体温 4 次，做好记录，体温升高时及时通知医生 2. 遵医嘱应用退热药，注意观察用药后的反应 3. 遵医嘱应用抗炎药	患者体温趋于正常

三、其他护士评价

护理问题	护理措施	护理评价
恶心、呕吐 与疾病导致胃肠功能紊乱有关	1. 侧卧位或平卧位，防止患者误吸 2. 呕吐后协助患者漱口，及时清除口腔分泌物 3. 开窗通风，减少呕吐物气味 4. 遵医嘱进行解痉、镇吐处理	患者目前无恶心、呕吐

四、护士长评价

1. 查房效果评价 通过这次查房我们对急性胰腺炎又有了进一步的了解，同时明确了患者存在的主要护理问题，应采取的护理措施和护理重点。

2. 护理措施落实评价 管床护士提出的各项护理措施均落实到位。患者目前病情平稳。注意做好患者的心理护理及出院指导，包括饮食、用药、活动及复查等内容，鼓励患者适量活动。

3. 护理问题评价 补充护理问题。

护理问题	护理措施	护理评价
营养失调 与禁食、炎症渗出、机体消耗大有关	1. 禁食期间给予患者肠外营养支持，保证营养的及时输入 2. 患者可进食后，指导患者进食高热量、高蛋白、高维生素的食物，少量多餐	患者目前营养状况良好

五、安全管理

1. 风险管理 针对有急性胰腺炎的患者，应进行窒息危险因素、预防导管脱落的评估，将防范措施落实到位，避免发生意外。对活动力弱患者，应做好翻身拍背，避免患者出现压疮问题。

2. 疾病安全管理 重症胰腺炎患者病情凶险，预后差，病死率在 20% ~40% 。在护理重症胰腺炎患者时应密切观察心率、血压、呼吸、尿量的变化，引流物的性质等，及早发现病情变化。

六、延续护理

（1）指导患者合理进食，勿暴饮暴食，指导患者忌酒及辛辣食物。

（2）指导患者遵医嘱用药。

（3）注意腹部特征，如出现疼痛应及时就医。

（4）出院后 4 ~6 周，避免举重物和过度劳累。逐渐增加体育锻炼，劳逸结合，保持心情舒畅，并及时复诊。

七、专业前沿知识

多学科团队协作模式是一种由不同专科小组成员针对患者疾病提出有益于患者健康方案的综合照护模式。临床研究显示多学科团队协作模式下的延续护理干预能够有效提高急性胰腺炎患者的健康行为能力，提升患者生活质量，改善患者疾病相关结局。

集束化护理是集合一系列有循证基础的治疗及护理措施，来处理某种难治的临床疾患的护理方法。临床研究显示采用集束化护理方式护理重症急性胰腺炎患者，在保证患者治疗有效性的基础之上不仅能够有效缩短患者的腹痛缓解时间以及肠动力恢复时间，还能有效缩短患者的住院时间，提升患者的康复速度。同时针对患者在康复期间所存在的一系列风险，包括患者在病情发展的状态下容易出现急性肾功能不全、休克以及急性肺损伤等一系列的并发症具有较好的预防作用，能够有效降低患者康复期间的并发症发生率。

一体化链式急救护理是一种针对急性重症患者构架的标准化紧急护理管理模式，可通过有效管理流程与救护措施提高救护效果。临床研究显示一体化链式急救护理可有效提高急性胰腺炎患者的急救效果，缓解炎症反应，减少并发症。

病例3 消化性溃疡

一、病历汇报

【现病史】患者男性 56 岁，主因反复性上腹部间断疼痛 3 月余来我院急诊就诊，患者诉腹痛为上腹部隐痛，进食后可伴有疼痛加重，无放散，伴腹胀，纳差。无恶心、呕吐，无呕血、黑便。于家中口服"多潘立酮"药物治疗，症状可略微缓解，但仍反复发作，伴有胃酸，嗳气。

急诊以"腹痛原因待查"收入院。测 T 36.6℃，P 77 次/分，R 18 次/分，BP 114/72mmHg。

【既往史】既往体检。否认冠心病、肝炎病史。

【实验室检查】粪便 OB 试验（＋），中上腹部有局限性压痛，程度不重，唾液分泌明显增多，移动性浊音（－），墨菲斯征（－）。

【查体】患者神志清楚，精神欠佳，无贫血貌，自行步入病房，体位自主，查体合作，发育正常，营养中等，表情自如，对答切题，语言流畅。

【入院诊断】腹痛原因待查：消化性溃疡？消化道肿瘤？胃肠功能紊乱？

【主要治疗与措施】给予消化科二级护理，软食，家人伴守。泮托拉唑 40mg 口服抑制胃酸，莫沙必利 5mg 口服 3 次/日增强胃动力及对症治疗。

二、经评估提出以下护理问题

护理问题	护理措施	护理评价
1. 急性疼痛：腹痛与胃酸刺激溃疡面，引起化学性炎症反应有关	1. 溃疡活动期且症状较重者，嘱其卧床休息几天至 1～2 周，病情较轻者则应鼓励其适当活动，以分散注意力 2. 遵医嘱给予药物治疗，并注意观察药效及不良反应 3. 指导缓解疼痛：注意观察及详细了解患者疼痛的规律及特点，并按其疼痛特点指导缓解疼痛的方法 4. 如 DU 表现为空腹痛或午夜痛，指导患者在疼痛前或疼痛时进食碱性食物，或服用制酸剂 5. 心理护理：允许患者表达内心感受，给予心理支持，鼓励其树立战胜疾病的信心	患者主诉疼痛症状减轻
2. 营养失调：低于机体需要量　与疼痛所致摄入量减少及消化吸收障碍有关	1. 进餐方式：指导患者有规律地定时进食，以维持正常消化活动的节律。在溃疡活动期，以少食多餐为宜，每天进餐 4～5 次，避免餐间零食，使胃酸分泌有规律，饮食不宜过饱 2. 食物选择：选择营养丰富、易消化的食物。除并发出血或症状较重外，一般无须规定特殊食谱。症状较重的患者以面食为主，因面食柔软易消化，且其含碱能有效综合胃酸	患者能建立合理的饮食方式和结构，营养指标在正常范围内
3. 潜在并发症：上消化道大量出血、穿孔、幽门梗阻、癌变	1. 指导患者遵医嘱正确用药，学会观察药效及不良反应，不随便停药或减量，防止溃疡发生 2. 指导患者慎用或勿用致溃疡药物，如阿司匹林、咖啡因、泼尼松等。定期复查。若上腹部疼痛发生变化或加剧，或者出现呕血、黑便时立即就医	患者未发生消化道出血、穿孔、幽门梗阻、癌变
4. 知识缺乏　缺乏有关消化性溃疡病因及预防知识	1. 向患者及家属讲解引起和加重消化性溃疡的相关因素 2. 帮助患者认识和去除病因：指导其减少或去除加重和诱发因素 3. 指导患者保持乐观情绪，规律生活，避免过度紧张与劳累，选择合适的锻炼方式 4. 向患者讲解相关检查注意事项、饮食、治疗知识等	患者已基本掌握消化性溃疡的相关知识，检查前后的注意事项，饮食内容，并积极配合

于入院第三日 8：30 行无痛胃镜检查术，术毕于 10：00 返回病

房。测 T 36.6℃，P 86 次/分，R 20 次/分，BP 114/63mmHg，给予生命体征监测，氧气吸入 3 升/分，经评估提出以下护理问题。

护理问题	护理措施	护理评价
1. 有误吸的危险 与无痛胃镜麻醉导致口咽部感觉障碍有关	1. 严密观察病情 2. 术后禁食、水至麻醉作用消失然后开始饮少量水，如无呛咳可进食 3. 如果发生误吸，立即负压吸引，并通知医生 4. 嘱患者术后穿刺处 3 日内勿沾水，术肢一周内勿提重物	患者未发生误吸
2. 有受伤的危险 与术后身体不适和精神紧张、焦虑有关	1. 嘱家属麻醉作用消失前伴守 2. 使用床档，协助生活护理 3. 给予安全指导，嘱患者避免情绪激动或紧张	患者住院期间生命体征平稳，无坠床、跌倒发生
3. 潜在并发症：交叉感染 与侵入性操作有关	1. 彻底清洁，消毒内镜及有关器械 2. 妥善保管，避免交叉感染 3. 术前做好相关化验	患者未发生感染

三、其他护士评价

护理问题	护理措施	护理评价
1. 恐惧 与剧烈疼痛伴濒死感及担心手术预后有关	1. 针对患者病情及思想活动，随时做好心理疏导 2. 向患者详细讲解手术的作用，以及就患者病情而言，胃镜检查是目前具有创伤小、恢复快的检查方法，以增强患者战胜疾病的信心	患者恐惧感有效缓解，心情舒畅
2. 舒适的改变 与胃镜刺激消化道黏膜和神经有关	1. 调节环境温度、湿度，促进患者舒适 2. 协助患者取舒适卧位（半坐卧位、侧卧位）	患者自述舒适度增加

四、护士长评价

1. 查房效果评价 通过这次查房我们对消化性溃疡又有了进一

步的了解，同时明确了患者存在的主要护理问题，以及应采取的护理措施和护理重点。

2. 护理措施落实评价　管床护士提出的各项护理措施均落实到位。注意做好患者的心理护理及出院指导，包括饮食、用药、活动及复查等内容，鼓励患者适量活动。

3. 护理问题评价　补充护理问题。

护理问题	护理措施	护理评价
1. 潜在并发症：焦虑与疾病反复发作，病程迁延有关	指导患者保持乐观情绪，规律生活，避免过度劳累；勤与患者沟通，安慰患者，介绍疾病成功案例，鼓励患者树立战胜疾病的信心；指导患者转移注意力、放松技巧，消除患者紧张、焦虑的心理	患者积极配合治疗，心情愉快
2. 知识缺乏　缺乏有关胃镜检查术的相关知识	1. 向患者及家属讲解胃镜检查的术后护理相关知识，指导患者自我观察与护理 2. 检查后可有咽部不适或疼痛，或声音嘶哑，告诉患者在短时间内会好转，不必紧张，可用盐水含漱或用喉片治疗	患者及家属能利用相关知识进行自我护理

五、安全管理

1. 风险管理　针对有消化道溃疡的患者，应进行窒息危险因素的评估，将防范措施落实到位，避免发生意外。对活动力弱患者，应做好翻身拍背，避免患者出现压疮问题。

2. 疾病安全管理　消化性溃疡有发生消化道穿孔的风险，密切观察患者腹痛的性质、部位，有异常及时通知医生。

六、延续护理

（1）指导患者饮食要规律，少吃多餐，吃易消化的食物。禁食粗糙多纤维食物，避免进食酸辣食物。

（2）遵医嘱用药，避免服用非甾体抗炎药、皮质激素药物，如阿司匹林、芬必得、泼尼松等。

（3）保持乐观情绪，避免悲伤情绪等。

（4）出院后 4~6 周复诊。

七、专业前沿知识

不论选用纤维胃镜或电子胃镜，均作为确诊消化性溃疡的主要方法。在内镜直视下，消化性溃疡通常呈圆形、椭圆形或线形，边缘锐利，基本光滑，为灰白色或灰黄色苔膜所覆盖，周围黏膜充血、水肿，略隆起。消化性溃疡的主要 X 线下成像是壁龛或龛影，指钡悬液填充溃疡的凹陷部分所造成。在正面观，龛影呈圆形或椭圆形，边缘整齐。因溃疡周围的炎性水肿而形成环形透亮区。正常男性和女性的基础酸排出量（BAO）平均分别为 2.5 和 1.3mmol/h，（0~6mmol/h），男性和女性十二指肠溃疡患者的 BAO 平均分别为 5.0 和 3.0mmol/h。当 BAO > 10mmol/h，常提示胃泌素瘤的可能。五肽胃泌素按 6μg/kg 注射后，最大酸排出量（MAO），十二指肠溃疡者常超过 40mmol/h。由于各种胃病的胃液分析结果，胃酸幅度与正常人有重叠，对溃疡病的诊断仅作参考。

病例 4　溃疡性结肠炎

一、病历汇报

【现病史】患者男，65 岁，主因间断腹痛、腹泻 1 月余，加重 2 天，门诊以"溃疡性结肠炎"收入院。测 T 38.3℃，P 112 次/分，R 20 次/分，BP 120/74mmHg。近两天来，患者腹泻多为黄色稀水样便，近两天明显次数增加伴有强烈恶心、呕吐，体温最高达 39.1℃，在家口服布洛芬混悬液，退热效果不理想。查体双肺可闻及湿啰音，散在哮鸣音，腹部无明显压痛。门诊以"溃疡性结肠炎"收入我科。

【既往史】既往房颤病史，长期口服阿司匹林；慢性支气管炎病史。

【实验室检查】便常规 RBC 1~3/HP，WBC 15~20/HP，隐血阳性；血常规 WBC $19.3 \times 10^9/L$；胸部 CT 示主动脉迂曲，心影增大。

【查体】患者神志清楚，精神欠佳，无贫血貌，家属轮椅推入病房，体位自主，查体合作，营养中等，表情自如，对答切题，语言流畅。

【入院诊断】腹泻原因待查：①溃疡性结肠炎？结肠肿瘤？②肺部感染。③房颤。

【主要治疗与措施】给予消化科一级护理，流食，家人伴守。给予头孢他啶、左氧氟沙星抗感染，蒙脱石散止泻，拟行肠镜检查，明确病情。

二、经评估提出以下护理问题

护理问题	护理措施	护理评价
1. 腹泻 与炎症导致肠黏膜对水钠吸收障碍以及结肠运动功能失常有关	1. 观察患者腹泻的次数、性质，腹泻伴随的症状，监测粪便检查结果 2. 遵医嘱给予 SASP、糖皮质激素、免疫抑制剂治疗，以控制病情，使腹泻缓解，并观察药物疗效及不良反应 3. 急性期患者应卧床休息，饮食以少渣、易消化食物为主，避免生冷、多纤维、味道浓烈的刺激性食物 4. 排便频繁时，可引起肛周皮肤损伤，排便后应用温水清洗肛周，保持清洁干燥 5. 溃疡性结肠炎的患者往往对预后感到担忧，应注意患者心理状况的评估和护理，鼓励患者配合检查和治疗，稳定患者情绪	患者主诉腹泻症状减轻
2. 焦虑 与对疾病的相关治疗不理解有关	1. 做好患者及家属的宣教工作，及时对患者输入的相关液体、相关治疗做好宣传教育 2. 做好患者的心理护理，指导患者建立积极配合治疗，早日康复的信心 3. 向患者及家属介绍科室同疾病患者的康复成果 4. 心理护理：允许患者表达内心感受，给予心理支持，鼓励其树立战胜疾病的信心	患者目前情绪稳定，积极配合治疗

护理问题	护理措施	护理评价
3. 体温过高 与感染有关	1. 卧床休息，采取舒适的体位，减少机体的消耗，必要时吸氧 2. 鼓励患者补充营养，摄取足够的水分以防止脱水 3. 高热患者现已物理降温，必要时给予药物降温，密切观察患者的生命体征情况，及时更换衣物，保持皮肤清洁、干燥，防止受凉	患者体温恢复正常
4. 潜在并发症：贫血 与疾病导致患者红细胞减少有关	1. 做好患者相关实验室指标的监测，及时询问并查看患者大便的颜色和性质，查看患者便常规和血常规的红细胞指数 2. 及时观察患者皮肤情况，有无贫血面貌，皮肤有无出血点 3. 做好患者意识情况的观察，如有异常及时通知医生	患者目前检查指标正常
5. 潜在并发症 猝死 与患者房颤导致心脏负担增加有关	1. 根据医嘱做好患者出入量的观察，保证患者出入量平衡，减轻患者回心血量 2. 给予患者氧气吸入，保证患者供氧充足，无缺氧情况 3. 掌握猝死的抢救流程，如有异常及时通知医生进行抢救	患者目前出入量平稳，无猝死前兆

于入院第五日 14：00 行结肠镜检查术，术毕于 15：20 返回病房。测 T 36.4℃，P 76 次/分，R 19 次/分，BP 118/63mmHg，给予生命体征监测，氧气吸入 3 升/分，经评估提出以下护理问题。

护理问题	护理措施	护理评价
1. 腹痛 与肠镜刺激肠黏膜有关	1. 严密患者术后腹痛及排便的情况 2. 观察粪便颜色，必要时行粪便隐血试验 3. 如发生剧烈腹痛、面色苍白、心率加快、血压下降等，提示并发肠穿孔，应及时报告医生，协助处理	患者无明显腹痛
2. 舒适的改变：腹胀 与肠镜刺激消化道黏膜和神经有关	1. 调节环境温度、湿度，促进患者舒适 2. 协助患者取舒适卧位（半坐卧位、侧卧位） 3. 腹胀明显时，可行镜下排气	患者无明显腹胀

续表

护理问题	护理措施	护理评价
3. 潜在并发症：交叉感染 与侵入性操作有关	1. 彻底清洁，消毒内镜及有关器械 2. 妥善保管，避免交叉感染 3. 术前做好相关化验	患者未发生感染
4. 有受伤的危险 与术后身体不适和精神紧张、焦虑有关	1. 嘱家属腹泻停止前伴守 2. 必要时使用床档，协助生活护理 3. 给予安全指导，嘱患者避免情绪激动或紧张	患者住院期间生命体征平稳，无坠床、跌倒发生

三、其他护士评价

护理问题	护理措施	护理评价
1. 营养失调：低于机体需要量 与长期腹泻及吸收障碍有关	1. 指导患者食用质软、易消化、少纤维又富含营养、有足够热量的饮食，避免摄入冷饮、水果、多纤维的蔬菜及其他的刺激性食物 2. 与患者共同制定饮食计划，指导患者及家属改进烹饪技巧，以利于消化吸收，减轻对肠黏膜的刺激并供给足够的热量，以维持机体代谢的需要 3. 评估患者的营养状况，观察并记录患者每天的饮食情况，了解患者的机体需要，定期检测	患者能建立合理的饮食方式和结构，营养指标在正常范围内
2. 潜在并发症：中毒性巨结肠、直肠结肠癌变、大出血、肠梗阻	1. 指导患者遵医嘱正确用药，学会观察药效及不良反应，不随便停药或减量，防止溃疡性结肠炎发生 2. 指导患者慎用或勿用致溃疡性结肠炎的药物，定期复查。若下腹部疼痛发生变化或加剧，或者出现频繁黏液脓血便时立即就医	患者未发生中毒性巨结肠、直肠结肠癌变、大出血、肠梗阻

四、护士长评价

1. 查房效果评价 通过这次查房我们对溃疡性结肠炎又有了进一步的了解，同时明确了患者存在的主要护理问题，应采取的护理措施和护理重点。

2. 护理措施落实评价 管床护士提出的各项护理措施均落实到位。注意做好患者的心理护理及出院指导，包括饮食、用药、活动及复查等内容，鼓励患者适量活动。

3. 护理问题评价 补充护理问题。

护理问题	护理措施	护理评价
1. 急性左心衰 与患者房颤有关	1. 及时观察患者有无大汗、喘息等情况，观察患者呼吸情况 2. 做好患者出入量观察，出入失衡及时通知医生处理 3. 掌握急性左心衰的抢救流程	患者目前未发生左心衰
2. 知识缺乏 缺乏有关肠镜检查术的相关知识	1. 向患者及家属讲解肠镜检查的术后护理相关知识，指导患者自我观察与护理 2. 检查后可有腹痛、腹胀，告诉患者在短时间内会好转，不必紧张	患者及家属能利用相关知识进行自我护理

五、安全管理

1. 风险管理 针对有溃疡性结肠炎的患者，应进行皮肤、跌倒危险因素的评估，将防范措施落实到位，避免发生意外。对活动力弱患者，应做好翻身拍背，避免患者出现压疮问题。

2. 疾病安全管理 溃疡性结肠炎患者排便次数增多，容易造成肛周皮肤红肿、破损，嘱患者保持局部清洁、干燥。

六、延续护理

（1）饮食以细软、易消化、高热量、高蛋白食物为主，少食多餐，每日 5~6 次为最佳。禁食油炸、过甜食物。

（2）避免食用高纤维食物，如芹菜、玉米。

（3）按时服药，不得擅自更改剂量。

（4）服用柳氮磺胺吡啶及激素类药物会导致肝脏损坏和白细胞减少，应按医师要求去复诊。

（5）减少公共场所聚集，避免感冒。

（6）吸烟会导致胃肠蠕动增加，应鼓励患者戒烟。

七、专业前沿知识

个体化饮食护理是通过了解患者饮食喜好、饮食需求，针对患者实际情况制定的。个体化饮食护理通过给予患者饮食指导能够有效保证患者饮食合理，为患者饮食提供有效保障。通过营养代谢情况动态调整饮食方案，保证饮食的合理性。临床中诸多研究显示溃疡性结肠炎患者实施个体化饮食护理能改善其临床症状，能够提高身体营养状况，有利于溃疡性结肠炎患者的病情缓解，值得临床推广。

健康教育是通过全面评估患者情况，向患者介绍疾病相关知识，提升患者治疗依从性的一种方式。互动式健康教育强调与患者的互动关系，促使患者积极参与到护理中，具有个体化、灵活性的特点。临床研究显示在溃疡性结肠炎的护理中行互动式健康教育，可提升患者生活质量，改善患者治疗效果，对医院的医疗及护理水平提升具有临床推广应用价值。

病例 5 消化道出血

一、病历汇报

【现病史】男性，45 岁，反复黑便 3 周，呕血 1 天。3 周前，自觉上腹部不适，偶有嗳气，反酸，口服甲氰咪胍有好转，但发现大便色黑，次数大致同前，1~2 次/天，仍成形未予注意，一天前，进食后觉上腹不适，伴恶心，并有便意如厕，排出柏油便约 600ml，并呕鲜血约 500ml，当即晕倒，家人急送我院，查 Hb 48g/L。发病以来乏力明显，睡眠、体重大致正常，无发热。查体：T 37℃，P 120 次/分，BP 90/70mmHg，急诊以消化道出血收入我科。

【既往史】既往"胃溃疡"病史 10 余年，"高血压"病史 10 年，最高 180/110mmHg，口服"卡托普利 2 片 3/日"，血压控制可以。"乙肝"病史20年。

【实验室检查】粪便OB试验（＋＋＋），凝血四项：凝血酶原活动度PT% 40%；纤维蛋白原FIB 1.47%。彩色超声检查：肝硬化，胆囊壁粗糙增厚，脾大。全腹无压痛、肌紧张，肝脏未及，脾肋下10cm，并过正中线2cm，质硬，肝浊音界第Ⅶ肋间，移动性浊音阳性，肠鸣音3~5次/分。

【查体】患者重病容，皮肤苍白，无出血点，面颊可见蜘蛛痣2个，浅表淋巴结不大，结膜苍白，巩膜可疑黄染，心界正常。

【入院诊断】上消化道出血；食管静脉曲张破裂；肝硬化门脉高压出血；乙肝。

【主要治疗与措施】禁食，卧床休息，补充血容量，抑酸，生长抑素降低门脉高压及补液、蛇毒血凝酶止血、保肝治疗。必要时输血纠正贫血。

二、经评估提出以下护理问题

护理问题	护理措施	护理评价
1. 活动无耐力 与血容量减少有关	1. 患者消化道出血急性期应卧床休息 2. 评估患者进行康复训练的适应证 3. 向患者解释合理运动的重要性 4. 制定个体化的运动方案	活动过程中无并发症
2. 组织灌注过高 与患者高血压有关	1. 做好患者血压观察，如有异常及时通知医生 2. 遵医嘱给予患者脱水降颅压药物输注	患者目前血压控制稳定
3. 排便异常 与上消化道出血有关	1. 禁食，无呕吐或无明显活动性出血时，给予清淡而无刺激性的冷流质。出血停止后改半流质，逐渐过度到正常饮食 2. 协助患者做好肛门皮肤护理，保持清洁、干燥 3. 指导家属和患者学会观察排泄物的颜色、性质、次数	患者的排便异常及其伴随症状消失或减轻
4. 有皮肤完整性受损的危险 与患者反复排便有关	1. 协助患者家属对患者进行肛周护理，及时清理排便，保持肛周皮肤清洁、干燥 2. 做好床头交接班。必要时给予患者肛周涂抹氧化锌软膏保护皮肤	患者目前肛周皮肤完整

续表

护理问题	护理措施	护理评价
5. 潜在并发症：体液不足　与呕血、黑便引起体液丢失过多，液体摄入量不足有关	1. 密切观察有无头晕、心悸、口渴、四肢厥冷、出汗、晕厥等失血性周围循环衰竭症状 2. 严密观察患者神志变化，皮肤和甲床的色泽，肢体是否温暖，周围静脉尤其是颈静脉充盈情况。监测心率、呼吸、血压情况 3. 准确记录每天出入量和呕血，黑便情况，估计患者出血量，必要时用心电监护 4. 建立静脉通路立即补液 5. 提供舒适的体位 6. 呕血时，指导患者漱口，做好口腔护理	患者未发生体液不足或发生体液不足时被及时发现和处理
6. 潜在并发症：出血	检查后注意观察和判断病情，注意大便颜色，呕血、腹痛、不适感或体温等情况，以便及时处理	患者未发生再出血
7. 潜在并发症：窒息　与呕血有关	1. 每小时观察生命体征和呕吐情况 2. 指导患者在呕血时，采取侧卧位，或仰卧位脸侧向一边，使呕吐物易于吐出，防止窒息 3. 床边准备抢救器械，如负压吸引，气管切开包等	未发生窒息
8. 有肝性脑病的风险　与患者乙肝疾病导致肝脏受损有关	1. 做好患者的饮食护理，急性期可禁食 2. 做好患者的意识观察，如有异常及时通知医生 3. 及时追踪患者肝功能检查等相关实验室监测指标是否正常	患者目前未发生肝性脑病
9. 恐惧　与剧烈疼痛伴濒死感及担心预后有关	1. 针对患者病情及思想活动，随时做好心理疏导 2. 向患者详细讲解手术的作用，以及就患者病情而言，胃镜检查具有创伤小、恢复快的特点，以增强患者战胜疾病的信心	患者恐惧感有效缓解，心情舒畅

　　于入院第五日10：00行无痛胃镜检查术，术毕于11：30返回病房。测 T 36.5℃，P 90 次/分，R 20 次/分，BP 111/73mmHg，生命体征监测，氧气吸入3升/分等治疗。经评估提出以下护理问题。

护理问题	护理措施	护理评价
1. 有误吸的危险 与无痛胃镜麻醉导致口咽部感觉障碍有关	1. 严密观察病情 2. 术后禁食水至麻醉作用消失,然后开始饮少量水,如无呛咳可进食 3. 一旦发生误吸,立即负压吸引,吸氧并通知医生	患者未发生误吸
2. 潜在并发症:交叉感染 与侵入性操作有关	1. 彻底清洁,消毒内镜及有关器械 2. 严格执行无菌操作 3. 术前做好相关化验	患者未发生交叉感染
3. 有受伤的危险 与术后身体不适和精神紧张、焦虑有关	1. 嘱家人麻醉作用消失前伴守 2. 使用床档,协助生活护理 3. 给予安全指导,嘱患者避免情绪激动或紧张	患者住院期间生命体征平稳;患者偶有头晕症状,但无坠床、跌倒等情况发生

三、其他护士评价

护理问题	护理措施	护理评价
1. 知识缺乏 缺乏对疾病认知与疾病相关检查、饮食、治疗知识	向患者讲解相关检查注意事项、饮食、治疗知识等	患者已基本掌握相关检查前后注意事项、饮食内容并积极配合
2. 舒适的改变 与胃镜刺激消化道黏膜和神经有关	1. 调整环境温度、湿度,促进患者舒适 2. 协助患者取舒适卧位(半坐卧位、侧卧位)	患者自述舒适度增加

四、护士长评价

1. 查房效果评价 通过这次查房我们对消化道出血有了进一步的了解,同时明确了患者存在的主要护理问题,以及应采取的护理措施和护理重点。

2. 护理措施落实评价 管床护士提出的各项护理措施均落实到位。注意做好患者的心理护理及出院指导,包括饮食、用药、活动及复查等内容,鼓励患者适量活动。

3. 护理问题评价 补充护理问题。

护理问题	护理措施	护理评价
1. 潜在并发症：腹痛、腹胀	1. 观察患者有无腹痛、腹胀，有异常及时通知医生 2. 指导患者进行腹部按摩，促进排气 3. 心理护理	患者发生腹痛、腹胀时，及时得到处理
2. 知识缺乏 缺乏有关胃镜检查术的相关知识	1. 向患者及家属讲解胃镜检查后护理相关知识，指导自我观察与护理 2. 检查后可有咽部不适或疼痛，或声音嘶哑，告诉患者在短时间内会好转，不必紧张，可用盐水含漱或用喉片治疗	患者及家属讲解能利用相关知识进行自我护理

五、安全管理

1. 风险管理 针对有消化道出血的患者，应进行窒息危险因素的评估，将防范措施落实到位，避免发生意外。对活动力弱患者，应做好翻身拍背，避免患者出现压疮问题。

2. 疾病安全管理 在胃镜检查术后，口咽部麻醉会导致口咽部感觉减退，容易导致误吸，检查后两小时能进水，进流质，4 小时后可正常进食，或待患者吞咽反射恢复为止，以免食物吸入肺部，行内镜下治疗者应于术后 24 小时后进食低温流质饮食。作活检者，应当日进软食以减少对胃黏膜创面的摩擦、减少出血。

六、延续护理

（1）呕吐时应暂禁食，呕吐结束，无出血情况后少量进食流质饮食，好转后可进食半流食。

（2）定时进食，少量多餐，多进食富含营养的高热量、易消化饮食，如蛋汤、牛奶、鱼肉等。

（3）少食难于消化的脂肪类食物，如红烧肉、猪蹄等。

（4）保证充足休息，合理安排生活与工作，饭后 30 ~ 60 分钟应安静休息。

（5）遵医嘱合理用药，不得自行更改药物剂量。阿司匹林、糖皮质类激素药物要在医生指导下慎用。

（6）出现上腹部疼痛、恶心、黑便等情况应及时来院就诊。

七、专业前沿知识

对症治疗慢性、小量出血主要是针对原发疾病（病因）治疗。急性大量出血时应该卧床休息、禁食；密切观察病情变化，保持静脉通路并测定中心静脉压。保持患者呼吸道通畅，避免呕血时引起窒息，并针对原发疾病采取相应的治疗措施。补充血容量急性大量出血时，应迅速静脉输液，维持血容量，防止血压下降；血红蛋白低于 6g/dl，收缩压低于 12kPa（90mmHg）时，应考虑输血。要避免输血、输液量过多而引起急性肺水肿或诱发再次出血。

内镜治疗结肠镜、小肠镜上止血作用有限，不适用急性大出血，尤其对弥漫性肠道病变作用不大。具体方法有：氩离子凝固止血（APC）、电凝止血（包括单极或多极电凝）、冷冻止血、热探头止血以及对出血病灶喷洒肾上腺素、凝血酶、立止血等药物止血。对憩室所致的出血不宜采用 APC、电凝等止血方法，以免导致肠穿孔。

微创介入治疗在选择性血管造影显示出血部位后，可经导管进行止血治疗。大部分病例可达到止血目的，虽其中部分病例在住院期间会再次发生出血，但住院期间改善了患者的全身情况，为择期手术治疗创造了良好条件。值得指出的是，肠道缺血性疾病所致的消化道出血，当属禁忌。一般来说，下消化道出血的病例在动脉置管后不主张采用栓塞止血方法，原因是栓塞近端血管容易引起肠管的缺血坏死，尤其是结肠。

手术治疗在出血原因和出血部位不明确的情况下，不主张盲目行剖腹探查，若有下列情况时可考虑剖腹探查术：①活动性大出血并出现血流动力学不稳定，不允许做动脉造影或其他检查；②上述检查未发现出血部位，但出血仍在持续；③反复类似的严重出血。术中应全面仔细探查，必要时采用经肛门和（或）经肠造口导入术中内镜检查。由内镜专科医生进行，手术医生协助导引进镜并可转动肠管，展平黏膜皱襞，使内镜医生获得清晰视野，有利于发现小而隐蔽的出血病灶。同时，手术医生通过内镜透照，有时亦可从浆膜面发现病灶。

第二部分　护理教学查房

病例　消化道出血

一、学生进行病历汇报

【入院诊断】上消化道出血。

【现病史】患者郭某，男性，81岁，主因上腹部不适1天，呕血1天，门诊以"消化道出血"收入我院。患者 T 36.8℃，R 19 次/分，BP 104/66mmHg。患者3小时前无明显诱因再发上腹部不适，手指探咽喉部出现呕血1次，为非喷射性，色鲜红，含血凝块，总量约80ml，无反酸、烧心，无心悸、头晕，无意识障碍，患者于家中未服用任何药物，急来我院。门诊以"消化道出血"收入我院。

【既往史】患者既往"脑梗死"病史半年，"胃癌"病史1年。

【实验室检查】大便潜血（＋），白细胞10.69（正常值4~10），红细胞1.68（正常值4.0~5.5），血红蛋白31（正常值120~160）。

【查体】患者目前神志清醒，精神尚可，贫血面貌，由家人用平车推入病房，左侧肢体肌力正常，右侧肢体肌力Ⅱ级，皮肤黏膜无瘀点，腹部听诊，肠鸣音4次/分。

【主要治疗与措施】禁食，卧床休息，补充血容量，抑酸，生长抑素降低门脉高压及补液、蛇毒血凝酶止血、保肝治疗。必要时输血纠正贫血。丁苯酞软胶囊0.2g，口服3次/日，改善脑代谢，阿托伐他汀钙片20mg，口服1次/晚，固定梗死斑块。替吉奥胶囊口服抗胃癌。

二、经评估提出以下护理问题

护理问题	护理措施	护理评价
1. 排便异常 与上消化道出血有关	1. 禁食，无呕吐或无明显活动性出血时，给予清淡而无刺激性的冷流质饮食，出血停止后改半流食，逐渐过渡到正常饮食 2. 协助患者做好肛门皮肤护理，保持清洁、干燥 3. 指导家属和患者学会观察排泄物的颜色、性质、次数	患者的排便异常及其伴随症状消失或减轻
2. 潜在并发症：出血	检查后注意观察和判断病情，注意大便颜色、呕血、腹痛、不适感或体温等情况，以便及时处理	患者未发生再出血
3. 潜在并发症：体液不足 与呕血、黑便引起体液丢失过多，液体摄入量不足有关	1. 密切观察有无头晕、心悸、口渴、四肢厥冷、出汗、晕厥等失血性周围循环衰竭症状 2. 严密观察患者神志变化，皮肤和甲床的色泽，肢体是否温暖和周围静脉，尤其是颈静脉充盈情况。监测心率、呼吸、血压情况 3. 准确记录每天出入量和呕血，黑便情况，估计患者出血量，必要时用心电监护 4. 建立静脉通路立即补液 5. 提供舒适的体位 6. 呕血时，指导患者漱口，做好口腔护理	患者未发生体液不足或发生体液不足时被及时发现和处理
4. 潜在并发症：窒息 与呕血有关	1. 每小时观察生命体征和呕吐情况 2. 指导患者在呕血时，采取侧卧位，或仰卧位脸侧向一边，使呕吐物易于吐出，防止窒息 3. 床边准备抢救器械，如负压吸引，气管切开包等	未发生窒息

三、床边查体评价

1. 学生床边查体 学生来到患者床旁，为患者测量体温、血压、脉搏、呼吸（生命体征测量技术操作）。指导患者两侧肢体进行活动，根据患者的活动程度，判断两侧肌力情况（肌力判断技术操作）。随后为患者选取血管，进行静脉输液（静脉输液技术操作）。输入液体为 0.9% 氯化钠注射液 100ml，雷尼替丁 20mg。向患者及家属解释药物的作用为保护胃黏膜。随后为患者微量泵泵入生长抑素

（微量泵使用技术操作）。为患者发放口服药泮托拉唑片 20mg，向家属宣教此药作用为保护胃黏膜，看服患者服药到口（口服药发放技术操作）。

2. 带教老师床旁指导 指导学生向患者及家属解释生长抑素的作用为止血。指导学生进行静脉输液后应再次核对并及时洗手。指导学生为患者发放口服药时应先评估患者的吞咽功能。

四、总结与讨论

1. 学生总结患者护理问题

新发现/未解决护理问题	护理措施	护理评价
1. 有窒息的危险 与疾病导致吞咽神经受损有关（查房时，学生们发现患者吞咽口服药存在呛咳情况，属新发现问题）	1. 发放口服药前先测试患者饮水，查看是否有呛咳情况 2. 指导患者及家属进食流体饮食，缓慢进食 3. 将患者口服药研碎，必要时为患者留置胃管	患者目前呼吸道通畅，饮食顺畅，无呛咳
2. 潜在并发症：脑疝（学生们查房发现患者既往史存在脑梗死病史，属新发现问题）	1. 掌握好脑疝的前驱症状，做好瞳孔及意识的观察 2. 做好生命体征的测量，如有异常及时通知医生 3. 指导患者家属做好患者情况的观察 4. 遵医嘱合理用药	患者目前无脑疝前兆
3. 有皮肤完整性受损的风险 与患者年龄、肢体功能、皮肤弹性有关（患者为 81 岁男性，学生们查房时发现患者大便次数增加，肛周皮肤存在腌渍情况，属新发现问题）	1. 做好患者及家属的排便指导，患者排便后及时清理，保持肛周皮肤清洁、干燥 2. 及时协助患者更换清洁衣裤，保证患者的个人卫生 3. 及时查看患者皮肤腌渍情况，必要时可涂用氧化锌保护肛周皮肤	患者目前皮肤完整

2. 带教老师护理问题评价

护理问题	护理措施	护理评价
舒适的改变　与患者肌力有关	1. 按时查看患者肌力变化，如有异常及时通知医生 2. 给予患者肢体摆放功能体位 3. 指导患者家属为患者进行肢体按摩，增加患者舒适度 4. 按时协助患者家属为患者进行翻身	患者目前肢体肌力如前，住院期间较为舒适

3. 带教老师技术操作评价

（1）刚才学生为患者静脉输液的时候，碘伏消毒面积不够大，不足 5cm×5cm，很容易导致患者在输液过程中出现输液反应。

（2）刚才学生为患者穿刺成功后未再次询问患者的姓名，操作后的查对未做。

（3）学生为患者进行血压测量时，血压袖带绑的过紧，这样会导致测量的血压结果比正常值偏低，正确的松紧度应以一指为宜。

4. 护士长对查房整体效果评价　通过这次查房我们对消化道出血疾病有了进一步的了解，同时明确了患者存在的主要护理问题：消化道再出血，这是消化道出血疾病急性期最危险的并发症，严重时可能导致患者死亡，所以我们应采取相应的护理措施来降低再出血的可能性，比如我们要严格观察患者的大便颜色，是否为鲜红色或者暗红色；看看患者是否还存在呕血的现象，呕血的量有多少；患者目前是否有贫血面貌，意识情况和活动情况是否跟之前一样。遵医嘱给予患者泵入止血药物时，观察患者有无不适反应。这些都是我们护理消化道出血患者的首要观察目标。

五、参与查房学生个人总结

1. A 护士　通过这次教学查房，我对消化道出血的疾病及护理有了更深一步的了解，丰富了我的知识储备。

2. B护士 这次教学查房让我知晓了许多消化科常用药物的药理作用，我收藏了很多药物说明书，回家以后一定好好复习。

3. C护士 这次查房让我明白了查对制度的重要性，让我在今后的护理工作中能更加认真、细心。

4. D护士 这次查房让我明白，任何疾病都不是一成不变的，在工作中要动态评估患者，对可能发生以及潜在问题要多加注意，及时规避。

第四章 神经系统疾病

第一部分 护理业务查房

病例1 脑出血

一、病历汇报

【现病史】16床李文海，患者男性，73岁，主因"头痛、恶心、呕吐伴右侧肢体无力1天"于2020年08月03日入院，由急诊科用平车推入病房，查：T 36.7℃，P 86次/分，R 20次/分，BP 200/110mmHg，患者自入院后呕吐两次，无咖啡色物质。患者自理能力评分35分，为重度依赖。

【既往史】既往"高血压"病史5年，血压高达220/100mmHg，平时服用"贝那普利"治疗，未规律用药及系统监测血压；房颤病史10年，口服抗凝药物。否认有"肝炎""结核""伤寒"病史，无重大疾病及外伤史，无"食物及药物过敏史"，有长期饮酒史，40年来每天100ml，有长期吸烟史20年，每天20支。预防接种史不详。

【实验室检查】CT提示：左侧基底节区脑出血，量约15ml。心电图示：心房颤动，心电轴左偏，左心室肥大。

【查体】神志清醒，精神萎靡，回答切题，双侧瞳孔圆形等大，直径3mm，对光反射灵敏；全身皮肤黏膜：无黄染，未见皮疹，全身皮肤无出血点及瘀斑；口腔黏膜无溃疡，全身各浅表淋巴结未触及肿大；颈软，胸部：叩诊为轻音，听诊呼吸音规整，双肺未闻及干湿啰音；心脏：听诊房颤率；腹部：平软，肝脾肋下未触及；四肢：无畸形，右侧鼻唇沟稍浅，伸舌稍右偏，劲稍抵抗。右上肢体肌力Ⅰ级，右下肢肌力Ⅱ级，左侧肢体肌力Ⅴ级。皮肤针刺觉减退，双膝反射（＋＋），双侧巴氏征阳性。肌张力正常。

【入院诊断】左侧基底节区脑出血；原发性高血压3级（极高危）；房颤。

【主要治疗措施】入院后遵医嘱给予止血，降低颅内压，控制脑水肿，控制血压，营养脑细胞，护胃，维持水、电解质平衡，吸氧等治疗。按内科常规护理、Ⅰ级护理，嘱患者绝对卧床休息，半流食，头枕冰袋，心电、血压、血氧饱和度监测。

二、经评估提出护理问题如下

护理问题	护理措施	护理评价
1. 舒适的改变：头痛　与血液刺激或颅内压增高有关	1. 绝对卧床休息4～6周，头部抬高15～30°，促进脑静脉回流，降低颅内压，减轻脑水肿，头部制动，急性期尤其是发病后24～48小时内应避免搬动 2. 提供安静、舒适、光线柔和的病房环境，空气流通，减少探视，避免环境刺激，加重头痛 3. 控制血压在180/105mmHg以内可观察而不用降压药，＞200/110mmHg及时报告医生，遵医嘱正确及时给药，如卡托普利、倍他乐克等降压药 4. 遵医嘱使用脱水剂：20%甘露醇125ml Q8h与甘油果糖250ml Q12h交替静脉滴注，以降低颅内压，从而缓解头痛 5. 使用放松术，如缓慢地深呼吸，全身肌肉放松等 6. 给药半小时后观察患者头痛有无缓解，无缓解时应通知医生 7. 认真观察患者头痛的性质、持续时间、发作次数、程度及伴随症状，做好记录，报告医生	患者头痛较前减轻

续表

护理问题	护理措施	护理评价
2. 潜在并发症：脑疝	1. 密切观察生命体征、意识及瞳孔的变化，每 1~2 小时 1 次，或遵医嘱监测并记录 2. 掌握脑疝的前驱症状：头痛、呕吐、血压升高，脉搏加快，呼吸不规则，意识障碍加重，一侧瞳孔散大等。发现异常情况，及时通知医师处理。如发现颅内压增高或脑疝前驱症状，及时遵医嘱使用脱水剂。使用脱水剂要绝对保证快速输入，以达到脱水、降颅压的作用	患者神志清楚，生命体征平稳，未发生脑疝
3. 有受伤的危险 与脑出血导致脑功能损害、肢体活动障碍有关	1. 加用床档，防止坠床 2. 嘱家属 24 小时陪护，勿倚靠床档 3. 嘱家属禁用热水袋，防止烫伤 4. 按级别护理巡视患者	患者未发生受伤
4. 有皮肤完整性受损的危险 与长期卧床、不能自主活动、营养不良有关	1. 保持床单清洁干燥，平整无渣屑，出汗多时，及时擦洗，更换干净衣裤 2. 每 2~3 小时协助翻身一次，避免局部皮肤长时间受压，促进局部血循环，避免摩擦力和剪切力。翻身时应尽量将患者身体抬起，避免拖、拉、推等动作，以防擦伤皮肤 3. 加用气垫床或海绵，对于骨突处皮肤较薄部位，给予美皮康保护 4. 保持皮肤清洁干燥，有大小便失禁、出汗、呕吐及分泌物多者，应及时擦洗干净，以保护皮肤免受刺激 5. 加强营养，多进食高蛋白、高热量、高纤维素食物，以增强抵抗力 6. 严格床旁交接班	患者皮肤无损伤
5. 自理缺陷 与脑出血导致偏瘫、共济失调或医源性限制（绝对卧床）有关	1. 协助做好口腔护理，保持口腔清洁 2. 协助喂食、翻身及床上大小便 3. 保持床铺平整、清洁、干燥，按时翻身，一般每 2 小时 1 次，必要时吸痰，保持呼吸道通畅，预防压疮和肺部感染 4. 将患者日用品摆放在随手可取处，方便患者使用	患者自理能力评分为 35 分，仍生活不能自理

续表

护理问题	护理措施	护理评价
6. 便秘 与卧床肠蠕动减慢有关	1. 多食粗纤维食物，如蔬菜、水果，或是纤维丰富的食物，如五谷杂粮等，促进肠蠕动，利于排便 2. 用手在脐周顺时针按摩，每晚 1～2 次，每次 15～30 分钟 3. 必要时给予软便剂或缓泻剂，但禁止灌肠，以免颅内压增高诱发脑疝或再次出血 4. 鼓励患者多饮水，病情允许情况下保持饮水量为 1200～1500ml，使大便充分软化 5. 养成良好的排便习惯，避免排便时用力过大。注意对患者隐私保护，做好有效遮挡，指导患者采用床上排便姿势	患者自行排便一次
7. 焦虑、紧张 与突然发病、缺乏自理能力及疾病相关知识有关	1. 向患者讲解疾病的相关知识 2. 做好心理护理，多与患者交流，保持情绪稳定 3. 让同病房已康复的患者给其现身说法，树立战胜疾病的信心 4. 使用放松术，如缓慢的深呼吸，全身肌肉放松等	患者焦虑紧张情绪较前减轻

　　患者于 8 月 6 日突发剧烈头痛、喷射性呕吐、血压 220/110mmHg，脉搏加快，呼吸不规则，意识障碍，一侧瞳孔散大，通知医生进行紧急抢救。遵医嘱给予床头抬高 15°～30°高流量吸氧，同时置患者侧卧位，头偏向一侧，建立静脉通路，甘露醇 250ml 快速静脉滴注。20 分钟后，患者生命体征相对平稳，禁食、水。查体：神志呈昏迷状态，双侧瞳孔左/右为 2/3mm，对光反射迟钝。体温 38.6℃，给予降温处理。患者腹部膨隆，排尿困难，遵医嘱给予导尿。患者无法进食，给予留置胃管。

　　经评估提出以下护理问题。

护理问题	护理措施	护理评价
1. 脑疝 与患者颅内压增高有关	1. 通知医生进行紧急抢救。遵医嘱给予床头抬高 15°~30° 高流量吸氧，同时置患者侧卧位，头偏向一侧 2. 建立静脉通路，甘露醇 250ml 快速静脉滴注或速尿 20mg 静推 3. 保持呼吸通畅，及时吸痰，同时给予心电、血压、血氧饱和度监测 4. 患者出现呼吸、心搏骤停，立即采取胸外心脏按压，配合医生气管插管，简易呼吸器或呼吸机辅助呼吸等心肺复苏措施，并遵医嘱给予呼吸兴奋剂及强心剂治疗	患者脑疝症状得到控制，生命体征相对平稳
2. 意识障碍 与患者颅内压增高有关	1. 密切观察生命体征、意识及瞳孔的变化，每 1~2 小时 1 次，或遵医嘱监测并记录 2. 遵医嘱给予脱水降颅压药物治疗，使用脱水剂要绝对保证快速输入，以达到脱水、降颅压的作用，观察尿量	患者目前神志昏迷
3. 潜在并发症：尿路感染	1. 脑出血患者小便大多不能自理，需留置导尿。导尿操作过程严格执行无菌技术，插尿管时要动作轻柔，选择粗细合适的尿管，避免尿道损伤 2. 保持尿管引流通畅，及时观察尿液颜色、性质、量，发现异常及时通知医生。给予会阴部护理 2 次/日，尿道口擦拭 2 次/日 3. 保持引流装置的密闭性，引流管要低于耻骨联合，以免发生逆行感染 4. 病情允许，尽早去除尿管。若病情不允许，定期更换尿管 5. 病情允许情况下，鼓励多饮水，多排尿，一般饮水在 1500~2000ml。尿液冲刷尿路起到减少细菌附着，预防尿路感染发生的作用 6. 定期更换尿管及引流袋	患者未发生尿路感染
4. 体温过高 与肺部感染有关	1. 定时巡视患者，给予翻身拍背，利于痰液排出，若痰液黏稠，遵医嘱给予雾化吸入，以湿化气道 2. 观察痰液颜色、性质、量；提供舒适的病房环境，给予持续低流量吸氧；如出现高热，及时遵医嘱给药，观察用药后反应 3. 给予患者物理降温，如温水擦拭、冰敷等，注意保暖	患者体温维持在正常水平

续表

护理问题	护理措施	护理评价
5. 有误吸的风险 与脑疝致呕吐有关	1. 患者有痰及时吸出，有呕吐时及时清理，头偏向一侧 2. 使患者左右侧卧位，床头抬高 15°～30° 3. 鼻饲量每次不超过 200ml，间隔时间大于 2 小时，注食速度缓慢，以免呛咳、误吸	患者未发生误吸
6. 营养失调 低于机体需要量	1. 病情平稳可行鼻饲流质饮食。每次鼻饲前应抽吸胃液观察有无颜色改变，如发现胃液呈咖啡色，应高度重视是否有消化道出血现象并及时通知医生进行处理 2. 鼻饲液体温度以不超过 38～40℃ 为宜，每日总热量 8368kJ，保证足够蛋白、维生素的摄入 3. 根据尿量调整液体及电解质，保持体液及电解质平衡。每日控制在 1500ml 左右 4. 每班关注蛋白化验指标 5. 监测患者出入量 6. 加强口腔护理，保持口腔湿润、清洁，以增进食欲	患者营养失调已改善
7. 有导管脱落的风险 与留置胃管和尿管有关	1. 尿管和胃管妥善固定，患者双手用约束带加以束缚，尤其在夜间 2. 及时更换粘膏 3. 翻身时专人负责胃管和尿管，避免牵拉 4. 悬挂防导管脱落标识	患者住院期间未发生脱管

三、其他护士评价

护理问题	护理措施	护理评价
1. 潜在并发症：上消化道出血	1. 鼻饲前抽吸胃液观察有无咖啡色物质，鼻饲液温度维持在 38～40℃，不可过热 2. 遵医嘱给予护胃抑酸药物 3. 观察患者有无呕血及黑便	患者未发生消化道出血
2. 知识缺乏 与不了解相关知识有关	向患者家属讲解脑出血相关检查、饮食、治疗、预防知识等	患者家属对本疾病的治疗、护理及预防知识已初步掌握

四、护士长评价

1. 查房效果评价   通过这次查房我们对脑出血又有了进一步的了解，同时明确了患者存在的主要护理问题，以及应采取的护理措施和护理重点。

2. 护理措施落实评价   管床护士提出的各项护理措施均落实到位。注意做好患者的心理护理及专科指导，包括饮食、用药、避免用力咳嗽、用力排便及肢体功能锻炼等内容。

3. 护理问题评价   补充护理问题。

护理问题	护理措施	护理评价
1. 潜在并发症：猝死	1. 心电监测，及时发现患者心率及心律的变化 2. 监测电解质和酸碱平衡状况，遵医嘱用药 3. 备好急救药品和抢救设备，如除颤器、简易呼吸器等 4. 控制输液速度 5. 保持病房环境安静，集中护理治疗，减少不必要的刺激	患者未发生猝死
2. 潜在并发症：深静脉血栓形成	1. 做好宣传教育工作：给患者和家属讲解发生DVT的病因、危险因素及后果。避免高胆固醇饮食，给予低脂、富含维生素的饮食，多饮水，保持大便通畅，必要时给予缓泻剂 2. 卧床患者至少每2小时翻身一次，病情允许情况下，鼓励并督促其在床上主动伸屈健侧下肢，做屈趾、屈背、内外翻以及足踝的翻转运动，并嘱患者多做深呼吸及咳嗽动作；由护士或家属被动按摩患侧下肢比目鱼肌和腓肠肌 3. 穿刺部位的选择：静脉输液或采血时，应避免在下肢静脉或股动脉穿刺，特别是下肢反复穿刺。静脉输液和采血宜选用上肢浅静脉，动脉采血可选用桡动脉穿刺 4. 抬高患肢15°～30°，以利于静脉回流，密切观察患者远端肢体温度，颜色，有无肿胀，感觉及运动情况，发现异常时及时通知医生 5. 给予气压治疗	患者未出现深静脉血栓

五、安全管理

1. 风险管理　针对脑出血患者，应进行坠床危险因素的评估，将防范措施落实到位，避免发生意外。对躯体活动障碍患者，应做好翻身拍背，指导进行主动和被动活动，避免患者出现压疮及下肢静脉血栓问题。

2. 疾病安全管理　脑出血患者有发生脑疝的风险，密切观察患者神志、瞳孔、对光反射头痛的性质、持续时间、发作次数、程度、伴随症状，有无喷射性呕吐等脑疝前驱症状，如有异常及时通知医生。

六、延续护理

（1）遵医嘱正确用药，不可随意增减降压药。

（2）保持情绪平稳，避免情绪激动。

（3）饮食宜清淡，宜食易消化、维生素含量高的饮食，如新鲜水果和蔬菜，多食粗粮。

（4）多食白菜、萝卜等粗纤维食物，保持大便通畅，预防颅内压升高。

（5）戒烟、戒酒。

（6）急性期需卧床休息4～6周，待病情稳定后进行康复锻炼。康复训练主要针对患肢基本功能来进行。一般从床上锻炼开始，如床上向健侧和患侧的翻身训练、桥式运动等。手的功能锻炼主要是对肩、肘、指关节的功能恢复，指导患者先用健侧带动患侧锻炼，然后过渡到患肢的独立锻炼。一般采用"作业疗法"，如：梳头、抓米、捏核桃等练习。要给患者做好心理指导，告知患者及家属，半年内是脑出血患者最佳的康复时间，应克服疼痛和一些不适因素等困难，循序渐进地进行锻炼。

七、专业前沿知识

1. 高血压脑出血微创治疗新进展　神经导航辅助神经内镜微创

手术是近年来新兴的一种微创技术，目前已在神经外科手术中得到普遍应用。神经导航辅助微创手术，是在神经导航系统的实时监测定位下，对高血压脑出血患者采用血肿碎吸术进行治疗。与单纯抽吸术比较，神经导航辅助下实施抽吸术血肿清除率提高，住院时间短。应用该辅助技术，可实现对不可视靶点的观察，准确定位血肿位置和空间结构，最大化避免和缓解医源性损伤，减少手术相关危险因素，有效提高手术效果，改善预后。

2. 亚低温疗法 亚低温疗法是在应用肌松剂和控制呼吸的基础上采用降温毯、降温仪、降温头盔等进行全身和头部降温，将温度控制在32℃~35℃。局部亚低温治疗是脑出血的一种新的辅助治疗方法，可减轻脑水肿，减少自由基生成，促进神经功能缺损恢复，改善患者预后，且无不良反应，安全有效。初步的基础与临床研究认为，脑出血发生后越早应用亚低温越好。

病例 2　脑梗死

一、病历汇报

【现病史】患者主因言语不能伴右侧肢体无力 3 小时余，急诊以"急性脑梗死"收入院。患者 3 小时前无明显诱因出现右侧肢体麻木无力，行走不稳，言语不能，无恶心、呕吐，无头晕头痛，无大小便失禁，无抽搐，无意识障碍，在院外未经任何处理，患者自理能力评分 70 分。测 T 37.0℃，P 76 次/分，R 19 次/分，BP 140/90mmHg。患者精神状态良好，睡眠正常，大小便正常。

【既往史】既往"高血压"病史未规律服药，未监测血压。

【实验室检查】头颅 CT 示左侧基底节区梗死。

【查体】患者神志清楚，双侧瞳孔正大等圆，直径约 3mm。四肢肌张力正常。眼球震颤、复视，言语不能，右侧鼻唇沟浅，伸舌适中，颈无抵抗。右上肢肌力 3 +，右下肢肌力 4 +，左侧肢体肌力 5

级、腱反射减弱、右下肢的巴宾斯基征阳性。

【入院诊断】脑梗死。

【主要治疗措施】给予活血化瘀、改善循环、营养脑细胞，清除自由基、抗凝等药物治疗。

二、经评估提出以下护理问题

护理问题	护理措施	护理评价
1. 躯体活动障碍 与运动中枢损害有关	1. 生活护理：根据患者的自理能力，给予相应的协助，如穿衣、进食、洗漱等，增进舒适感，满足患者基本生活需求 2. 运动训练：病情允许情况下，尽早进行功能锻炼。鼓励患者主动活动，选择合适的运动方式、持续时间、运动频度等，锻炼原则：次数由少到多，时间由短到长，强度逐渐增强，循序渐进 3. 应用保护性床档，经常用的物品置于床头患者伸手可取处等措施，防止坠床和跌倒 4. 心理护理：鼓励患者表达内心感受，给予心理支持，树立战胜疾病的信心	患者适应运动障碍状态
2. 语言沟通障碍 与语言中枢损害有关	1. 向患者解释言语不利原因，关心体贴尊重患者 2. 鼓励患者表达自己的需要，应用简单有效的方式进行沟通 3. 进行语言康复训练	患者能够与他人进行有效沟通
3. 有皮肤完整性受损的危险	1. 保持床单位干净整洁，无褶皱，无渣屑 2. 翻身拍背 2 小时一次，适当按摩骨隆突处 3. 每次变换体位时，观察容易发生压疮的部位，避免推拉动作，以免损伤皮肤 4. 食用高蛋白、高维生素、高热量饮食，维持足够的体液摄入，以保持体内充足水分	患者皮肤完整
4. 知识缺乏 缺乏对疾病认知	1. 向患者及家属讲解疾病发生的原因、发展及预后 2. 指导患者饮食治疗、康复等相关知识	患者已基本了解疾病及相关知识

护理问题	护理措施	护理评价
5. 焦虑 与活动障碍有关	1. 鼓励患者表达自己的情感，发泄自己的情绪 2. 向患者解释疾病的发生发展及预后，帮助患者树立战胜疾病的信心	患者目前情绪稳定

三、其他护士评价

护理问题	护理措施	护理评价
1. 潜在并发症：坠积性肺炎	1. 观察患者的呼吸情况，评估气道通畅度，需要时吸痰，保持呼吸道通畅 2. 改善营养状况，保证每日入水量 3. 协助患者变换体位，翻身叩背，以利于痰液排出 4. 严格执行消毒隔离制度及无菌操作，保持病房空气清新	患者未发生坠积性肺炎
2. 潜在并发症：下肢深静脉血栓	1. 早期下地活动 2. 适当饮水和补充液体 3. 适当的体位和肢体活动 4. 注意观察深静脉血栓的早期表现，观察要点包括：肢体的皮肤温度、色泽、弹性；肢体的腿围和压痛；患者的感觉异常	患者未发生下肢深静脉血栓
3. 潜在并发症：再梗死或再出血	1. 使患者保持安静状态，减少不良刺激，稳定血压 2. 及时、准确给予血管活性药物，促进脑组织代谢药物，保证有效的血药浓度 3. 观察口腔黏膜、牙龈、舌面有无出血情况，口腔护理时动作轻柔，避免损伤牙龈；观察皮肤有无瘀斑瘀紫 4. 保持二便通畅，勿用力排便，观察大便有无发黑	患者未发生再梗死与出血

四、护士长评价

1. 查房效果评价 通过这次查房我们对脑梗死又有了进一步的了解，同时明确了患者存在的主要护理问题，以及应采取的护理措施和护理重点。

2. 护理措施落实评价 管床护士提出的各项护理措施均落实到位。注意做好患者的心理护理及出院指导，包括饮食、用药、活动及复查等内容，鼓励患者积极参加康复训练。

3. 护理问题评价 补充护理问题。

护理问题	护理措施	护理评价
有失用综合征的危险	1. 早期康复干预，告知患者及家属早期康复的重要性、训练内容与康复时间 2. 保持良好的肢体位置，应用软枕予以支持 3. 重视患侧刺激进行有效的床上运动训练 4. 综合治疗，指导患者合理选用针灸、理疗、按摩等辅助治疗，以促进运动功能恢复	未发生肢体失用萎缩

五、安全管理

1. 风险管理 针对高龄脑梗死患者，皮肤弹性差，受压部位易红肿不易消散，应着重进行皮肤状况的评估与护理，将防范措施落实到位，避免压疮不良事件的发生。对躯体活动障碍患者，由于年老体弱、肌无力、体位性低血压等原因，常存在坠床跌倒的风险，发生骨折、擦伤、加重疾病等不良事件将防范措施落实到位，避免患者出现坠床、跌倒的发生。

2. 疾病安全管理 脑梗死患者有梗死加重的风险，密切观察患者神志、肌力、吞咽情况，发现异常及时通知医生。使用抗凝药物期间，严格掌握用药剂量，注意勿用硬毛刷刷牙，保持大便通畅勿用力排便。注意观察口腔、牙龈有无出血，皮肤黏膜有无瘀斑，大便有无发黑等出血表现。如原有症状和体征加重，或出现严重头痛、血压增高、脉搏减慢、恶心、呕吐等考虑积分颅内出血，立即停用抗凝药，紧急头颅 CT 检查。

六、延续护理

（1）遵医嘱正确用药，不可随意增减降压药。

（2）保持情绪平稳，避免情绪激动。

（3）饮食宜清淡，宜进食易消化、维生素含量高的饮食，如新鲜水果和蔬菜。

（4）多食白菜、萝卜等粗纤维食物，保持大便通畅。

（5）戒烟、戒酒。

（6）早期进行康复训练。

七、专业前沿知识

1. 脑梗死急性期早期溶栓治疗　溶栓使血管再通，及时恢复血流和改善组织代谢，可以挽救梗死周围仅有功能改变的缺血半暗带组织，避免坏死范围扩大。溶栓治疗是目前最重要的恢复血流措施。发病后 6 小时以内尽快进行静脉溶栓；发病 6 小时内由大脑中动脉闭塞导致的严重脑卒中且不适合静脉溶栓的患者及发病 24 小时内由后循环动脉闭塞导致的严重脑卒中且不适合静脉溶栓的患者，经过严格选择后可在有条件的医院进行动脉溶栓。

2. 外科或介入治疗　对大脑半球的大面积梗死，可进行开颅降压术和（或）部分脑组织切除术；伴有脑积水者可行脑室引流；颈动脉狭窄 >70% 的患者可考虑颈动脉内膜切除术、血管形成术和血管内支架置入术。对发病 6 小时内的脑梗死病例还可采用血管内取栓治疗。

病例 3　椎基底动脉供血不足

一、病历汇报

【现病史】患者女性，60 岁，主因反复头晕 3 个月、加重伴恶心、呕吐1天于2020年5月8日入院。测T 36.4℃，P 76次/分，R 18次/分，BP 160/80mmHg，患者头晕明显，不能转头，自理能力评分为60分。患者发病以来，精神饮食欠佳，夜间睡眠差，呕吐3次，为胃内容物，无咖啡色物质。

【既往史】既往高血压病史10年，平日口服硝苯地平控释片，血压控制相对稳定，冠心病稳定型心绞痛病史5年，未规律服药，糖尿病病史10余年，普通胰岛素皮下注射，血糖控制相对稳定。

【实验室检查】头CT：双侧基底节多发陈旧性脑软化灶；心脏彩超：左室肥厚；心电图：ST-T改变，左室高电压。

【查体】患者神志清，精神萎靡，言语流利，双侧瞳孔直径3mm，对光反射灵敏，四肢肌力Ⅴ级，颈软，双侧鼻唇沟对称，伸舌居中，肌张力适中。脑膜刺激征阴性，双侧病理征未引出，腱反射（＋＋）。

【入院诊断】椎基底动脉供血不足；高血压2级，极高危；冠心病，心绞痛；2型糖尿病。

【主要治疗措施】给予舒血宁、阿魏酸钠、肌氨肽苷静脉滴注活血化瘀、改善脑细胞代谢治疗，阿司匹林、雷贝拉唑、氟伐他汀、单硝酸异山梨酯、氨氯地平口服抗血小板聚集、护胃、降脂、扩冠、降压治疗。

二、经评估提出以下护理问题

护理问题	护理措施	护理评价
1. 舒适的改变 与头晕、血压升高有关	1. 给患者创造安静舒适的休养环境，避免环境刺激加重头晕 2. 指导患者休息和饮食，血压不稳定、症状加重时必须卧床休息，改变体位时要缓慢，从卧位至站立前先坐一会儿 3. 指导患者卧床休息，注意枕头不宜太高（以15°～20°为宜），以免影响头部的血液供应；仰头或头部转动时应缓慢、轻柔，转动幅度不要太大 4. 洗澡水温不宜过冷或过热，时间不宜过长。气候变化时注意保暖，避免感冒	患者头晕症状较前缓解

护理问题	护理措施	护理评价
2. 活动无耐力 与头晕目眩、动作失衡有关	1. 急性期嘱患者卧床休息，减少活动 2. 保持情绪稳定，勿紧张、激动 3. 减少探视，注意休息，保证充足的睡眠 4. 病情稳定后，与患者家属一起制定并实施每天活动计划	活动过程中未发生严重头晕
3. 有误吸的危险 与患者恶心呕吐有关	1. 改变体位时动作缓慢，以免加重头晕，导致恶心、呕吐 2. 恶心呕吐时取坐位或侧卧位，及时清理患者口腔内的呕吐物、分泌物，协助患者漱口	患者未发生误吸
4. 有受伤的危险 与头晕有关	1. 嘱家属24小时陪护，加用床档，悬挂防坠床、防跌倒标识 2. 嘱患者卧床休息，减少活动，改变体位动作缓慢，勿突起突坐 3. 穿防滑鞋，外出须家属陪行 4. 检查时为其备好轮椅及平车 5. 生活上给予必要的协助，将常用物品放在患者易拿取处 6. 指导患者不宜劳累，活动适度，不宜单独外出，若头晕发作时，立即就地坐卧以防摔倒	患者未发生受伤
5. 有体液不足的危险 与呕吐导致失水有关	1. 嘱患者进食清淡、易消化的食物，忌食辛辣、硬固食物，忌食甜腻食品 2. 不适症状缓解后可适度运动，促进胃肠蠕动，增强消化功能	患者呕吐停止，逐步恢复进食
6. 潜在并发症：低血糖	1. 充分了解患者使用降糖药物情况，并告知患者和家属不能随意更改降糖药物剂量，活动量增加时，要减少胰岛素的用量并及时加餐 2. 速效或短效胰岛素注射后应及时进餐 3. 备好血糖仪，进餐前后测血糖，并做好记录，以便及时调整胰岛素或降糖药物剂量 4. 随身备糖块，出现心慌、大汗、全身乏力等低血糖症状，及时服用糖块	患者未发生低血糖

续表

护理问题	护理措施	护理评价
7. 睡眠型态紊乱　与患者头晕导致不舒适有关	1. 安排有助于休息、睡眠的环境，病室内温度适宜，被子薄厚适度 2. 尽量不开床头灯，协助患者遵守以前的入睡习惯和方式，有计划地安排护理活动，尽量减少对患者睡眠的干扰 3. 在病情允许的情况下，适当增加白天的身体活动量，减少白天的睡眠次数和时间，将便器放于床旁	患者睡眠质量和时间均较入院时有改善
8. 知识缺乏　与缺乏本疾病相关知识和药物治疗知识有关	1. 指导患者不宜低头过久，卧床时枕头不宜过高，头部旋转动作不宜过快 2. 指导患者颈部注意保暖，避免受寒 3. 指导患者多食含钙量高的食物，如牛奶、虾皮等，忌辛辣、烟酒、浓茶、咖啡等 4. 指导患者饮食宜低盐低脂，每日食盐量低于 2 克，忌食油腻之品 5. 指导患者按时服药，不可擅自增减药物	患者家属对相关疾病知识已掌握

患者三日未排大便，于 2020 年 5 月 12 日排便后出现心前区疼痛，放射至左肩、左臂尺侧，性质为压迫样，患者面色苍白，出冷汗，立即舌下含服硝酸甘油，氧气吸入 3 升/分，5 分钟后症状有所缓解。心电图提示 ST 段压低，经检查为心绞痛发作。经评估提出以下护理问题。

护理问题	护理措施	护理评价
1. 疼痛：胸痛　与心肌缺血缺氧有关	1. 休息与活动：心绞痛发作时立即停止正在进行的活动，就地休息，不稳定型心绞痛者，应卧床休息，并密切观察 2. 心理护理：安慰患者，解除紧张不安情绪，以减少心肌耗氧量 3. 给氧 4. 疼痛观察：评估患者疼痛的部位、性质、程度、持续时间，观察患者有无面色苍白、大汗、恶心、呕吐等 5. 用药护理：疼痛发作时立即舌下含服硝酸甘油，观察患者胸痛变化情况及用药后反应 6. 减少或避免诱因：保持排便通畅，勿用力排便，以免诱发心绞痛，调节饮食，禁烟酒，保持心境平和，改变焦躁易怒、争强好胜的性格	患者胸痛症状缓解

续表

护理问题	护理措施	护理评价
2. 活动无耐力与心肌的供需失调有关	1. 评估患者由于心绞痛发作而带来的活动受限程度 2. 根据患者的活动能力指导合理的活动计划,鼓励患者参加适当的体育锻炼和体力劳动,有利于侧支循环的建立,提高患者的活动耐力 3. 外出时应随身携带药物,出现胸痛等心绞痛症状,立即服药	患者能进行适度活动
3. 便秘 与入院后活动量减少有关	1. 饮食以清淡、易消化的流食、半流食为主,添加新鲜蔬菜和水果、含铁食物,多饮水,保持大便通畅 2. 顺时针按摩腹部 3. 必要时给予开塞露或通便灌肠,保持大便通畅 4. 病情允许时,做适当活动	患者已排便
4. 知识缺乏 缺乏控制诱发因素及预防心绞痛发作的知识	1. 合理饮食:低盐、低脂、低胆固醇、低热量饮食,多食水果、蔬菜 2. 戒烟限酒 3. 适量运动,避免暴饮暴食、情绪激动、用力排便、寒冷刺激 4. 随身携带药物,定期复查	患者掌握心绞痛控制及预防的相关知识

三、其他护士评价

护理问题	护理措施	护理评价
1. 舒适的改变:恶心、呕吐 与脑部供血不足有关	1. 患者呕吐时用手托住患者头部,使其增加舒适感 2. 呕吐完毕后,及时清除呕吐物,协助患者漱口,更换干净被服,保持床单整洁、干燥 3. 遵医嘱静脉输液及给予止吐药 4. 观察病情变化,记录呕吐物的颜色、性质、量,必要时送检 5. 加强基础护理,满足患者需要	患者未再发生呕吐

续表

护理问题	护理措施	护理评价
2. 焦虑 与担心疾病转归有关	1. 消除或减轻情绪紧张的促进因素，包括家庭、社会、医院及病情，鼓励患者保持最佳心理状态 2. 避免长期的精神紧张，这样不利于控制血压和改善脑部的血液供应，甚至诱发某些心脑血管病，尽量避免劳累、紧张、激动、焦虑，保证充足的睡眠。	患者焦虑情绪已缓解

四、护士长评价

1. 查房效果评价 通过这次查房我们对椎基底动脉供血不足相关知识又有了进一步的了解，同时明确了患者存在的主要护理问题，应采取的护理措施和护理重点，从而有助于我们制定个性化的护理措施，解决患者现存的和潜在的护理问题。

2. 护理措施落实评价 管床护士提出的各项护理措施均落实到位，另外还应针对疾病的预防及控制措施向患者做重点讲解，并确保患者能掌握。

3. 护理问题评价 补充护理问题。

护理问题	护理措施	护理评价
1. 潜在并发症 脑卒中	1 急性发作期减少活动，卧床休息，改变体位动作缓慢 2. 遵医嘱及时准确给予活血化瘀、改善循环的药物 3. 观察患者有无肢体无力、肢体活动障碍、言语不利等症状，有无头晕或其他脑功能受损的表现	患者住院期间未发生脑卒中
2. 潜在并发症 心肌梗死	1. 教会患者和家属心绞痛发作的缓解方法，如连续含服硝酸甘油 3 次仍不缓解，或心绞痛发作比以往频繁、程度加重、疼痛时间延长，应及时就医，警惕心肌梗死的发生 2. 定期复查心电图、血压、血糖、血脂、肝功能等	患者住院期间未发生心肌梗死

五、安全管理

1. 风险管理　椎基底动脉供血不足的患者，多数会出现头晕症状，应进行坠床、跌倒的评估，将防范措施落实到位，避免发生意外。

2. 疾病安全管理　患者既往冠心病病史，此类患者应避免每日食盐量超过 2g，暴饮暴食，情绪焦躁，大便干燥等诱发因素。另外患者每日注射胰岛素，应预防低血糖的发生。

六、延续护理

（1）遵医嘱正确用药。

（2）保持情绪平稳，避免情绪激动。

（3）饮食宜清淡，宜食易消化、维生素含量高的饮食，如新鲜水果和蔬菜。

（4）活动及改变体位时宜缓慢。

（5）戒烟戒酒。

（6）控制血糖。

六、专业知识前沿

本病常见于中老年人。由于椎基底动脉供血障碍，导致小脑、脑干等组织功能缺损引起眩晕、复视、头痛等症状。临床病症多种多样，相当复杂，主要表现可出现眩晕、恶心呕吐、行走不稳，或视物模糊、复视、单眼及双眼同侧视野缺损，或语言不利、昏厥或跌倒、面部及四肢麻木，感觉异常等。急性发作期多有较严重的眩晕，伴恶心、呕吐、站立不稳等症状，应尽快予以止晕等对症处理，一般采取综合措施，肌内注射或静脉注射药物为主，减少口服药物。除应用脑血管扩张药、钙通道拮抗剂、抗血小板聚集药等治疗外，也可用脑细胞活化剂，如吡拉西坦（脑复康）、吡硫醇（脑复新）、γ-氨酪酸、氢麦角碱类制剂。可用高压氧治疗，对缓解椎基底动脉供血不足有一定疗效。有研究表明，体外反搏、氦－氖激光照射疗法及紫外线照射充氧自血回输疗法有一定疗效。针对引起椎基底动脉供血不足的各种病因，如脑动脉粥样硬化、高血压、高脂血症、颈椎病、心脏病、糖尿病等进行治疗，并对颈椎病、心脏病、血管畸形等作相应处理，才能取得较佳疗效。外科可行血管介入治疗、椎动脉再造术或成形术，以改善其血流。脑动脉硬化、高血压、颈椎病等是引起椎基底动脉供血不足的重要原因，但迄今为止，这些疾病尚无特效治疗。早期诊断，早期治疗，有效地改善脑部血液供应、促进脑侧支循环的建立，纠正血脂、血糖等危险因素，减轻症状，抑制病情继续进展，预防并发症等是当前积极主动的治疗措施。

病例 4　短暂性脑缺血发作

一、病历汇报

【现病史】刘某，男，62 岁，主因反复左侧肢体麻木无力 1 天于 2020 年 6 月 10 日入院，由家属用轮椅推入病房。患者一天前无明显诱因出现左侧肢体麻木无力，不能持物，行走不稳，发作 3 次，每次持续时间大约 3 分钟，无恶心、呕吐，无头晕头痛，无大小便失禁，无抽搐，无意识障碍，在院外未经任何处理，患者自理能力评分 80 分。查：T 36.5℃，P 80 次/分，R 17 次/分，BP 160/80mmHg。患者精神状态良好，饮食正常，睡眠正常，大小便正常。

【既往史】既往高血压病史 5 年，血压最高达 190/100mmHg。平素口服硝苯地平 30mg/日，血压控制在 140～160/80～90mmHg。糖尿病史 10 年，门冬胰岛素早晚各 10 单位皮下注射，血糖控制相对稳定。前列腺增生病史 4 年，大量吸烟饮酒。无药物及食物过敏史，预防接种史不详。

【实验室检查】头颅 CT 未见明显异常。肝功能：总蛋白 62.4g/L，清蛋白 39.6g/L，载脂蛋白 B 2.23g/L，高密度胆固醇 1.56mmol/L，空腹血糖 8.6mmol/L。心电图示 ST – T 改变。

【查体】神志清醒，精神萎靡，言语流利，双侧瞳孔圆形等大，直径 3mm，对光反射灵敏；双眼球活动自如，眼震阴性，鼻唇沟浅对称，伸舌居中，四肢肌力 5 级，肌张力正常。颈无抵抗，四肢皮肤针刺觉正常，四肢腱反射（＋＋），双侧巴氏征（－）。全身皮肤黏膜：无黄染，未见皮疹，全身皮肤无出血点及瘀斑；口腔黏膜无溃疡，全身各浅表淋巴结未触及肿大；颈软，胸部：扣诊为轻音，听诊呼吸音规整，双肺未闻及干湿啰音；心脏：听诊心音有力，心律齐；腹部：平软，肝脾肋下未触及；四肢：无畸形。

【入院诊断】短暂性脑缺血发作；原发性高血压 3 级（极高危）；2 型糖尿病。

【主要治疗措施】遵医嘱给予二级护理，低盐低脂饮食，给予舒血宁、参芎注射液活血化瘀改善循环，泮托拉唑护胃，奥扎格雷钠改善脑缺血急性期的循环障碍。辛伐他汀降血脂，拜阿司匹林口服抗血小板聚集，胰岛素皮下注射降糖，低分子肝素钠皮下注射预防血栓形成治疗。

二、经评估提出以下护理问题

护理问题	护理措施	护理评价
1. 活动无耐力　与短暂性血液不足，供血区局灶性功能缺失造成的肢体麻木无力有关	1. 嘱患者卧床休息，减少活动 2. 保持情绪稳定，勿紧张激动 3. 注意休息，保证充足的睡眠 4. 按摩患侧肢体，促进血液循环	患者肢体麻木无力较入院时有所缓解，可进行自主活动
2. 有受伤的危险　与眩晕、共济失调有关	1. 嘱家属 24 小时陪护，加用床档，悬挂防坠床、跌倒标识 2. 嘱患者卧床休息，减少活动，改变体位动作缓慢，勿突起突坐 3. 穿防滑鞋，外出须家属陪行 4. 检查时为其备好轮椅及平车 5. 生活上给予必要的协助，将常用物品放在患者易拿取处	患者未发生受伤

续表

护理问题	护理措施	护理评价
3. 潜在并发症：脑卒中	1. 遵医嘱及时准确使用活血化瘀、抗凝药物 2. 扭头或仰头时动作不宜过急以免诱发TIA发作 3. 密切观察病情变化，如神志、瞳孔、肌力变化	患者未发生脑卒中
4. 潜在并发症：出血	1. 密切观察患者皮肤黏膜及牙龈有无出血，尿便有无出血，用软毛刷刷牙，避免进食干硬及过热食物 2. 延长注射部位按压时间 3. 嘱患者勿用坚硬物挖耳抠鼻以免引起出血	患者未发生出血
5. 潜在并发症：低血糖	1. 充分了解患者使用降糖药物情况，并告知患者和家属不能随意更改降糖药物剂量，活动量增加时，要减少胰岛素的用量并及时加餐 2. 速效或短效胰岛素注射后应及时进餐 3. 备好血糖仪，进餐前测血糖，并做好记录，以便及时调整胰岛素或降糖药物剂量 4. 随身备糖块，出现心慌、大汗、全身乏力等低血糖症状，及时服用糖块	患者未发生低血糖
6. 知识缺乏　与患者不了解相关知识有关	1. 向患者提供短暂性脑缺血发作疾病及用药相关知识，告诉患者需要注意的事项 2. 评估患者的知识程度，提供患者所需的学习材料	患者与家属部分了解相关知识，掌握了自我护理的知识

入院后第三天给予患者备皮，术前宣教，患者紧张，夜间睡眠差，遵医嘱给予佳乐安定0.4mg口服，于第四日9：00行脑血管造影术，10：20术毕返回病房，穿刺部位伤口包扎良好，无渗血、渗液，足背动脉搏动良好。于14：00患者排尿困难，遵医嘱为患者导尿。经评估提出以下护理问题。

护理问题	护理措施	护理评价
1. 潜在并发症：局部出血 与造影局部穿刺有关	1. 给予伤口包扎，并压迫器压迫6小时，每小时观察穿刺点周围有无疼痛、肿胀、渗血，穿刺侧肢体制动24小时 2. 每小时观察足背动脉搏动及术侧下肢皮温、皮色是否正常，以确保包扎压力适度 3. 24小时内尽量避免用力咳嗽、用力排便，保持大便通畅，以免因腹压过高造成穿刺点出血 4. 24小时后可适当活动，避免负重、单腿站立，避免穿刺点出血	患者穿刺点未出血
2. 潜在并发症：泌尿系统感染 与留置尿管有关	1. 导尿操作过程中严格执行无菌操作技术，插尿管时要动作轻柔，选择粗细合适的尿管，避免尿道损伤 2. 保持尿管通畅，及时观察尿色、尿量，给予会阴部护理2次/日，尿道口擦拭2次/日 3. 嘱患者多饮水，增加排尿量，达到冲洗膀胱、减少感染的目的 4. 保持引流的密闭性，保持尿管与引流袋连接处的清洁，尿袋低于耻骨联合处	患者未发生泌尿系统感染
3. 有导管脱落的风险 与留置尿管有关	1. 使用导管固定贴妥善固定导尿管 2. 翻身活动时首先安置好尿管，避免牵拉、拖拽 3. 烦躁患者应使用约束带束缚双手，避免意外拔管 4. 悬挂警示标识，做好患者及家属导管护理的宣教	患者未发生脱管
4. 潜在并发症：造影剂肾病 与造影注射造影剂有关	1. 指导患者多饮水，遵医嘱给予补液治疗，以利于造影剂从肾脏排泄 2. 护理中应注意患者有无全身水肿，有无腰酸、腰胀痛等不适症状，并观察尿液的色、量、性质的变化，准确记录出入量，协助医生定期监测肾功能	患者未发生造影剂肾病

三、其他护士评价

护理问题	护理措施	护理评价
1. 恐惧 与担心造影穿刺失败及疼痛有关	1. 帮助患者找出恐惧的原因 2. 进行必要的安慰与鼓励，提供安静的环境，使其配合治疗，保证充分休息 3. 指导患者使用放松术，如深呼吸、听音乐等 4. 向患者讲解脑血管造影成功病例，讲解造影相关知识，以减轻其恐惧情绪	患者恐惧情绪较前减轻

续表

护理问题	护理措施	护理评价
2. 皮肤完整性受损的危险　与术后卧床有关	1. 悬挂防压疮标识，保持床单清洁、平整、干燥，无渣屑，出汗多时及时擦洗，更换干净衣裤 2. 每 2 ~ 3 小时协助翻身一次，避免局部皮肤长时间受压，促进局部血循环，避免摩擦力和剪切力 3. 加用气垫床或海绵，对于骨突处皮肤较薄部位，给予下敷料保护	患者未发生压疮

四、护士长评价

1. 查房效果评价　通过这次查房我们对短暂性脑缺血发作又有了进一步的了解，同时明确了患者存在的主要护理问题，应采取的护理措施和护理重点。

2. 护理措施落实评价　管床护士提出的各项护理措施均落实到位。注意做好患者的安全管理、心理护理及出院指导，包括饮食、用药、活动及复查等内容，鼓励患者适量活动。

3. 护理问题评价　补充护理问题。

护理问题	护理措施	护理评价
潜在并发症：低血糖　与应用降糖药有关	1. 充分了解患者使用降糖药物情况，并告知患者和家属不能随意更改降糖药物剂量，活动量增加时，要减少胰岛素的用量并及时加餐 2. 速效或短效胰岛素注射后应及时进餐 3. 备好血糖仪，进餐前后测血糖，并做好记录，以便及时调整胰岛素或降糖药物剂量 4. 随身备糖块，出现心慌、大汗、全身乏力等低血糖症状，及时服用糖块	患者未发生低血糖

五、安全管理

1. 风险管理　短暂脑缺血发作的患者，多数会出现头晕症状，应进行坠床跌倒的评估，将防范措施落实到位，避免发生意外。

2. 疾病安全管理 短暂脑血发作患者服用抗血小板聚集药物，应遵医嘱合理用药，不得自行更改药物剂量。若出现牙龈出血、黑便等情况应及时通知医生。

六、延续护理

（1）遵医嘱正确用药，控制血压、血糖、血脂。

（2）保持情绪平稳，避免情绪激动。

（3）饮食宜清淡，宜食易消化、维生素含量高的饮食，如新鲜水果和蔬菜。

（4）多食白菜、萝卜等粗纤维食物，保持大便通畅。

（5）戒烟戒酒。

（6）控制体重。

（7）若出现一侧肢体麻木无力、言语不清、口角歪斜、眩晕、复视等症状立即就医。

七、专业前沿知识

短暂性脑缺血发作（简称 TIA），是指由于局部的大脑或视网膜缺血引起的短暂性神经功能障碍，如偏瘫、偏身麻木、言语障碍、黑矇、眩晕等，这种神经功能障碍在 24 小时内能完全恢复，治疗原则主要包括以下几个方面。

（1）积极治疗危险因素，如高血压、高脂血症、心脏病、糖尿病。

（2）抗血小板聚集药物：可减少微栓子发生，降低 TIA 复发率。首选阿司匹林治疗，对阿司匹林不耐受者也可选用氯吡格雷等。

（3）改善微循环。

（4）抗凝治疗：临床上常用的抗凝药物有肝素、低分子肝素和华法林，应用抗凝药物期间应监测国际标准化比值，控制其在 2～3 之间。

（5）其他：TIA 患者存在血浆纤维蛋白原明显增高，或频繁发作时可考虑选用巴曲酶或降纤酶治疗。

（6）病因治疗。对病因明确者应尽量针对病因治疗，如治疗高血压、糖尿病、高脂血症和动脉粥样硬化等，预防 TIA 复发。

（7）手术治疗。

病例 5　癫　痫

一、病历汇报

【现病史】患者主因发作性意识丧失，肢体抽搐 11 小时余入院。患者于入院 11 小时余前无明显诱因出现意识丧失、突发抽搐，表现为头后仰，双眼球固定，牙关紧闭，四肢挺直抽动，伴舌咬伤，持续 3~4 分钟缓解，缓解后伴恶心、呕吐，呕吐物为胃内容物，无咖啡样物质，未予以特殊处理。为求进一步诊治而来我院，急诊以"癫痫"收入院。测 T 36℃，P 76 次/分，R 18 次/分，BP 150/80mmHg。

【既往史】既往"高血压"病史 20 余年，未规律服药，未监测血压。

【阳性检查】异常脑电图及地形图。

【查体】患者神志清，双侧瞳孔正大等圆，直径约 3mm。语言正常，四肢肌张力正常，双上肢肌力 5 级，双下肢肌力 4 级。鼻唇沟不浅，伸舌居中，颈无抵抗。四肢皮肤针刺觉正常，腱反射（＋＋）。双侧呼吸音清晰，未闻及干湿啰音，心律齐，心音有力，各瓣膜听诊区未闻及杂音。NISS 评分：0 分。

【入院诊断】癫痫。

【主要治疗措施】治疗给予活血化瘀，醒脑安神，抗癫痫治疗。

二、经评估提出以下护理问题

护理问题	护理措施	护理评价
有窒息的危险 与患者癫痫发作时意识丧失、喉头痉挛、口腔和支气管分泌物增多有关	1. 保持呼吸道通畅，取平卧位头偏向一侧 2. 取下活动性义齿，及时清除口鼻腔分泌物。发作时立即放置压舌板，必要时用舌钳将舌拖出。防止舌后坠阻塞呼吸道，以利于呼吸道通畅。遵医嘱用药，必要时备好床旁吸引装置 3. 病情监测：严密观察生命体征及神志瞳孔变化，注意发作过程中有无心率增快、血压升高、呼吸减慢或暂停、瞳孔散大、牙关紧闭、大小便失禁等；观察发作的类型，记录发作的持续时间和频率；观察发作停止后患者意识是否完全恢复，有无头痛、疲乏行为异常等	患者未发生窒息
2. 有受伤的危险 与患者癫痫发作有关	1. 发作期安全护理：解开患者的衣扣、领带、裤带，使其头偏向一侧，且下颌稍向前，有分泌物及时清理，有义齿取下。立即给患者垫牙垫或纱布等随时拿到的用品置于患者口腔一侧上下白齿之间，如患者是在动态时发作，陪伴者应抱住患者缓慢就地放倒，扶住患者手、脚以防患者自伤和碰伤。切忌紧握患者肢体和按压胸部，防止给其造成人为外伤和骨折。癫痫持续状态、极度躁动或发作停止后意识恢复过程中有短时躁动的患者，均应专人守护，放置保护性床档，必要时给予约束带适当约束 2. 发作间歇期安全护理：密切观察患者的意识状态，瞳孔恢复情况，有无头痛、疲乏或自动症等，保持呼吸道通畅，给予吸氧，协助患者取舒适体位，并加用床档，防止坠床。室内外保持环境安静，减少护理治疗操作对患者的打扰。床头悬挂"防跌倒""防坠床"标识，保持患者充足的睡眠和休息，按时巡视患者	患者未发生受伤
3. 焦虑恐惧 与癫痫发作、意识丧失有关	1. 鼓励患者表达自己的情感，发泄自己的情绪 2. 鼓励患者家属多关心患者，给予患者精神支持 3. 指导患者转移注意力，如缓慢的深呼吸、全身肌肉放松、听音乐等	患者焦虑、恐惧情绪减轻

续表

护理问题	护理措施	护理评价
4. 营养失调 与低于机体需要量有关	1. 了解患者吞咽困难和进食能力 2. 饮食指导：指导家属为其准备高蛋白、高维生素、高热量的流食，给予充足的进食时间	患者未发生营养失调
5. 知识缺乏 与缺乏癫痫发作的相关知识有关	1. 向患者讲解本病的病因、影响因素、发病症状、治疗及护理相关知识，使其对本病有一定的了解 2. 向患者讲解服药的注意事项：抗癫痫药一般多为碱性，宜饭后服用，可减少胃肠道反应；告知患者勿擅自减药或停药以免导致癫痫发作。患者应在医生指导下服药或停药	患者对本病知识有一定的了解

三、其他护士评价

护理问题	护理措施	护理评价
1. 潜在并发症：气体交换受损	1. 保持呼吸道通畅，及时清除口鼻分泌物，床旁备负压吸引、气管切开、插管等装置 2. 病情监测：注意呼吸频率和节律的改变，避免感染、疲劳等诱因	患者呼吸通畅
2. 潜在并发症：皮肤完整受损的危险	1. 保持床单位清洁、干燥 2. 做好生活护理 3. 为患者使用气垫床，每两小时为患者翻身一次，翻身时避免拖拉 4. 做好大小便的护理，避免大小便的刺激 5. 食用高蛋白、高维生素、高热量饮食，维持足够的体液摄入，以保持体内充足水分	患者皮肤完整
3. 潜在并发症：脑水肿、酸中毒或水、电解质失衡	1. 严密病情监测，观察生命体征的变化 2. 遵医嘱正确用药	患者未发生脑水肿、酸中毒和电解质失衡

四、护士长评价

1. 查房效果评价　通过这次查房我们对癫痫又有了进一步的了解，同时明确了患者存在的主要护理问题，应采取的护理措施和护理重点。

2. 护理措施落实评价　管床护士提出的各项护理措施均落实到位。注意做好患者的心理护理及出院指导，包括饮食、用药、活动及复查等内容，鼓励患者积极参加康复训练。

3. 护理问题评价　补充护理问题。

护理问题	护理措施	护理评价
清理呼吸道无效与肌肉神经支配障碍引起舌体松弛和堵塞有关	1. 让患者侧卧或头偏向一侧，以利于口鼻分泌物流出 2. 松解衣领及腰带等 3. 有义齿及时取出防止抽动时脱落掉入气道 4. 舌后坠者用压舌板或舌钳将舌拉出 5. 置口咽通气道，必要时气管插管或气管切开 6. 及时清理呼吸道分泌物，床旁备负压吸引、气管切开、插管等装置	患者呼吸道通畅

五、安全管理

1. 风险管理　针对癫痫患者，常存在坠床跌倒的风险，发生骨折、擦伤、加重疾病等不良事件，将防范措施落实到位，避免坠床不良事件的发生。

2. 疾病安全管理　癫痫需要坚持长期甚至终身用药。用药前进行血、尿常规和肝、肾功能检查，用药期间监测血药浓度并定期复查相关项目，以及时发现肝损伤、神经系统损害、智能和行为改变等严重不良反应。不可自行减量、停药、更换药物和漏服。

六、延续护理

（1）严格遵医嘱规律用药，不可随意减量或间断。

（2）保持情绪平稳，避免情绪激动。

（3）饮食宜清淡，宜食易消化、维生素含量高的饮食，如新鲜水果和蔬菜，勿暴饮暴食。

（4）定期复查。

（5）观察发作前有无先兆症状：感觉异常、肢体麻木、闪光幻觉、耳鸣。若出现突发性的精神活动中断的症状，伴随有肌阵挛或者自动症等现象时，立即让患者仰卧，不要垫枕头，把缠有纱布的压舌板垫在上下牙齿间，以防患者自己咬伤舌头。随即松开衣领，将患者头偏向一侧，使口腔分泌物自行流出，防止口水误入气道，导致吸入性肺炎。同时，还要把患者下颌托起，防止舌头堵塞气管。

七、专业前沿知识

目前针对癫痫的主要治疗方法分为药物治疗和手术治疗。在正确的诊断和规范的治疗前提下，大多数患者（70%）服药后发作可得到较好控制，但目前世界上没有根治的药物。对于能精确定位病灶的癫痫患者，还可以选择通过手术治疗取得比较理想的效果。癫痫手术治疗的关键在于癫痫病灶的定位，癫痫病灶定位越精确，手术之后效果就越好。

病例6　中枢神经系统感染

一、病历汇报

【现病史】患者男性，34岁，主因"头痛伴发热半月"收入院。患者入院前半月无明显诱因出现头痛，为双颞部疼痛，未在意，2天后患者出现发热，体温38.5℃左右，自服消炎药无明显改善，遂来我院就诊。测 T 38.7℃，P 100 次/分，R 18 次/分，BP 130/80mmHg。患者精神萎靡，纳差，3～4天排便一次，情绪不稳定，躁动不安，自理能力45分。

【既往史】既往无肝炎及结核病史，无手术及外伤史，无药物及食物过敏史，预防接种史不详，未到过疫区及牧区。

【实验室检查】脑电图示：中度异常 EEG；脑脊液常规示：白细胞 110×10^6/L，乳酸测定（+），脑脊液生化示：总蛋白 0.64g/L，氯化物正常；头颅 CT：未见明显异常；血浆 D－二聚体及血小板高于正常。

【查体】患者意识模糊、双瞳孔直径 3mm，对光反射灵敏，双侧鼻唇沟对称，呼吸运动对称，双肺呼吸音粗，未闻及湿啰音，心率律齐，未闻及明显杂音，四肢肌力Ⅳ级，病理征未引出，颈抵抗（+），克氏征布氏征（+）。

【入院诊断】中枢神经系统感染；病毒性脑炎。

【主要治疗措施】给予镇静、抗病毒、脱水降颅压、改善循环、营养脑细胞治疗。

二、经评估提出护理问题如下

护理问题	护理措施	护理评价
1. 体温过高 与脑部炎症有关	1. 卧床休息，病室保持安静及适宜的温度和湿度 2. 提供足够的蛋白质、热量和维生素的流质或半流质食物，鼓励患者多饮水 3. 口腔护理：2 次/日，保持口腔清洁，观察有无异味、破溃及感染 4. 皮肤护理：保持床单位干燥整洁，应及时擦干汗液，更换衣服和床单，防止受凉 5. 遵医嘱正确应用退热药，观察用药后反应	患者目前体温在正常范围
2. 舒适的改变：头痛 与高热、颅内压增高引起的脑膜刺激征有关	1. 评估患者头痛发作的频率、性质、部位、严重程度、伴随症状、诱发因素、发作前有无先兆表现等 2. 帮助患者及家属采取缓解疼痛的非药物治疗方法，如缓慢深呼吸、听轻音乐、引导式想象、冷热疗、理疗、按摩和指压止痛等 3. 遵医嘱应用镇痛药物，并告知患者和家属药物的常见不良反应，指导正确用药	患者目前头痛症状较前好转

护理问题	护理措施	护理评价
3. 意识障碍　与脑实质炎症有关	1. 密切观察患者生命体征、神志、瞳孔的变化，如有异常及时通知医生 2. 保持室内安静，避免强光刺激 3. 观察患者有无呼吸困难、发绀症状，如有异常及时通知医生，采取相应措施 4. 遵医嘱正确用药	患者目前神志清楚
4. 便秘　与进食少、卧床休息有关	1. 多食粗纤维食物及水果蔬菜，促进肠蠕动，利于排便 2. 用手在脐周顺时针按摩，每晚 1~2 次，每次 15~30 分钟 3. 必要时给予软便剂或缓泻剂，但禁止灌肠，以免颅内压增高诱发脑疝 4. 病情允许情况下，每日饮水 1500~2000ml	患者排便 2 天一次
5. 营养失调：低于机体需要量　与高热引起食欲减退有关	1. 鼓励家属供给患者爱吃的食物，鼓励进食 2. 根据需要及时调整食物种类，保证营养充足 3. 保持口腔清洁，增进食欲 4. 嘱患者卧床休息，保证身心得到充分休息	患者目前进食量增加，营养状况良好
6. 焦虑　与患者担心疾病预后有关	1. 向患者及家属解释讲解疾病的相关知识 2. 多与患者沟通，使其树立战胜疾病的信心 3. 鼓励患者说出内心想法，使患者保持稳定的情绪，避免刺激	患者目前情绪稳定
7. 知识缺乏　患者及家属缺乏疾病相关知识	1. 向患者及家属提供疾病预防、治疗及用药相关知识，告知其要注意的事项 2. 评估患者及家属的文化程度，提供所需的学习材料 3. 指导患者家属提供发热饮食的注意事项及物理降温的方法	患者及家属对疾病及相关知识有所了解

护理问题	护理措施	护理评价
8. 潜在并发症：颅内压增高	1. 密切观察生命体征及神志瞳孔变化 2. 安置舒适体位，保持病房环境安静 3. 根据医嘱给予脱水剂，并观察药物疗效及副作用 4. 如果出现颅内高压症状时及时通知医生，并做好抢救准备 5. 出现呕吐症状时，及时将头偏向一侧，保持呼吸道通畅	患者未出现颅内压增高症状

患者于入院第六日突然出现四肢抽搐，眼球上翻，意识丧失，持续 2 ~ 3 分钟，共发作 3 次，每次症状相似。给予生命体征监测，氧气吸入 3 升/分。经评估提出以下护理问题。

护理问题	护理措施	护理评价
1. 有窒息的危险 与抽搐发作时意识丧失、喉痉挛、口腔和气道分泌物增多有关	1. 保持呼吸道通畅：置患者于头低侧卧位或平卧位头偏向一侧，松开领带和衣扣，解开腰带，取下活动的义齿，及时清除口腔鼻腔分泌物，立即放置压舌板，必要时用舌钳将舌拖出，防止舌后坠阻塞呼吸道。床旁备好负压吸引器，必要时气管切开 2. 病情观察：密切观察生命体征及意识、瞳孔变化，注意发作过程中有无心率增快、血压升高、呼吸减慢和暂停、瞳孔散大、大小便失禁等 3. 观察并记录发作类型、发作频率与发作持续时间	患者在住院期间未发生窒息
2. 有受伤的危险 与发作时意识丧失、判断力失常有关	1. 加用床档，家属 24 小时陪护，必要时使用约束带约束四肢，悬挂防跌倒、防坠床标识 2. 抽搐发作时立即将缠有纱布的压舌板置于口腔内，从臼齿处放入，防止舌咬伤 3. 发作时及时通知医生予以对症处理 4. 发作时站立的患者立即使其平卧位，勿用力按压肢体，以免脱臼或骨折 5. 锐利物品、玻璃制品及暖壶等应放在患者接触不到的地方	患者住院期间未受伤

三、其他护士评价

护理问题	护理措施	护理评价
1. 自理缺陷 与四肢无力有关	1. 将日常用物放置患者床头手可及处 2. 协助患者做好日常生活护理 3. 协助并指导家属为其进行四肢主动和被动运动 4. 病情平稳，协助患者下床活动	患者目前自理能力 65 分，能部分自理
2. 潜在并发症：感染性休克	1. 观察患者有无心率加快、脉搏细速、血压下降、脉压变小、体温不升或高热、呼吸困难等 2. 观察患者有无精神萎靡、烦躁不安，观察皮肤黏膜有无发绀或肢端湿冷并注意监测每小时尿量 3. 发现休克症状，立即通知医生，备好物品，积极配合抢救，患者取中凹卧位，给予高流量吸氧 4. 迅速建立静脉通路，遵医嘱用药	患者未发生休克

四、护士长评价

1. 查房效果评价 通过这次查房我们对中枢神经系统感染又有了进一步的了解，同时明确了患者存在的主要护理问题，应采取的护理措施和护理重点。

2. 护理措施落实评价 管床护士提出的各项护理措施均落实到位。另外这位患者年龄较轻，突然间卧病在床，自身及家人内心一定存在巨大的压力，因此应做好患者及家属的心理护理，患者躁动不安，应做好患者的安全管理。

3. 护理问题评价 补充护理问题。

护理问题	护理措施	护理评价
1. 有皮肤完整性受损的危险 与患者发热及长期卧床有关	1. 保持床单清洁干燥，平整、无渣屑，出汗多时及时擦洗，更换干净衣裤 2. 每2~3小时协助翻身一次，避免局部皮肤长时间受压，促进局部血循环，避免摩擦力和剪切力。翻身时应尽量将患者身体抬起，避免拖、拉、推等动作，以防擦伤皮肤 3. 加用气垫床或海绵，对于骨突处皮肤较薄部位，给予敷料保护 4. 保持皮肤清洁干燥，有大小便失禁、出汗、呕吐及分泌物多者，应及时擦洗干净，以保护皮肤免受刺激 5. 加强营养，多进食高蛋白、高热量、高纤维素食物，以增强抵抗力 6. 严格床旁交接班	患者未发生压疮
2. 潜在并发症：下肢深静脉血栓	1. 做好宣传教育工作，给患者和家属讲解发生下肢深静脉血栓的病因、危险因素及后果 2. 避免高胆固醇饮食，给予低脂、富含维生素的饮食，多饮水，保持大便通畅，必要时给予缓泻剂 3. 卧床患者至少每2小时翻身一次，鼓励并督促其在床上主动伸屈健侧下肢，做屈趾、屈背、内外翻以及足踝的翻转运动，由护士或家属被动按摩患者下肢肌肉 4. 穿刺部位的选择：静脉输液或采血时，应避免在下肢静脉或股动脉穿刺，特别是下肢反复穿刺，静脉输液和采血宜选用上肢浅静脉，动脉采血可选用桡动脉穿刺	患者未发生下肢静脉血栓

五、安全管理

1. 风险管理　对于高热并有抽搐的中枢神经系统感染患者，有坠床、防跌倒的风险，将防范措施落实到位，避免坠床不良事件的发生。

2. 疾病安全管理　中枢神经系统感染患者表现复杂，密切观察患者意识、瞳孔及生命体征情况，注意观察发热的热型及相伴的全身中毒症状程度，注意观察抽搐时表现及持续时间，预防舌咬伤、窒息的发生，保证患者的护理安全。

六、延续护理

（1）遵医嘱用药，观察用药后反应。

（2）避免其他系统感染，增加营养，增强抵抗力。

（3）养成良好的个人卫生习惯，适当运动，注意劳逸结合。

（4）饮食均衡，多食新鲜水果、蔬菜。

（5）合理安排作息，保持良好心态。

（6）加强肢体功能锻炼和日常生活活动训练，减少并发症。

（7）定期复查。

七、专业前沿知识

通过腰椎穿刺检查脑脊液成分对中枢神经系统炎症性疾病的诊断与鉴别诊断具有非常重要的意义。对于我们护理人员来说掌握腰椎穿刺后护理尤为重要。治疗原则主要是消灭或抑制病原体，这常常需要外力的介入，如抗菌药物以及清除病灶等。激发或促使机体的体液及细胞免疫机制有适度的改善，以增强防御及修复能力也很重要。要是消灭或抑制病原体，这常常需要外力的介入，如抗菌药物以及清除病灶等。激发或促使机体的体液及细胞免疫机制有适度的改善，以增强防御及修复能力也很重要。

1. 体位 嘱术后去枕平卧 4~6 小时，不可抬高头部，以防穿刺后反应，如头痛、恶心、呕吐、眩晕等。术后患者去枕平卧 4~6 小时，多饮水，协助生活护理。

2. 病情观察 观察有无头痛、腰痛，有无脑疝及感染等穿刺后并发症。

3. 防感染 保持穿刺部位的纱布干燥，观察有无渗液及渗血。颅内压增高的患者，穿刺后注意血压、脉搏及呼吸变化，警惕脑疝发生。穿刺时放脑脊液不宜过多，穿刺后须绝对卧床休息。必要时静脉输入甘露醇后再进行腰椎穿刺术。

4. 防颅内压综合征 穿刺针头过粗或起床活动过早，会使脑脊液自硬膜穿孔处外漏而引起颅内压综合征，表现为坐起或站立时头痛加重，平卧位头痛减轻，重者会头晕、恶心、呕吐，应采取静脉输入低渗盐水以改善症状。

病例7 吉兰-巴雷综合征

一、病历汇报

【现病史】患者男性，58岁。主因双手麻木6天，进行性四肢无力4天入院。患者既往体健，此次缘于6天前感冒后出现双手麻木，4天前出现双上肢无力，渐加重并渐累及双下肢，行走不稳。当地曾以"低钾"予输液治疗无好转，并出现抬头无力，憋气。无抽搐，无晨轻暮重感。自理能力评分为65分，为轻度依赖。测 T 36.8℃，P 88次/分，R 18次/分，BP 140/80mmHg。患者精神萎靡，睡眠差，进食、饮水偶有呛咳，大小便正常，饮食为半流食。

【既往史】既往糖尿病史5年，口服阿卡波糖、二甲双胍，血糖控制相对稳定，房颤病史10余年，平日口服阿司匹林，无肝炎及结核病史和接触史，无手术及外伤史，无药物及食物过敏史。上呼吸道感染病史10余天。

【实验室检查】心电图示：T波改变，房颤律；头CT：未见明显异常；肺CT：双肺炎症；肌电图示：神经源性受损。

【查体】神志清，言语流利，双侧瞳孔直径3mm，对光反射灵敏，鼻唇沟不浅，伸舌居中，吞咽困难，饮水呛咳，抬头不能，四肢肌张力正常，四肢肌力四级，双肺呼吸音粗糙，双肺未闻及干湿啰音，心律齐，心音有力，各瓣膜听诊区未闻及杂音。四肢皮肤针刺觉正常，腱反射（+），双侧巴宾斯基征阴性，洼田饮水试验Ⅱ级。

【入院诊断】吉兰-巴雷综合征（GBS）；房颤；糖尿病。

【主要治疗措施】给予阿司匹林、阿卡波糖、二甲双胍、普罗布考口服抗血小板凝集、降糖、稳定血管斑块治疗，丙球冲击，舒血宁、肌氨肽苷、阿洛西林静脉滴注以增强抵抗力、活血化瘀、改善脑代谢治疗。

二、经评估提出以下护理问题

护理问题	护理措施	护理评价
1. 低效型呼吸形态与周围神经损害、呼吸机麻痹有关	1. 给予血氧饱和度监测，持续低流量给氧，保持输氧管道通畅 2. 保持呼吸道通畅，指导患者半坐位，鼓励患者深呼吸及有效咳嗽，及时清除口、鼻腔和呼吸道分泌物，必要时吸痰 3. 备好抢救用物，如吸引器、口咽通气管等设备	患者呼吸困难症状较前减轻
2. 潜在并发症：猝死	1. 心电监测，及时发现心率及心律的变化，每1~2天更换电极片1次或电极片松动时随时更换，并观察患者有无皮肤发红、瘙痒等过敏反应 2. 监测电解质和酸碱平衡状况，遵医嘱用药 3. 备好急救药物和抢救设备，如除颤器等，随时准备抢救 4. 控制输液速度	患者未发生猝死
3. 有误吸的风险 与肌麻痹导致吞咽障碍有关	1. 指导患者进食取健侧卧位或半卧位 2. 进食黏稠糊状食物，避免使用吸管，用小勺小口喂食，动作缓慢，要给患者充足的时间，勿催促患者 3. 备好负压吸引装置 4. 随时观察患者吞咽功能，发现异常及时与医生沟通	患者未发生误吸
4. 潜在并发症：出血	1. 密切观察患者皮肤黏膜及牙龈有无出血，尿便有无出血，用软毛刷刷牙，避免进食干硬及过热食物 2. 延长注射部位按压时间 3. 嘱患者勿用坚硬物挖耳抠鼻以免引起出血 4. 监测大便有无潜血	患者无出血

护理问题	护理措施	护理评价
5. 有受伤的危险　与患者肢体无力有关	1. 加用床档，防止坠床，并悬挂防坠床标识，嘱家属 24 小时陪护，勿倚靠床档 2. 教会患者使用呼叫器，将常用物品放在患者易取处 3. 嘱家属禁用热水袋，防止烫伤 4. 做好宣教，加强巡视，保持病房整洁，光线充足，穿合适的衣裤	患者未发生受伤
6. 潜在并发症：低血糖	1. 充分了解患者使用降糖药物情况，并告知患者和家属不能随意更改降糖药物剂量 2. 按药物使用要求正确服药 3. 备好血糖仪，进餐前后测血糖，并做好记录，以便及时调整胰岛素或降糖药物剂量 4. 随身备糖块，出现心慌、大汗、全身乏力等低血糖症状，及时服用糖块	患者未发生低血糖
7. 知识缺乏　与不了解相关知识有关	1. 向患者提供吉兰 - 巴雷综合征疾病及用药相关知识，告诉患者需要注意的事项 2. 评估患者的知识程度，提供患者所需的学习材料 3. 宣教糖尿病相关饮食	患者与家属部分了解相关知识，掌握了自我护理的知识
8. 睡眠型态紊乱　与患者不适应病房环境有关	1. 保持病室安静舒适，避免大声喧哗，暗化病室 2. 睡前勿饮咖啡、浓茶等，用温水泡脚 3. 各项护理操作尽量集中进行，做到脚步轻、操作轻、关门轻	患者每晚睡眠 6～7 小时

　　患者入院后第四天，体温 38℃，肌力进行性下降，双上肢肌力 Ⅱ 级，双下肢肌力 Ⅲ 级，吞咽困难，洼田饮水试验 Ⅴ 级，给予留置胃管，痰液较多，不能自行咳出，目前三日未排大便。患者自理能力评分为 35 分。经评估提出以下护理问题。

护理问题	护理措施	护理评价
1. 清理呼吸道无效与肌麻痹致咳嗽无力，分泌物增多有关	1. 每2小时给予翻身叩背一次 2. 备好负压吸引器，及时清除口腔、鼻腔内分泌物 3. 提供高热量、高蛋白质、富含维生素食物，维持适宜的温湿度，注意保暖 4. 遵医嘱使用祛痰剂或雾化吸入 5. 必要时行气管切开	患者能自行咳出少量痰液
2. 体温过高与肺部炎症有关	1. 遵医嘱给予抗炎药物治疗或物理降温 2. 出汗较多时及时更换衣服，注意保暖避免受凉 3. 保持室内空气清新，每日2次通风，每次30分钟 4. 家属减少探视，避免交叉感染	患者体温降至正常
3. 便秘与长期卧床有关	1. 饮食以清淡易消化的流食、半流食为主，添加新鲜蔬菜和水果、含铁食物，多饮水，保持大便通畅 2. 顺时针按摩腹部 3. 必要时给予开塞露或通便灌肠，保持大便通畅 4. 病情允许时，做适当活动	患者自行排便一次
4. 有导管脱落的危险与留置胃管有关	1. 使用导管固定贴妥善固定导胃管，悬挂防导管脱落标识 2. 翻身活动时首先安置好胃管，避免牵拉、拖拽 3. 使用约束带束缚双手，避免意外拔管 4. 向患者及家属宣教防护措施	患者未发生脱管
5. 有皮肤完整性受损的危险与患者卧床有关	1. 悬挂防压疮标识，保持床单清洁、平整、干燥，无渣屑，出汗多时，及时擦洗，更换干净衣裤 2. 每2~3小时协助翻身一次，避免局部皮肤长时间受压，促进局部血循环，避免摩擦力和剪切力 3. 加用气垫床或海绵，对于骨突处皮肤较薄部位，给予敷料保护 4. 及时清理大小便，保持皮肤清洁	患者未发生压疮

三、其他护士评价

护理问题	护理措施	护理评价
1. 焦虑 与患者突然发病，缺乏自理能力及疾病相关知识有关	1. 耐心向患者讲解疾病的相关知识，消除其心理紧张及顾虑，能使之积极配合治疗和休息 2. 多与患者沟通，使患者树立自信心 3. 与患者家属交流，让家属多做鼓励，使患者保持稳定的情绪，避免刺激，情绪激动 4. 经常巡视患者，了解患者需要，帮助患者解决问题 5. 保持环境安静，减少感官刺激	患者焦虑情绪较前减轻
2. 躯体活动障碍 与四肢肌肉进行性瘫痪有关	1. 协助并指导家属为其进行四肢主动和被动运动 2. 每天全身温水擦拭 1~2 次，促进肢体血液循环	患者能进行简单活动
3. 生活自理缺陷 与四肢无力有关	1. 将日常用物放置患者床头伸手可及处 2. 协助日常生活 3. 协助大小便 4. 按摩受压部位周围皮肤 5. 协助患者活动肢体 6. 指导患者护理引流管 7. 病情平稳，协助患者下床活动	患者生活仍不能完全自理

四、护士长评价

1. 查房效果评价 通过今天的查房大家也学习了不少知识，通过查房可以了解患者治疗护理措施的效果，以及护理中下级护士思考和护理不完善的地方，了解患者没有被发现的问题和需要，从而将护理质量逐步提高，希望在大家共同努力下确保护理安全，以达到优质护理服务的目标。

2. 护理措施落实评价 我们在日常护理工作中都要注意，我们制定的护理措施与实际操作应该是一一对应的。管床护士提出的各项护理措施均落实到位，并且能够随着患者的病情变化动态评估患者自理能力，动态修订护理计划单，提出表扬。

3. 护理问题评价 补充护理问题。

护理问题	护理措施	护理评价
1. 潜在并发症：深静脉血栓形成	1. 做好宣传教育工作 给患者和家属讲解发生 DVT 的病因、危险因素及后果。避免高胆固醇饮食，给予低脂、富含维生素的饮食，多饮水，保持大便通畅，必要时给予缓泻剂 2. 卧床患者至少每 2 小时翻身一次，鼓励并督促其在床上主动伸屈健侧下肢，做屈趾、屈背、内外翻以及足踝的翻转运动，由护士或家属被动按摩患侧下肢比目鱼肌和腓肠肌 3. 穿刺部位的选择 静脉输液或采血时，应避免在下肢静脉或股动脉穿刺，特别是下肢反复穿刺。静脉输液和采血宜选用上肢浅静脉，动脉采血可选用桡动脉穿刺 4. 指导患者深呼吸及有效咳嗽，促进血液循环	患者未发生下肢静脉血栓
2. 吞咽障碍　与脑神经受损所致延髓麻痹咀嚼肌无力有关	1. 给予患者留置胃管 2. 嘱患者做空吞咽动作，每次 15 分钟，每日两次 3. 咽部行电刺激疗法	患者目前洼田饮水试验 IV 级
3 恐惧　与呼吸困难、害怕气管切开有关	1. 帮助患者找出恐惧的原因 2. 进行必要的安慰与鼓励，提供安静的环境，使其配合治疗，保证充分休息 3. 指导患者使用放松术，如深呼吸、听音乐等	患者恐惧情绪较前减轻

五、安全管理

1. 风险管理　针对吉兰 - 巴雷综合征患者，由于存在肢体活动障碍，应进行压疮危险因素的评估，应做好翻身拍背，指导进行主动和被动活动，将防范措施落实到位，避免患者出现压疮及下肢静脉血栓问题。

2. 疾病安全管理　针对吉兰 - 巴雷综合征患者，密切观察患者吞咽功能、呼吸及血氧饱和度情况，发现异常及时通知医生，杜绝误吸不良事件发生。

六、延续护理

（1）遵医嘱用药，观察用药后反应。

（2）避免其他系统感染，增加营养，增强抵抗力。

（3）养成良好的个人卫生习惯，适当运动，注意劳逸结合。

（4）饮食均衡，多食新鲜水果、蔬菜。

（5）合理安排作息，保持良好心态。

（6）加强肢体功能锻炼和日常生活活动训练，减少并发症。

（7）定期复查。

七、专业前沿知识

（一）如何护理吉兰 - 巴雷综合征患者能够缩短康复时间

吉兰 - 巴雷综合征患者往往生活不能自理，需要家人及医生护士的细心照顾。护理吉兰 - 巴雷综合征患者也是非常重要的一个环节，因为如果做好了护理吉兰 - 巴雷综合征患者的工作，很可能会帮助患者尽快康复。

（1）康复期的护理工作：在患者康复期要勤为患者用温水擦拭身体，保持患者床位的整洁。同时也要注意使患者的肢体常保持温暖的状态。多为患者做按摩，由于患者翻身不方便，所以要协助患者翻身，2 小时保证患者翻一次身。

（2）对患者日常生活的护理：患者不同于正常人，所以需要在日常生活尤其是饮食方面做好护理。由于患者活动不便，所以可能需要喂食，所以我们要注意速度与温度都要适中。另外，患者在大小便时最好被搀扶着，以避免不必要的伤害。恢复期患者爱出汗，所以要勤为患者擦拭。患者若吞咽困难就要给予鼻饲，注意既要保证足够的营养和水分，又要防止肺炎的发生。

（3）对患者的心理护理：由于吉兰 - 巴雷综合征患者的意识往往是比较清醒的，本病起病急，进展快，患者常因呼吸费力而紧张，害怕呼吸停止和气管切开，恐惧死亡。所以我们就要主动关心患者，耐心倾听患者的感受，给予患者尽可能多的安慰，使之情绪稳定。教会患者怎样放松心情，并且使之树立早日康复的信心。

（二）脑脊液过滤

脑脊液（CSF）过滤是一种新兴的免疫治疗方法，有研究发现CSF过滤能有效缩短吉兰-巴雷综合征患者的住院时间并减少后遗症。CSF过滤是指抽取患者CSF后，通过CSF过滤器去除或减少CSF中的致病成分。有研究发现GBS患者CSF中钠通道阻滞因子和r干扰素诱导蛋白升高，故有学者认为其治疗机制可能与去除或减少了GBS患者CSF中升高的上述炎症介质有关。有关CSF过滤器的治疗指征、最佳治疗时机、每次过滤的量及次数的研究较少，有待进一步探索。Wollonsky等的前瞻性研究发现CSF过滤与血浆置换具有相似疗效，CSF过滤组除CSF中淋巴细胞数短暂升高外，较血浆置换组无明显临床并发症，故认为CSF过滤可能对GBS治疗具有重要临床意义。对其副作用的研究还有待在实践中发现和探索。

病例8　三叉神经痛

一、病历汇报

【现病史】患者女性，50岁，主因发作性左侧口面部疼痛2月，加重伴头晕，头沉10天入院。患者缘于入院前2月出现左侧口面部疼痛，呈电击样疼痛，轻触左侧口嚼出可诱发疼痛，每次约持续数秒钟，每天发作数次，无恶心、呕吐，无意识障碍及肢体活动障碍，无头晕、视物旋转，无耳鸣、耳聋。入院前10天无明显诱因出现上述疼痛加重，伴头晕、头沉，而来院就诊。测T 36.9℃，P 90次/分，R 20次/分，BP 160/98mmHg。

【既往史】既往有"甲状腺功能亢进症史""冠心病史"，未监测血压规律用药。

【实验室检查】头部核磁示脑内多发腔隙性脑梗死，脑白质疏松；血清蛋白 25g/L。

【查体】患者神志清楚，语言流利，体检合作，双侧瞳孔等大等圆，直径 3mm，对光反射灵敏。左侧角膜反射迟钝，咀嚼肌无力。双侧鼻唇沟对称，伸舌居中，颈无抵抗，四肢肌力 5 级，肌张力正常，双侧腱反射对称，病理征阴性，劲软，脑膜刺激征（−），粗查深浅感觉和共济运动未见明显异常，心肺听诊未闻及明显异常。

【入院诊断】原发性三叉神经痛。

【主要治疗措施】给予镇痛药物治疗，必要时行封闭治疗或手术治疗。

二、经评估提出护理措施如下

护理问题	护理措施	护理评价
1. 疼痛：面部疼痛与三叉神经受损（发作性放电）有关	1. 观察患者疼痛的部位、性质，了解疼痛的原因及诱因 2. 与患者探讨减轻疼痛的方法与技巧 3. 遵医嘱正确服用止痛药 4. 保持周围环境安静、室内光线柔和、避免刺激 5. 选择清淡、无刺激的软食流食	患者目前疼痛症状可以忍受
2. 自我形象紊乱 与疼痛频繁发作有关	1. 指导患者保持心情愉快，合理休息，适度娱乐 2. 协助患者做好生活护理 3. 心理护理：允许患者表达内心感受，给予心理支持，鼓励其树立战胜疾病的信心	患者形象较前好转
3. 焦虑 与疼痛反复、频繁发作有关	1. 帮助患者树立战胜疾病的信心，积极配合医生治疗 2. 关心患者，向患者讲解疾病及护理的相关知识 3. 鼓励患者参加适度的娱乐活动，保持心情愉悦	患者目前情绪稳定
4. 知识缺乏 缺乏与疾病相关知识	1. 告诉患者疾病的特点及诱发因素 2. 指导患者遵医嘱合理用药 3. 向患者及家属讲解可能出现的病情变化，如有异常及时就诊	患者及家属对疾病的治疗、预防及观察有所了解

三、其他护士评价

护理问题	护理措施	护理评价
营养失调：低于机体需要量 与面部疼痛引起的进食困难有关	1. 指导家属为患者提供清淡、无刺激的软食或流质饮食 2. 增加营养，保证机体需要量 3. 避免进食生硬、油炸食物 4. 向患者提供能够引起食欲的食物	患者目前食欲有所增强

四、护士长评价

1. 查房效果评价　通过此次查房我们对三叉神经痛有了进一步了解，同时明确了患者存在的主要护理问题，应采取的主要护理措施和护理重点。

2. 护理措施落实评价　管床护士提出的护理问题均已落实到位。注意做好患者的心理护理，三叉神经痛不是短时间就可以治愈的，作为护士要及时观察患者的心理变化，多与患者进行沟通，关心、理解、体谅患者，帮助患者减轻心理压力和焦虑情绪，增强战胜疾病的信心。

3. 护理问题评价　补充护理问题。

护理问题	护理措施	护理评价
潜在并发症：猝死 与疼痛刺激有关	1. 密切观察患者疼痛的性质、时间及表现 2. 监测生命体征的变化，如有异常及时通知医生 3. 耐心倾听患者主诉，及时发现患者有无心绞痛等症状 4. 备好急救药物和抢救设备，如除颤器等，随时准备抢救	患者未发生猝死

五、安全管理

1. 风险管理　针对有冠心病、高血压病史的三叉神经痛患者，应加强病情观察，防止疼痛刺激诱发猝死等不良后果的发生，同时也应随时观察患者情绪的变化，防范措施落实到位，避免发生意外。

2. 疾病安全管理 在患者服用药物期间，注意观察用药反应，患者不可随意更换药物或自行停药，如有异常，及时通知医生。

六、延续护理

（1）饮食要有规律：宜选择质软、易嚼食物。因咀嚼诱发疼痛的患者，则要进食流食，切不可吃油炸物，不宜食用刺激性、过酸过甜食物以及寒性食物等；饮食要营养丰富，平时应多吃些含维生素丰富及有清火解毒作用的食品；多食新鲜水果、蔬菜及豆制类，少食肥肉，多食瘦肉，食品以清淡为宜。

（2）吃饭、漱口、说话、刷牙、洗脸动作宜轻柔，以免诱发扳机点而引起三叉神经痛。不吃刺激性的食物，如洋葱等。

（3）注意头、面部保暖，避免局部受冻、受潮，不用太冷、太热的水洗面。

（4）保持精神愉快，避免精神刺激；尽量避免触及"触发点"；起居规律，室内环境应安静，整洁，空气新鲜。适当参加体育运动，锻炼身体，增强体质。

（5）定期复诊，术后每一个月复查一次，三个月、半年后每半年复查一次，至少复查两年。如有疼痛、不适要及时回医院复查。

六、专业前沿知识

手术治疗可考虑半月神经节经皮射频热凝治疗或三叉神经终末支或半月神经节内感觉支切断术或行微血管减压术。显微血管减压术（MVD）是目前原发性三叉神经痛首选的手术治疗方法。手术适应证包括：经影像学检查确认三叉神经为血管压迫者；其他治疗效果、差愿意接受手术者；压迫三叉神经产生疼痛的血管称之为"责任血管"，常见的有"小脑上动脉""小脑前下动脉""基底动脉"。绝大多数患者术后疼痛立即消失，并保留正常的面部感觉和功能，不影响生活质量。此外神经导航联合电生理监测辅助下半月神经节射频热凝术治疗原发性三叉神经痛，是用神经导航联合电生理监测技术精确定位半月神经节靶点，可提高手术的安全性及临床疗效。

第二部分 护理教学查房

病例 脑梗死

一、学生进行病历汇报

【入院诊断】脑梗死。

【现病史】患者李某，男，61岁，主因言语不利伴右侧肢体无力6.5小时，急诊以"急性脑梗死"收入院。测T 37.0℃，P 76次/分，R 19次/分，BP 143/90mmHg。

【既往史】既往高血压病史10年，2型糖尿病史5年，未规律服药。

【实验室检查】头颅CT示：双侧基底节及半卵圆中心多发腔隙性脑梗死及软化灶。

【查体】患者神志清，言语欠流利，双侧瞳孔正大等圆，直径约3mm。对光反射灵敏。左侧肢体肌张力正常，右侧肢体肌张力降低，左侧肢体肌力V级，右侧肢体肌力Ⅱ级，右侧腱反射减弱、右下肢的巴宾斯基征阳性。洼田饮水试验Ⅱ级。

【主要治疗与措施】低盐低脂糖尿病半流食，给予活血化瘀、舒脉通络、改善循环、营养脑细胞，清除自由基、抗凝、降糖等药物治疗。

二、经评估提出以下护理问题

护理问题	护理措施	护理评价
1. 躯体活动障碍与运动中枢损害有关	1. 生活护理：根据患者的自理能力，给予相应的协助，如穿衣、进食、洗漱等，增进舒适感，满足患者基本生活需求 2. 运动训练：鼓励患者主动活动，选择合适的运动方式、持续时间、运动频度等，如进行 Bobath 式握手训练、桥式运动、床上翻身等 3. 应用保护性床档，经常用的物品置于床头患者伸手可取处，防止坠床和跌倒 4. 心理护理：鼓励患者表达内心感受，给予心理支持，树立战胜疾病的信心 5. 按时巡视患者	患者适应运动障碍状态
2. 语言沟通障碍与语言中枢损害有关	1. 向患者解释言语不利原因，关心、体贴、尊重患者 2. 鼓励患者表达自己的需要，应用简单有效的方式进行沟通 3. 进行语言康复训练	患者能够与他人进行有效沟通
3. 有皮肤完整性受损的危险	1. 保持床单位干净整洁，无褶皱，无渣屑 2. 翻身拍背 2 小时一次，适当按摩骨隆突处 3. 每次变换体位时，观察容易发生压疮的部位，避免推拉动作，以免损伤皮肤 4. 食用高蛋白、高维生素、高热量饮食，维持足够的体液摄入，以保持体内充足水分	患者皮肤完整
5. 知识缺乏 缺乏对疾病认知	1. 向患者及家属讲解疾病发生的原因、发展及预后 2. 指导患者饮食治疗、康复等相关知识	患者已基本了解疾病及相关知识
6. 焦虑 与活动障碍有关	1. 鼓励患者表达自己的情感，发泄自己的情绪 2. 向患者解释疾病的发生、发展及预后，帮助患者树立战胜疾病的信心	患者目前情绪稳定

三、床边查体评价

1. 学生床边查体 学生来到患者床旁，为患者测量体温、血压、脉搏（生命体征测量技术操作）。指导患者两侧肢体进行活动，根据患者的活动程度，判断两侧肌力情况（肌力判断技术操作）。持手电筒从外向内观察两侧瞳孔形状、大小、是否等大，瞳孔对光反射（瞳孔判断技术操作）。

2. 带教老师床旁指导 指导学生采用直接对光反射判断瞳孔，嘱患者目视前方，观察者一手持手电筒从外向内移动照射，观察瞳孔受到光线刺激后的反应，移开手电筒后观察瞳孔是否迅速复原。

四、总结与讨论

1. 学生总结患者护理问题

新发现/未解决护理问题	护理措施	护理评价
1. 潜在并发症：坠积性肺炎	1. 观察患者的呼吸情况，评估气道通畅度，需要时吸痰，保持呼吸道通畅 2. 改善营养状况，保证每日入水量 3. 协助患者变换体位，翻身叩背，以利于痰液排出 4. 严格执行消毒隔离制度及无菌操作，保持病房空气清新	患者未发生坠积性肺炎
2. 潜在并发症：下肢深静脉血栓	1. 早期下地活动 2. 适当饮水和补充液体 3. 适当的体位和肢体活动 4. 注意观察深静脉血栓的早期表现，观察要点包括：肢体的皮肤温度、色泽、弹性；肢体的围度和压痛；患者的感觉异常 5. 避免下肢进行输液、穿刺	患者未发生下肢深静脉血栓
3. 潜在并发症：低血糖	1. 充分了解患者使用降糖药物情况，并告知患者和家属不能随意更改降糖药物剂量 2. 按药物使用要求正确服药 3. 备好血糖仪，进餐前后测血糖，并做好记录，以便及时调整胰岛素或降糖药物剂量 4. 随身备糖块，出现心慌、大汗、全身乏力等低血糖症状，及时服用糖块	患者未发生低血糖

新发现/未解决护理问题	护理措施	护理评价
4. 潜在并发症：出血	1. 密切观察患者皮肤黏膜及牙龈有无出血，尿便有无出血，用软毛刷刷牙，避免进食干硬及过热食物 2. 延长注射部位按压时间 3. 嘱患者勿用坚硬物挖耳、抠鼻以免引起出血	患者无出血
5. 潜在并发症：有失用综合征的危险	1. 早期康复干预，告知患者及家属早期康复的重要性、训练内容与康复时间 2. 保持良好的肢体位置，应用软枕予以支持 3. 重视患侧刺激进行有效的床上运动训练 4. 综合治疗，指导患者合理选用针灸、理疗、按摩等辅助治疗，以促进运动功能恢复	未发生肢体失用萎缩

2. 带教老师护理问题评价

护理问题	护理措施	护理评价
1. 有误吸的风险与吞咽障碍有关	1. 指导患者进食取健侧卧位或半卧位，床头抬高30° 2. 进食黏稠糊状食物，避免使用吸管，用小勺小口喂食，动作缓慢 3. 给予患者充足的进食时间，勿催促患者，让患者将食物进行充分咀嚼后再咽下，每口不可过大 4. 保证进食环境的安静、清洁，让患者集中精力进食，降低误吸发生率 5. 进食前尽量不为患者做任何护理，以减轻其不良情绪 6. 随时观察患者吞咽情况，发现异常及时与医生沟通 7. 备好负压吸引装置	患者未发生误吸

3. 带教老师技术操作评价　学生为患者进行神经科专科查体，能够正确判断肌力及测量瞳孔。

4. 护士长对查房整体效果评价　今天的护理查房，使我们对脑梗死的有关知识有了进一步的认识和了解。我们学到了很多东西，如肌力的判断、瞳孔的测量，达到了教学目标。下一步护理重点是我们要听取患者不适主诉，做好心理护理与康复指导。有烦躁不安者，加床档，防止坠床，遵医嘱准确用药，并观察药物疗效与副作用。希望大家要多看多学多问，认真、仔细、理解患者，指导患者进行规律的、有效的肢体功能锻炼，尽快恢复健康，重返社会！

五、参与查房学生个人总结

A 护士：通过这次教学查房，我对神经内科的疾病及护理有了更深一步的了解，丰富了我的知识储备。

B 护士：这次查房，通过演示瞳孔及肌力的判断方法，更加直观地学习并掌握了瞳孔及肌力的判断，加深了我对神经科查体的认识。

C 护士：这次查房最大的收获是学习了神经科常用药物的药理作用、不良反应及注意事项。

D 护士：通过这次查房，我学习到了躯体活动障碍患者运动训练的基本方式，认识到康复锻炼对患者生活的重要性。

E 护士：这次查房让我深刻认识到，要动态并全面评估患者，对可能发生以及潜在风险，及时规避，才能更好地保证患者安全，促进患者早日回归家庭、回归社会。

第五章　内分泌与代谢性疾病

第一部分　护理业务查房

病例 1　糖尿病

一、病历汇报

【现病史】患者缘于 14 年前无明显诱因出现口渴、多饮、多尿、消瘦，体重减轻约十斤入院，无明显泡沫尿，于当地医院查血、尿糖高于正常，确诊为"糖尿病"。未能严格饮食控制，未定期监测血糖、尿糖，4 年前开始应用胰岛素治疗，目前应用"精蛋白生物合成人胰岛素注射液早 18IU、晚 18IU 餐前皮下注射"降糖治疗，伴四肢麻木、疼痛、视力减退，1 月前无明显诱因出现血糖控制欠佳，空腹血糖 10.0mmol/L 左右，为进一步治疗来诊，测 T 36.2℃，P 78 次/分，R 19 次/分，BP 160/100mmHg，门诊以"糖尿病"收住院。

【既往史】既往"高血压"病史 10 年，否认冠心病史、肝炎病史、结核病史、慢性阻塞性肺炎病史、消化性溃疡病史、慢性肾病史，曾有手术史，否认重大外伤史、输血史、药物过敏史、食物过敏史，预防接种按时进行。

【实验室检查】空腹葡萄糖 8.54mmol/L；三酰甘油 2.49mmol/L；糖化血红蛋白 9.1%；血管彩超：双侧颈动脉内-中膜不均匀增厚伴斑块形成，狭窄 <50%。

【查体】患者神志清，双肺呼吸音清，未闻及干、湿啰音。心律齐，心音有力，腹平软，全腹无压痛，肝脾未触及，肠鸣音正常。

双下肢无水肿，双下肢皮肤针刺觉减退，双足背动脉搏动减弱。

【入院诊断】2 型糖尿病；糖尿病性周围神经病变，糖尿病性视网膜病变；高血压病 2 级。

【主要治疗与措施】给予二级护理，低盐低脂糖尿病饮食，降血糖，降血脂等药物治疗。

二、经评估提出以下护理问题

护理问题	护理措施	护理评价
1. 潜在并发症：酮症酸中毒	1. 密切观察患者生命体征、意识、瞳孔、24 小时出入量、呼吸有无烂苹果味，遵医嘱定时监测电解质、酮体和渗透压等的变化，发现异常及时通知医生 2. 立即建立两条静脉通路，准确执行医嘱，确保液体和胰岛素的输入，严密记录患者生命体征和液体出入量，监测并记录血糖、尿糖、动脉血气及电解质变化，注意有无水、电解质及酸碱平衡紊乱 3. 患者绝对卧床休息，注意保暖，预防继发感染	目前患者无酮症酸中毒
2. 营养失调：低于机体需要量 与糖尿病患者胰岛素分泌和（或）作用缺陷引起糖、蛋白质、脂肪代谢紊乱有关	1. 合理饮食，定时定量，有利于减轻体重，控制高血糖和防止低血糖，改善脂代谢紊乱和高血压 2. 遵医嘱注射胰岛素，经常变换注射部位，以促进胰岛素吸收 3. 坚持高碳水化合物、低脂肪、适量蛋白质和高纤维膳食的饮食原则，忌吃油炸油煎食物，炒菜宜用植物油，少食动物内脏、虾子、鱼子，戒烟限酒，严格限制各种甜食，可根据营养评估结果适量补充维生素和微量营养素	患者多饮、多尿症状缓解，血糖水平正常

护理问题	护理措施	护理评价
3. 潜在并发症：低血糖	1. 护士应充分了解患者使用的降糖药物，并告知患者和家属不能随意更改药物剂量，活动量增加时，要减少胰岛素的用量并及时加餐，速效或短效胰岛素注射后应及时进餐 2. 患者出现心慌、大汗、手颤、饥饿感、四肢无力等低血糖症状时，通知医生并监测患者血糖 3. 患者出现上述低血糖症状时，及时测量血糖，根据病情进食糖果、含糖饮料或静脉注射 50% 葡萄糖 20～40ml 4. 嘱患者在身边，如床头桌备好糖果，以备低血糖时服用	目前患者未发生低血糖
4. 自理缺陷　与视网膜病变有关	1. 卧床期间，协助患者洗漱、进食、大小便、个人卫生等生活护理 2. 将患者经常使用的物品放在易拿取的地方，以减少患者寻找东西时的体力消耗 3. 呼叫器放在患者手边，听到铃声后立即给予答复 4. 告知患者穿防滑鞋，外出检查为其备好轮椅	患者能安全地进行自理活动
5. 潜在并发症：糖尿病足	1. 每天检查双足一次，了解足部有无感觉减退、麻木、刺痛感，观察足部皮肤有无颜色、温度改变及足部动脉波动情况 2. 每天进行适度的运动，避免同一姿势站立过久；坐位时，不要盘腿坐或两腿交叉坐 3. 积极戒烟 4. 选择合适的鞋袜，避免足部受伤，保持足部清洁，勤换鞋袜，避免感染，每天用中性肥皂和温水清洁足部，水温与体温相近即可。局部如有红、肿、热、痛，应立即治疗 5. 冬天使用电热毯或烤灯时谨防烫伤	未发生糖尿病足

三、其他护士评价

护理问题	护理措施	护理评价
1. 个人应对能力低下 与糖尿病性周围神经病变等多个并发症有关	1. 鼓励患者说出对治疗疾病和慢性疾病的感受，向患者解释这些感受是应对的正常表现 2. 鼓励患者制定更切合实际的目标，以免产生失望或失败感。如将自我注射胰岛素的目标分解成小目标（选择合适的穿刺部位，正确抽吸药液，准备注射等）来完成 3. 鼓励患者参与以前经常进行的安全和成功的活动	患者表示有能力应对
2. 有感染的危险 与血糖增高有关	1. 皮肤受伤后立即治疗：用肥皂和水洗伤口，然后用干燥消毒的纱布包扎伤口，注意不要用刺激性强的消毒剂 2. 遵医嘱给予抗炎药物治疗，并观察药物疗效及副作用 3. 注意个人卫生，勤洗澡、勤更换衣，洗澡水温不超过37℃，肥皂选用中性为宜，内衣以棉质、宽松、透气为好	患者无感染发生

四、护士长评价

1. 查房效果评价 通过这次查房我们对糖尿病性酮症有了更深刻的认识，在整体护理查房过程中，从患者实际出发检查护理诊断是否正确，护理目标是否明确，护理措施是否得当，健康教育是否到位，同时对发现的问题及时纠正和补充，提高了患者的生活质量和满意度。

2. 护理措施落实评价 管床护士提出的各项护理措施均落实到位。注意做好患者的健康宣教，告知患者保持良好的心情，主动参加人际交往，培养兴趣爱好，生活规律，注意个人卫生；出院后自觉遵守治疗饮食要求，限制盐、脂肪和糖的摄入，补充适量蛋白质，多吃蔬菜，限制饮酒，禁烟；制定运动计划，每天坚持锻炼20~30分钟，循序渐进，以不疲劳为宜；遵医嘱用药，注意药物剂量、用法、时间、药效等，勿自行更改药物剂量或停药，定期复查，了解病情控制情况，及时调整用药，如有不适及时就诊；告知患者及家属急性糖尿病的并发症，如低血糖反应、酮症酸中毒、高渗性昏迷等主要临床表现、观察方法及处理措施，掌握慢性并发症糖尿病足的预防护理知识；定期复诊，定时监测血糖、血脂。

3. 护理问题评价 补充护理问题。

护理问题	护理措施	护理评价
1. 活动无耐力 与严重代谢紊乱有关	1. 将患者生活必需品放在易拿取的位置，加强患者生活护理 2. 鼓励患者在床上进行肢体活动，以保持肌肉张力	患者掌握节力的原则
2. 知识缺乏：缺乏胰岛素注射方面知识	1. 胰岛素的常用注射部位有腹部、上臂外侧、大腿前外侧和臀部，腹部吸收胰岛素最快，其次分别为上臂、大腿和臀部 2. 每次注射前都要评估注射部位有无红肿、硬结、瘢痕 3. 胰岛素注射要避开神经、血管丰富的地方 4. 注射胰岛素时应严格无菌操作，针头一次性使用。使用胰岛素泵时，应定期更换导管和注射部位，以避免感染及针头堵塞 5. 注意轮换注射部位，以免在同一部位注射，引起皮下脂肪萎缩	患者掌握胰岛素注射知识

五、安全管理

1. 风险管理 针对有高血压病史的糖尿病患者，应进行坠床跌倒的评估，将防范措施落实到位，避免发生意外，同时加强患者的皮肤管理，预防糖尿病足。

2. 疾病安全管理 糖尿病的并发症有糖尿病足，在治疗过程中应每天检查患者双足 1 次，了解足部有无刺痛感；观察足部皮肤有无颜色、温度改变及足部动脉搏动情况；注意检查趾甲、趾间、足底部皮肤有无胼胝、鸡眼、甲沟炎、甲癣，是否发生红肿、青紫、水疱、溃疡、坏死等。定期做足部保护性感觉的测试，及时了解足部感觉功能变化，预防糖尿病足。

六、延续护理

（1）疾病知识指导应采取多种方法，如课堂一对一讲解、放录像、发宣传资料等，让患者和家属了解糖尿病的病因、临床表现、诊断与治疗方法，提高患者对治疗的依从性。教导患者外出时随身携带识别卡，以便发生紧急情况时及时处理。

（2）每年全面体检1~2次，以尽早防治慢性并发症。指导患者学习和掌握监测血糖、血压、体重指数的方法，了解糖尿病的控制目标。

（3）用药与自我护理指导，告知患者口服降糖药及胰岛素的名称剂量、给药时间和方法，教会其观察药物疗效和不良反应。使用胰岛素者，应教会患者或家属掌握正确的注射方法，开始治疗后还需进行随访。指导患者掌握饮食、运动治疗具体实施及调整的原则和方法，生活应规律，戒烟酒，注意个人卫生。指导患者及家属掌握糖尿病常见急性并发症的主要临床表现、观察方法及处理措施。掌握糖尿病足的预防和护理知识。指导患者正确处理疾病所致的生活压力，树立战胜疾病的信心。

七、专业前沿知识

恩格列净是新型降糖药物，与其他降糖药物联用能提升血糖控制效果，降低糖尿病患者心血管事件风险，可以降低患者的血压、尿酸、尿蛋白等。恩格列净联合普瑞巴林治疗DPN能够更好控制空腹血糖、2hPBG和HbA1c水平，降低血肌酐水平，有效改善患者体内的高血糖环境，抑制糖尿病进展，并对肾脏起到保护作用。

病例2 甲状腺功能亢进症

一、病历汇报

【现病史】患者缘于半年前无诱因出现体重减轻，约5kg，伴有恶心、呕吐，呕吐物为胃内容物，未予重视。2周前无明显诱因出现视物模糊、心悸、怕热、多汗、手颤，伴有大便次数增多，为2～3次/天，大便不成形，无明显多食、消瘦、乏力、易激惹，于当地医院查甲状腺功能提示"甲亢"，为进一步诊治就诊于我科门诊，查甲状腺彩超：甲状腺体积大，实质回声不均质减低。肝功能、血常规未见异常，诊断"甲亢"给予口服"他巴唑10mg 3次/日、心得安10mg 3次/日"治疗。目前患者主诉视物模糊、心悸、怕热、多汗，无下肢浮肿，无尿少，无呕吐、血便，无头晕、头痛。为进一步诊治来我院，测 T 36.8℃，P 120次/分，R 20次/分，BP 146/88mmHg，门诊以"甲亢"收住院。

【既往史】否认肝炎病史、结核病史、高血压病史、慢性阻塞性肺炎病史、消化性溃疡病史、慢性肾病史。6年前行痔疮手术，否认重大外伤史、输血史、药物过敏史、食物过敏史。预防接种按时进行。

【实验室检查】甲功结果 T_3 15.78nmol/1，FT_3 39.71pmol/L，FT_4 194.52pmol/L，hTSH 0.01μIU/ml，TG 33.33IU/ml；促甲状腺素受体抗体 16.33IU/ml。

【查体】患者神志清，双侧眼球突出，双眼睑无浮肿。双肺呼吸音清，未闻及干、湿啰音。心律齐，心音有力，腹平软，全腹无压痛，肝脾未触及，肠鸣音正常。双下肢无水肿，双下肢皮肤针刺觉减退，双足背动脉搏动减弱。

【入院诊断】甲状腺功能亢进症。

【主要治疗与措施】给予二级护理，低碘饮食，抗甲状腺激素、抑制甲状腺激素释放等药物治疗。

二、经评估提出以下护理问题

护理问题	护理措施	护理评价
1. 营养失调：低于机体需要量 与代谢率增高导致代谢需求大于摄入有关	1. 经常测量体重 2. 给予高热量、高蛋白、高维生素（尤其是复合维生素 B）饮食，并补充充足的水分。应增加奶类、蛋类、瘦肉等优质蛋白质摄入以纠正体内负氮平衡，每日饮水 2000～3000ml，鼓励患者多食新鲜蔬菜和水果。禁止摄入刺激性的食物及饮料，如浓茶或咖啡等，以免引起患者精神兴奋。忌食生冷食物，减少食物中粗纤维的摄入，避免食用含碘丰富的食物如海带、紫菜等，以免甲状腺激素合成增加 3. 指导患者正确应用药物，不可自行减量或停药，密切观察药物的不良反应，及时处理	目前患者营养均衡
2. 活动无耐力　与蛋白质分解增加有关	1. 嘱患者卧床休息，活动时以不感到疲劳为度，适当增加休息时间，防止病情加重 2. 保持环境安静，避免噪声和强光刺激，相对集中时间进行治疗、护理。甲亢患者因怕热多汗，应安排通风良好的环境，室温维持 20℃左右 3. 协助患者完成日常的生活自理，加强皮肤护理	患者经过治疗后乏力症状好转
3. 有组织完整性受损的危险　与突眼有关	1. 告知患者外出戴深色眼镜，减少光线、灰尘和异物的侵害。以眼药水湿润眼睛，避免干燥 2. 指导患者当眼睛有异物感、刺痛或流泪时，勿用手直接揉眼睛，可用 0.5% 氢化可的松溶液滴眼 3. 限制钠盐摄入，遵医嘱适量使用利尿药，以减轻组织充血、水肿	患者组织完整无受损

续表

护理问题	护理措施	护理评价
4. 潜在并发症：甲状腺危象	1. 观察患者生命体征变化和神志变化。若甲状腺危象发生，立即报告医师并协助处理 2. 立即吸氧：绝对卧床休息，呼吸困难时取半卧位，立即给予吸氧 3. 迅速建立静脉通路，遵医嘱用药，对症处理 4. 密切观察病情变化，准确记录24小时出入量，观察神志的变化	患者无甲状腺危象发生
5. 应对无效　与性格及情绪改变有关	1. 向患者及家属解释病情，提高他们对疾病的认知水平 2. 保持居室安静和轻松的气氛；避免提供兴奋、刺激的消息，以减轻患者激动、易怒的精神症状 3. 观察患者精神状态和手指震颤情况，注意有无焦虑、烦躁、心悸等甲亢加重的表现	患者恢复并保持足够的应对能力

三、其他护士评价

护理问题	护理措施	护理评价
1. 有跌倒的危险　与乏力有关	1. 向患者介绍病房环境，保持病室光线充足、无障碍物，告知患者呼叫器的使用方法 2. 嘱患者地面湿滑时切勿下床活动，平躺时拉好床档 3. 嘱家属24小时陪伴患者	患者无跌倒发生
2. 知识缺乏　缺乏用药知识	1. 指导患者坚持长期服药，并按时按量服用，不可随意减量和停药 2. 定期复查，服用抗甲状腺药物者应每周查血象1次，每隔1~2个月做甲状腺功能测定 3. 定期测量体重，脉搏减慢、体重增加是治疗有效的标志，如出现高热、恶心、呕吐、体重锐减、突眼加重等应及时就诊	患者掌握用药知识

四、护士长评价

1. 查房效果评价　通过这次查房我们对甲状腺功能亢进症有了进一步的了解，同时通过整体护理查房，及时掌握了甲亢患者病情变化及心理动态，针对不同的个体，制定了相应护理计划，实施有效的护理措施，从而为患者提供了更有效的护理。

2. 护理措施落实评价　管床护士提出的各项护理措施均落实到位。指导告知患者有关甲亢的知识和保护眼睛的方法，教会其自我护理。指导患者注意加强自我保护，上衣领宜宽松，避免压迫甲状腺，严禁用手挤压甲状腺以免 TH 分泌过多加重病情。鼓励患者保持身心愉快，避免精神刺激或过度劳累，建立和谐的人际关系和良好的社会支持系统。

3. 护理问题评价　补充护理问题。

护理问题	护理措施	护理评价
焦虑　与担心疾病预后有关	1. 解释情绪、行为改变的原因，使其理解敏感、急躁易怒等是甲亢临床表现的一部分，可因治疗而得到改善，以减轻患者的心理压力 2. 共同探讨控制情绪和减轻压力的方法，如缓慢的深呼吸、欣赏自己喜欢的轻松音乐、观赏轻松愉快的电视节目等，以缓解紧张情绪，增强应对能力	患者目前情绪稳定

五、安全管理

1. 风险管理　针对甲状腺功能亢进症的患者，应进行坠床跌倒及心理方面的评估，警惕甲状腺危象，注意眼部护理，将防范措施落实到位，避免发生意外。

2. 疾病安全管理　甲亢患者一旦出现高热（常在 39℃ 以上）、大汗、心动过速（140 次/分以上）、恶心、呕吐、腹痛、腹泻、烦躁不安，严重患者可有休克及昏迷等，应考虑发生甲状腺危象，立即通知医生，对症处理，必要时配合抢救。临床上高度怀疑本症及有危象前兆者应按甲亢危象处理。

六、延续护理

指导患者有关甲亢的知识和保护眼睛的方法，教会其自我护理。指导患者注意加强自我保护，上衣领宜宽松，避免压迫甲状腺，严禁用手挤压甲状腺以免 TH 分泌过多加重病情。鼓励患者保持身心愉快，避免精神刺激或过度劳累，建立和谐的人际关系和良好的社会支持系统。坚持遵医嘱按剂量、按疗程服药，不可随意减量和停药。每天清晨起床前自测脉搏，定期测量体重。脉搏减慢、体重增加是治疗有效的标志。若出现高热、恶心、呕吐、不明原因腹泻、突眼加重等，警惕甲状腺危象的可能，应及时就诊。

七、专业前沿知识

针对糖尿病合并甲状腺功能亢进症的患者，甲巯咪唑片可以有效地将甲状腺激素的合成进行抑制，通过对甲状腺过氧化物酶进行抑制从而导致其介导的络氨酸碘化以及耦联，使得氧化碘无法与甲状腺球蛋白相结合，对外周组织的 T_4 转化为 T_3 的过程进行抑制，而二甲双胍可以用来治疗采取饮食治疗以及运动治疗无效的 2 型糖尿病特别是肥胖型糖尿病，可以有效地改善患者的血糖水平，同时其可以将促甲状腺激素进行降低，如果对患者采取单独的针对性治疗，无法达到改善两类疾病的目的，两类疾病联合针对性治疗可以有效地改善患者临床症状，达到较佳的治疗效果。

病例 3　甲状腺功能减退症

一、病历汇报

【现病史】患者缘于 10 年前无诱因出现周身乏力，嗜睡，每日平均睡眠 12 小时以上，无明显声音嘶哑、大便干燥及皮肤干燥，无恶心、呕吐，未予重视。间断胸闷、胸痛，就诊于我院心内科，化验甲功五项 TSH 水平高于正常上限，经内分泌会诊确诊为"甲状腺功能减退症"，给予左甲状腺素 50μg 1 次/日替代治疗，出院后不规律应用左甲状腺素片 25～75μg 1 次/日，入院前曾停用左甲状腺素片 10 余天。半年前患者自觉上述症状加重，不思饮食，间断腹胀，双下肢浮肿，偶有心前区不适，多于情绪激动后发作，无发热，近期体重无明显变化。测 T 36.1℃，P 56 次/分，R 18 次/分，BP 114/66mmHg，为进一步治疗我院，门诊以"甲状腺功能减退症"收入我科。

【既往史】"冠状动脉粥样硬化性心脏病、不稳定型心绞痛、心功能Ⅰ级"病史 10 年。否认肝炎病史、结核病史、慢性阻塞性肺炎病史、消化性溃病史、慢性肾病史，否认手术史、外伤史、输血史、过敏史。预防接种按时进行。

【实验室检查】甲功九项：三碘甲状腺原氨酸 0.72nmol/L；甲状腺素 43.16nmol/L；游离甲状腺原氨酸 1.64pmol/L；游离甲状腺素 4.08pmol/L；促甲状腺素＞100.00pIU/ml；抗甲状腺球蛋白抗体 1031.39IU/ml。

【查体】患者神志清，双下肢浮肿，双肺呼吸音清，未闻及干、湿啰音，心律齐，心音有力，腹平软，全腹无压痛，肝脾未触及，肠鸣音正常。

【入院诊断】甲状腺功能减退症；冠状动脉粥样硬化性心脏病。

【主要治疗与措施】给予二级护理，普食，补充甲状腺素、活血化瘀、改善循环等对症治疗。

二、经评估提出以下护理问题

护理问题	护理措施	护理评价
1. 便秘　与代谢率降低及活动减少引起的肠蠕动减慢有关	1. 鼓励患者适当活动以刺激肠蠕动，促进排便 2. 鼓励患者进食蔬菜或者全麦制品，增加食物中纤维素含量 3. 指导患者进行腹部按摩，增加肠蠕动 4. 必要时遵医嘱给予缓泻剂	目前患者排便正常

续表

护理问题	护理措施	护理评价
2. 活动无耐力　与甲状腺激素不足有关	1. 充分卧床休息，根据患者的需要把常用的生活用品放在患者容易拿到的位置 2. 保持室内温度，适宜调节室温，避免病床靠窗，以免患者受凉，限制人员探视，相对集中时间进行治疗、护理操作 3. 协助患者完成日常的生活自理，如洗漱、进餐、如厕等	患者经过治疗后无力症状好转
3. 社交障碍　与精神情绪改变造成反应迟钝、冷漠有关	1. 多与患者交谈，关心患者，谈患者感兴趣的话题 2. 鼓励患者参加娱乐活动，调动患者参加活动的积极性 3. 给患者听活泼欢快的乐曲，使其心情愉悦	患者能保持良好的人际关系
4. 潜在并发症：黏液性水肿昏迷	1. 避免感染、寒冷、使用麻醉剂、镇静剂等诱发因素，严密观察病情变化 2. 若发生黏液性水肿昏迷，立即建立静脉通道，遵医嘱给予急救药物，保持呼吸道通畅，监测生命体征和动脉血气分析的变化，记录24小时出入量，注意保暖	患者目前没有发生昏迷
5. 知识缺乏　缺乏对疾病的认识及饮食相关知识	1. 患者饮食宜清淡，每日食盐量不超过2克，禁止食用肥肉、蛋黄、动物内脏、咸菜及腌制品 2. 告知患者本病的发病原因及注意事项 3. 嘱患者注意个人卫生，尽量减少出入人员密集的场所 4. 冬季注意保暖，防止着凉感冒	患者掌握相关知识

三、其他护士评价

护理问题	护理措施	护理评价
1. 焦虑　与担心疾病预后有关	1. 多与患者沟通，关心患者，鼓励患者倾诉自己的思想 2. 观察患者的精神状态，注意有无焦虑、烦躁等表现 3. 教育患者家属理解患者的行为，为患者提供心理支持 4. 鼓励患者表达内心感受，指导患者学习应对焦虑的技巧，如深呼吸、听轻音乐等	患者目前情绪稳定

续表

护理问题	护理措施	护理评价
2. 有皮肤完整性受损的危险 与皮肤粗糙有关	1. 观察皮肤弹性及水肿情况，有无水疱及破损，可局部涂抹润肤油 2. 鼓励患者适当活动，注意个人卫生，加强保暖	患者皮肤无破损

四、护士长评价

1. 查房效果评价　通过这次查房我们对甲状腺功能减退症有了进一步的了解，做到了以患者为中心，使护理工作真正落到实处，给患者创造了一个满意、舒适、整洁、规范的治疗环境。

2. 护理措施落实评价　管床护士提出的各项护理措施均落实到位。知道患者发病原因及注意事项，如药物过量或者药物引起甲状腺功能减退症患者应调整剂量或停药。注意个人卫生，预防感染和创伤。冬季注意保暖。慎用催眠、镇静、止痛、麻醉等药物。

3. 护理问题评价　补充护理问题。

护理问题	护理措施	护理评价
体温过低 与机体基础代谢率降低有关	1. 加强保暖，调节室温在 22 ~ 23℃之间，告知患者保暖防寒 2. 监测患者生命体征，观察有无寒战、皮肤苍白等体温过低表现及心动过缓等现象，及时处理	患者目前体温正常

五、安全管理

1. 风险管理　针对甲状腺功能减退症的患者，应注意精神状态和跌倒、坠床的评估，加强皮肤护理，警惕黏液性水肿昏迷的发生，将防范措施落实到位，避免发生意外。

2. 疾病安全管理　注意观察患者神志、生命体征的变化及全身黏液性水肿情况，每天记录患者体重。患者若出现体温低于35℃、呼吸浅慢、心动过缓、血压降低、嗜睡等表现，或出现口唇发绀、呼吸深长等症状，考虑发生黏液性水肿昏迷，立即通知医师并配合抢救处理。

六、延续护理

告知患者病因及注意事项，如甲状腺激素（左甲状腺素）过量或者药物引起甲状腺功能减退患者应调整剂量或停药。注意个人卫生，预防感染和创伤。冬季注意保暖。慎用催眠、镇静、止痛、麻醉等药物。指导患者自我监测甲状腺激素服用过量的症状，如出现多食消瘦、脉搏＞100 次/分、体重减轻、发热、大汗、情绪激动等情况时，及时报告医师。向患者讲解黏液性水肿昏迷发生的原因及表现，学会自我观察，若出现嗜睡、体温＜35℃、呼吸减慢、低血压、心动过缓等，应及时就医。指导患者定期复查心肝肾功能、甲状腺功能、血细胞等。

七、专业前沿知识

甲减的病因较复杂，其中常见的有甲状腺损坏、身体免疫障碍、垂体及下丘脑发生病变、不良用药等。早期甲状腺功能减退患者常以口服左甲状腺素钠片和甲状腺片为主，同时需配合检测甲状腺功能，使 TSH 水平维持在正常范围，甲状腺片和左甲状腺素钠片联合使用，能发挥双重 TSH 恢复功能，加速患者康复，促进甲状腺自我修复功能恢复。

病例4　垂体泌乳素瘤

一、病历汇报

【现病史】患者缘于 2 年前曾因头晕于我科住院，诊断为"垂体泌乳素瘤"，经对症支持治疗后，患者病情好转后出院，长期于内分泌门诊随诊，查泌乳素曾有数次升高，口服"溴隐亭"治疗，近期复查均正常，目前已停用"溴隐亭"，无视野缺损，无乳腺萎缩、阴毛脱落、溢乳等症状。2个月前患者无明显诱因出现四肢麻木伴腰痛、周身乏力，时有头昏沉感，偶有左手持物时物体坠落，无饮水进食呛咳，无口角流涎，无黑蒙，无肢体活动障碍，无恶心、呕吐，无腹痛、腹泻等症状。为进一步诊治来我院，测 T 36.1℃，P 82 次/分，R 19 次/分，BP 138/88mmHg，门诊以"垂体泌乳素瘤"收住院。

【既往史】"乳腺增生"病史 8 年，"血管迷走性晕厥"病史 2 年。否认冠心病病史、肝炎病史、结核病史、高血压病史、慢性阻塞性肺炎病史、慢性肾病史。否认手术史、重大外伤史、输血史、药物过敏史、食物过敏史。预防接种按时进行。

【实验室检查】促卵泡激素 5.38mIU/ml，泌乳素 824.9mIU/L；颈腰椎 CT 颈 5/6 椎间隙狭窄，腰 3/4、腰 4/5 椎间纤维环肢出。

【查体】患者神志清，双侧瞳孔对光反射灵敏，双肺呼吸音清，未闻及干、湿啰音。心律齐，心音有力，腹平软，全腹无压痛，肝脾未触及，肠鸣音正常，双下肢无水肿。

【入院诊断】垂体泌乳素瘤；乳腺增生；血管迷走性晕厥；腰间盘突出症。

【主要治疗与措施】给予二级护理，普食，溴隐亭口服对症治疗。

二、经评估提出以下护理问题

护理问题		
1. 有跌倒的危险 与头晕有关	1. 向患者介绍病房环境，保持病室光线充足、无障碍物，告知患者呼叫器的使用方法 2. 嘱患者地面湿滑时切勿下床活动，平躺时拉好床档 3. 嘱家属 24 小时陪伴患者	患者无跌倒发生

续表

护理问题	护理措施	护理评价
2. 活动无耐力与乏力有关	1. 嘱患者卧床休息，活动时以不感到疲劳为度。适当增加休息时间，防止病情加重 2. 保持环境安静，避免噪声和强光刺激，相对集中时间进行治疗、护理 3. 协助患者完成日常的生活自理，加强皮肤护理	患者经过治疗后乏力症状好转
3. 焦虑 与担心疾病预后有关	1. 保持病室安静、舒适，减少人员探视，各项护理操作应相对集中，减少打扰患者的机会 2. 鼓励患者表达内心感受，指导患者学习应对焦虑的技巧，如深呼吸、听轻音乐等	患者目前情绪稳定
4. 舒适的改变：腰痛 与腰间盘突出症有关	1. 采用缓解疼痛的方法，如缓慢深呼吸、听音乐、转移注意力等 2. 告知患者应保持情绪稳定，不要做剧烈运动 3. 必要时遵医嘱给予止痛药物，并观察用药反应及疗效	目前患者腰痛症状减轻

三、其他护士评价

护理问题	护理措施	护理评价
知识缺乏　缺乏用药知识	1. 服用溴隐亭可出现胃肠道反应，如恶心、呕吐等 2. 服药期间应注意要缓慢改变体位，不要突然起立、热水淋浴或泡澡，以免跌倒	患者掌握用药知识

四、护士长评价

1. 查房效果评价　通过这次查房我们对垂体瘤有了进一步的了解，同时也促进了护理知识积累及教学相长，通过查房提高了我们的学习积极性，增加专科知识，增强护士的学习热情和责任感。

2. 护理措施落实评价　管床护士提出的各项护理措施均落实到

位。注意做好患者的出院指导及药物副作用的指导。告知患者溴隐亭最常见的副作用是恶心、呕吐，另外还有头痛、眩晕、疲劳及体位性低血压等。

3. 护理问题评价　补充护理问题。

护理问题	护理措施	护理评价
有受伤的危险　与头晕、乏力有关	1. 嘱患者卧床休息，保持病室安静，避免大声喧哗，患者上厕所或外出时有人陪伴 2. 嘱患者地面湿滑时切勿下床活动，平躺时加好床档，家属 24 小时陪伴患者 3. 患者下床活动时，避免突然改变体位，经常使用的物品放在容易拿取的地方 4. 指导患者穿大小合适、鞋底不滑的鞋子	患者未受伤

五、安全管理

1. 风险管理　针对有血管迷走性晕厥的垂体瘤患者，应进行坠床、跌倒、自理能力方面的评估，注意加强患者用药方面宣教和心理护理，将防范措施落实到位，避免发生意外。

2. 疾病安全管理　垂体瘤压迫可使其他垂体激素低下，引起相应的靶腺功能低下，因此垂体瘤是引起垂体功能减退症最常见的原因。出现高热 $>40℃$，或低温 $<30℃$，低血糖，循环衰竭，水中毒，恶心、呕吐，中枢神经系统症状：精神失常、谵妄、昏迷等考虑发生垂体危象。垂体危象一经诊断，应立即立即通知医师并配合急救护理，纠正低血糖、水电解质紊乱，同时控制应激诱因、处理并发症。

六、延续护理

鼓励患者劳逸结合，加强体育锻炼，增强体质。多进食高蛋白、高营养、易消化的食物（谷类、鱼、瘦肉、蛋类、牛乳、豆制品、蔬菜、水果等）以增强机体抵抗力，促进康复。垂体功能障碍患者遵医嘱坚持激素替代治疗，切不可随意漏服，更改剂量及间隔时间，更不可因症状好转而自行停药。患者如出现原有症状加重或头痛、呕吐、抽搐、肢体麻木、视力下降、尿崩症等异常，应及时就诊。

七、专业前沿知识

垂体瘤是临床上较为常见的一种颅内良性肿瘤，多数来源于腺垂体细胞，以腺瘤为主。来源于蝶鞍的垂体瘤多为良性，侵袭性较弱，预后较好；来源于蝶鞍旁的多为恶性，预后较差。颅内肿瘤占位导致患者垂体激素分泌出现异常，可对患者脑干、下丘脑和视神经等部位造成较为严重的损害，因此，对垂体瘤患者采取早期积极有效的治疗十分重要。在垂体瘤患者的临床治疗中，显微镜经鼻蝶入路垂体瘤切除术和神经内镜经鼻蝶入路垂体瘤切除术均具有一定效果，但神经内镜术效果更佳。该手术术中出血量更少，手术时间更短，术后恢复更快，且肿瘤全切率高，术后并发症发生率低，具有较高的临床应用价值。

病例5 亚急性甲状腺炎

一、病历汇报

【现病史】患者缘于10天前无明显诱因出现发热、颈前部疼痛，伴有心悸、多汗、手抖、肌肉酸痛、易激惹，无明显畏寒、寒战，体温最高达38℃，就诊于当地诊所给予对症治疗，体温可降至正常。此后发热反复出现，逐渐出现反酸、烧心、纳差，间断呃逆，大便次数增多，为软便，夜间睡眠差，无恶心、呕吐，无腹痛，就诊于"××县医院"，给予"哌拉西林钠2g静脉滴注2次/日抗感染、雷贝拉唑肠溶胶囊20mg口服1次/日抑酸保护胃黏膜"等综合治疗，效果欠佳，上述症状无明显好转，近10天体重较前减轻2kg，现患者为进一步诊治来我院，测T 36.2℃，P 140次/分，R 20次/分，BP

134/80mmHg，急诊以"亚急性甲状腺炎"收住院。

【既往史】"反流性食管炎、慢性胃炎"病史 1 周。否认冠心病病史、肝炎病史、结核病史、高血压病史、慢性阻塞性肺炎病史、慢性肾病史。否认手术史、重大外伤史、输血史、药物过敏史、食物过敏史。预防接种按时进行。

【实验室检查】甲功九项：三碘甲状腺原氨酸 4.12nmol/L，甲状腺素 334.77nmol/L，游离甲状腺原氨酸 16.48pmol/L，游离甲状腺素 57.54pmol/L，促甲状腺素 0.04μIU/ml；反 T 31.78ng/ml；甲状腺球蛋白 365.1ng/ml；甲状腺及颈部淋巴结彩超：甲状腺体积增大，甲状腺实质弥漫性病变。

【查体】患者神志清，自动体位，颈前部疼痛。周身浅表淋巴结未触及肿大，双肺呼吸音清，未闻及干、湿啰音。心律齐，心音有力，腹平软，全腹无压痛，肝脾未触及。

【入院诊断】亚急性甲状腺炎；反流性食管炎；慢性胃炎。

【主要治疗与措施】给予二级护理，低碘饮食，抗炎、止痛、降温等对症治疗。

二、经评估提出以下护理问题

护理问题	护理措施	护理评价
1. 舒适的改变 与颈前部疼痛有关	1. 提供安静、舒适、通风的环境，减少不良刺激 2. 经常巡视病房，听取患者的主诉，告知患者颈前区疼痛为此疾病的常见表现，并表示理解，提高患者对疼痛的耐受性 3. 指导患者用药，告知疼痛时不可用手挤压颈部，必要时给予应用镇痛剂	目前患者疼痛好转

护理问题	护理措施	护理评价
2. 体温过高 与感染有关	1. 遵医嘱给予抗炎药物抗感染，鼓励患者多饮水 2. 密切监测体温并做好记录。体温达38.5℃以上者给予物理降温和解热镇痛剂口服。出汗时应注意保暖，防止受风，预防受凉感冒，同时用毛巾擦面、胸、背或全身，并及时更换内衣裤，保持清洁卫生 3. 患者取舒适体位，卧床休息 4. 给予患者富含高热量、高蛋白和高维生素、易消化的饮食 5. 保持患者口腔清洁卫生	患者目前体温正常
3. 营养失调：低于机体需要量与代谢率增高导致代谢需求大于摄入有关	1. 给予高蛋白、高脂肪、高维生素饮食，以保持摄入足够热量 2. 嘱患者卧床休息 3. 保证良好的进食环境 4. 鼓励家属给患者携带爱吃的食物 5. 给患者制定饮食计划	目前患者体重保持正常
4. 活动无耐力与蛋白质分解增加有关	1. 充分卧床休息，根据患者的需要把常用的生活用品放在患者容易拿到的位置 2. 根据需要提供便器，减少能量消耗 3. 协助患者完成日常的生活自理，如洗漱、进餐、如厕等	经治疗后发热、乏力症状好转

三、其他护士评价

护理问题	护理措施	护理评价
1. 焦虑 与担心疾病预后有关	1. 保证病室安静，通风，减少对患者的刺激 2. 多与患者交谈，服务热情周到，提供情感支持，鼓励患者面对现实，增强战胜疾病的信心 3. 指导患者使用放松技术，如：缓慢的深呼吸，全身肌肉放松，练气功，听音乐等 4. 说话速度要慢，语调要平静，尽量解答患者提出的问题	患者目前情绪稳定

续表

护理问题	护理措施	护理评价
2. 疼痛　与炎症有关	1. 遵医嘱给予抗炎药物治疗，必要时给予止痛药物或其他止痛措施 2. 给患者提供舒适的体位，指导患者使用放松技术，如缓慢的深呼吸，全身肌肉放松，听音乐等，分散患者注意力 3. 提供充足的休息时间，便于患者舒适睡觉和放松，尽可能减少应激因素	患者主诉疼痛症状缓解

四、护士长评价

1. 查房效果评价　这次查房我们以护理程序为框架，以亚急性甲状腺炎患者的健康为中心，从患者的生理、心理、社会等各方面来考虑和解决患者现存的需要，进一步加深了对亚急性甲状腺炎的理解。

2. 护理措施落实评价　管床护士提出的各项护理措施均落实到位。告知患者要控制营养的均衡，不可以过量地食用油腻、高盐、高脂、高糖的饮食，并且要让患者做规律运动，鼓励患者食用一些纤维素含量高的食物，进食蔬菜和水果，给患者进行定期药物治疗的监控，尽量使患者按照规律的时段进行服药。

3. 护理问题评价　补充护理问题。

护理问题	护理措施	护理评价
知识缺乏　缺乏疾病相关知识	1. 指导患者坚持长期服药，并按时按量服用，不可随意减量和停药 2. 指导患者合理摄取营养，进行针对性指导，合理安排每日饮食 3. 帮助患者熟悉所用药物的药理作用，剂量，用法和可能出现的不良反应 4. 不可用手摩擦、挤压肿大的甲状腺，以免刺激甲状腺素分泌	患者掌握疾病相关知识

五、安全管理

1. 风险管理　针对亚急性甲状腺炎的患者，应及时对患者的生命体征、心理状态、疼痛情况进行评估，积极给予对症治疗，将防范措施落实到位，避免发生意外。

2. 疾病安全管理　亚急性甲状腺炎的治疗以解热镇痛类药物、肾上腺皮质激素为主，疗程必须充足，并行相关指标复查，及时调整用药，以减少复发率及并发症的发生。肾上腺皮质激素虽可使甲状腺体积缩小，但其具有一定的副作用，要定期为亚急性甲状腺炎的患者进行生命体征监测。

六、延续护理

告知患者按时按量服药，不要随意增减药物剂量。日常生活保持规律，情绪乐观，避免劳累，注意保暖，预防外伤和呼吸道感染，调整神经内分泌系统，促进甲状腺激素的正常分泌，饮食注意进食高热量、高蛋白、富含糖类和 B 族维生素饮食，禁食含碘量高的食物。

七、专业前沿知识

亚急性甲状腺炎按病理学分型主要分为亚急性肉芽肿性甲状腺炎和亚急性淋巴细胞性甲状腺炎。其发病过程表现为"变化的"病理生理过程，即发病初期表现为"甲亢"症状，心悸、怕热、多汗，此时 FT3、FT4 升高，"分离现象"明显。当甲状腺激素部分代谢消耗后，"一过性"甲亢症状随之消失，接着进入短暂甲状腺激素正常期，此时"分离现象"不典型，因此仅凭临床症状和血清放射免疫检查极易引起误诊、漏诊，若结合 $^{99m}TcO_4^-$ 甲状腺显像综合判断，可大大减少误诊、漏诊发生。

第二部分　护理教学查房

病例　糖尿病

一、学生进行病历汇报

【入院诊断】1 型糖尿病；脂肪肝。

【现病史】患者于入院 3 年前无明显诱因出现口渴、多饮、多尿、乏力、体重下降，就诊于当地医院，随机血糖 16.8 mmol/L，确诊为"1 型糖尿病"，应用"门冬胰岛素早 8IU、午 8IU、晚 8IU 餐前皮下注射 + 德谷胰岛素 12IU 睡前皮下注射"，未能严格控制饮食，未定期复查血糖、尿糖。10 天前于当地医院就诊，化验糖化血红蛋白 13.2%，空腹血糖 21.54mmol/L，为进一步治疗来诊，门诊以"糖尿病"收住院。测 T 36.4℃，P 74 次/分，R 19 次/分，BP 108/74mmHg。

【既往史】否认肝炎病史、结核病史、手术史、重大外伤史、输血史、药物过敏史、食物过敏史。预防接种按时进行。

【实验室检查】化验：糖化血红蛋白 12.6%，空腹血糖 15.7mmol/L，彩超：弥漫性脂肪肝（轻度）。

【查体】患者神志清，双肺呼吸音清，未闻及干、湿啰音。心律齐，心音有力，腹平软，全腹无压痛，肝脾未触及，肠鸣音正常。双下肢无水肿，双下肢皮肤针刺觉减退，双足背动脉搏动减弱。

【主要治疗与措施】给予二级护理，低盐低脂糖尿病饮食，监测血糖，注射胰岛素等药物治疗。

二、经评估提出以下护理问题

护理问题	护理措施	护理评价
1. 潜在并发症：酮症酸中毒	1. 密切观察患者生命体征、意识、瞳孔、24 小时出入量、呼吸有无烂苹果味，遵医嘱定时监测电解质、酮体和渗透压等的变化，发现异常及时通知医生 2. 立即建立两条静脉通路，准确执行医嘱，确保液体和胰岛素的输入，严密记录患者生命体征和液体出入量，监测并记录血糖、尿糖、动脉血气及电解质变化，注意有无水、电解质及酸碱平衡紊乱 3. 患者绝对卧床休息，注意保暖，预防继发感染	患者未发生酮症酸中毒

护理问题	护理措施	护理评价
2. 潜在并发症：低血糖	1. 护士应充分了解患者使用的降糖药物，并告知患者和家属不能随意更改药物剂量，活动量增加时，要减少胰岛素的用量并及时加餐，速效或短效胰岛素注射后应及时进餐 2. 患者出现心慌、大汗、手颤、饥饿感、四肢无力等低血糖症状时，通知医生并监测患者血糖 3. 患者出现上述低血糖症状时，及时测量血糖，根据病情进食糖果，含糖饮料或静脉注射50%葡萄糖 20～40ml 4. 嘱患者在身边，如床头桌备好糖果，以备低血糖时服用	患者未发生低血糖
3. 知识缺乏　缺乏胰岛素注射方面知识	1. 胰岛素的常用注射部位有腹部、上臂外侧、大腿前外侧和臀部，腹部吸收胰岛素最快，其次分别为上臂、大腿和臀部 2. 每次注射前都要评估注射部位有无红肿、硬结、瘢痕 3. 胰岛素注射要避开神经、血管丰富的地方 4. 注射胰岛素时应严格无菌操作，针头一次性使用。使用胰岛素泵时，应定期更换导管和注射部位，以避免感染及针头堵塞 5. 注意轮换注射部位，以免在同一部位注射，引起皮下脂肪萎缩	患者掌握胰岛素注射知识
4. 营养失调：低于机体需要量　与糖尿病患者胰岛素分泌和（或）作用缺陷引起糖、蛋白质、脂肪代谢紊乱有关	1. 合理饮食，定时定量，有利于减轻体重，控制高血糖和防止低血糖，改善脂代谢紊乱和高血压 2. 遵医嘱注射胰岛素，经常变换注射部位，以促进胰岛素吸收 3. 坚持高碳水化合物、低脂肪、适量蛋白质和高纤维膳食的饮食原则，忌吃油炸油煎食物，炒菜宜用植物油，少食动物内脏、虾子、鱼子，戒烟限酒，严格限制各种甜食，可根据营养评估结果适量补充维生素和微量营养素	患者多饮、多尿症状缓解，血糖水平正常

三、床边查体评价

1. 学生床边查体 测量患者体温、脉搏、呼吸、血压等生命体征，进行血糖测量技术操作，操作过程中注意无菌操作，观察患者手指皮肤的颜色温度，告知患者不要紧张，采血后用棉签按压伤口1~2分钟至不出血为止，告知患者如果发生低血糖，及时按床头铃通知护士。

2. 带教老师床旁指导 指导学生在测量指尖血糖时，应在消毒后等待酒精自然风干，再进行采血，避免酒精对检测结果造成影响。补充告知患者低血糖的表现，有肌肉颤抖、心悸、出汗、饥饿感、软弱、无力、紧张焦虑、面色苍白、心率加快、四肢冰冷、头晕、视物不清等。如果出现类似情况，及时通知护士。

四、总结与讨论

1. 学生总结患者护理问题

新发现/未解决护理问题	护理措施	护理评价
1. 潜在并发症：糖尿病足	1. 每天检查双足一次，了解足部有无感觉减退、麻木、刺痛感，观察足部皮肤有无颜色、温度改变及足部动脉波动情况 2. 每天进行适度的运动，避免同一姿势站立过久。坐位时，不要盘腿坐或两腿交叉坐 3. 积极戒烟 4. 选择合适的鞋袜，避免足部受伤。保持足部清洁，勤换鞋袜，避免感染。每天用中性肥皂和温水清洁足部，水温与体温相近即可。局部如有红、肿、热、痛，应立即治疗 5. 冬天使用电热毯或烤灯时谨防烫伤	未发生糖尿病足

新发现/未解决护理问题	护理措施	护理评价
2. 有感染的危险　与血糖增高有关	1. 皮肤受伤后立即治疗：用肥皂和水洗伤口，然后用干燥消毒的纱布包扎伤口。注意不要用刺激性强的消毒剂 2. 遵医嘱给予抗炎药物治疗，并观察药物疗效及副作用 3. 注意个人卫生，勤洗澡、勤更换衣，洗澡水温不超过37℃，肥皂选用中性为宜，内衣以棉质、宽松、透气为好	无感染发生

2. 带教老师护理问题评价

护理问题	护理措施	护理评价
活动无耐力　与糖尿病患者糖、蛋白质、脂肪代谢紊乱有关	1. 将患者生活必需品放在易拿取的位置 2. 根据病情给予患者生活上必要的协助	患者掌握节力的原则

2. 带教老师技术操作评价　操作相对标准，严格遵守无菌操作。但是对患者的健康宣教不够全面，应包括饮食、运动、用药、潜在并发症、生活、心理等各个方面。

3. 护士长对查房整体效果评价　通过这次查房我们对糖尿病有了进一步的了解，同时明确了患者存在的主要护理问题，应采取的护理措施和护理重点。管床护士提出的各项护理措施均落实到位。在下一步的护理工作中，护理人员除了关注患者的各项护理操作以外，还应关注患者心理状态，加强健康宣教，告知患者可能出现的并发症及表现，及时消除患者紧张情绪，提高患者对疾病的认识。

五、参与查房学生个人总结

1. A 护士　这次查房让我认识到护理工作除了要有标准的操作外，还要兼顾耐心的沟通，这样才能让护理更有成效。

2. B 护士　通过这个病例我对酮症酸中毒有了更深刻的了解，除了积极补液治疗还应该注意观察患者呼吸的气味，酸碱平衡，预防感染。

3. C 护士　通过这次查房我知道了采指尖血时，不要用力挤压，从而防止组织液挤出以后稀释血液，影响测量结果。

4. D 护士　这次查房中通过大家一起完善护理措施，让我认识到护理患者除了看到他们的表面症状，还要意识到患者潜在的护理问题，提前预防才是重点。

第六章　风湿免疫性疾病

第一部分　护理业务查房

病例1　类风湿关节炎

一、病历汇报

【现病史】患者主因间断多关节肿痛10余年，加重3天入院，慢性病程。门诊以"类风湿关节炎"收入院。测T 36.9℃，P 100次/分，R 20次/分，BP 130/80mmHg。患者缘于入院10余年前无明显诱因出现双手近指及掌指关节肿痛，未予重视，此后逐渐累及双腕关节、双肘关节、双肩关节、双髋关节、双膝关节、双踝关节及双足跖趾关节，伴晨僵，持续时间大于1小时，伴腰痛，未明确诊治，自行口服止痛药治疗，关节肿痛时轻时重，并逐渐出现双手及双足关节畸形。曾就诊于我院诊断为"类风湿关节炎"，口服"甲泼尼龙、羟氯喹、来氟米特"等药物治疗，效果欠佳。3天前无明显诱因出现周身关节肿痛较前加重，自行加量甲泼尼龙片至8mg口服1次/日，效果不明显。

【既往史】既往"骨关节炎、重度骨质疏松"病史5个月余，否认高血压病、糖尿病、心脏病病史，否认药物过敏史。

【实验室检查】X线示：双手及双腕部类风湿关节炎，右肩关节骨质疏松。骨密度示重度骨质疏松。化验：类风湿因子23IU/ml，C-反应蛋白（超敏测定法）34.2mg/L，血沉53mm/h，抗环瓜氨酸肽抗体测定932.73RU/ml，总蛋白73g/L，白蛋白40g/L，血小板计

数 $86 \times 10^9/L$。

【查体】T 36.9℃，BP 130/80mmHg，患者神志清楚，表情自如，自主体位，步入病房，查体合作。皮肤巩膜无黄染，浅表淋巴结无肿大，咽无充血，双肺呼吸音粗，双肺未闻及干湿性啰音，心率 100 次/分，律齐，心音有力，各瓣膜听诊区未闻及杂音，腹平软，无压痛、反跳痛及肌紧张，肝脾未及，移动性浊音阴性，脊柱无畸形，双侧近指关节、双侧掌指关节、双腕关节、双肘关节、双膝关节、双踝关节、双足跖趾关节肿、压痛，双肩关节、双髋关节压痛，双手及双足关节畸形，双下肢无指凹性浮肿。

【入院诊断】类风湿关节炎；重度骨质疏松症。

【主要治疗措施】给予活血化瘀、通络止痛、改善微循环、抗炎止痛、抑酸减轻非甾体抗炎药对胃肠道副作用等综合治疗。

二、经评估提出以下护理问题

护理问题	护理措施	护理评价
1. 慢性疼痛：关节疼痛 与疾病引起的关节炎性反应有关	1. 评估患者关节肿痛的部位、开始时间、持续的时间，关节受限的严重程度及全身症状 2. 急性期关节肿痛明显者，应嘱患者卧床休息，不宜睡软床，应卧硬板床，床垫薄厚适宜，加强翻身预防压疮的发生。枕头不宜过高。手掌心向上可用甲板固定关节，减轻疼痛，双手掌可握小卷轴，维持指关节伸展。肩关节不能处于外旋位，双肩置枕头维持肩关节外展位，维持功能位。髋关节两侧置靠垫，预防髋关节外旋。不要在膝下长期放置枕头。防止膝关节固定于屈曲位。平躺时小腿处垫枕头，防止足下垂 3. 遵医嘱给予药物镇痛，并评价疗效 4. 为减轻疼痛的症状，可进行冷热敷，进行关节周围皮肤和肌肉的按摩，增进血液循环，防止肌肉萎缩。加强保暖，分散对疼痛的注意力等方法减轻疼痛 5. 创造安静舒适的休息环境，避免过度嘈杂	患者主诉疼痛症状缓解

护理问题	护理措施	护理评价
2. 舒适的改变 与晨僵有关	1. 评估晨僵程度、持续时间 2. 鼓励患者早晨起床后行温水浴，或用热水浸泡僵硬的关节，继之活动关节 3. 夜间睡眠时戴保暖手套，减轻晨僵程度 4. 晨僵持续时间长且疼痛明显者，可服用消炎止痛药物	患者晨僵程度减轻
3. 躯体移动障碍 与关节疼痛、功能障碍有关	1. 增强患者及家属的安全意识，穿防滑鞋防跌倒 2. 嘱家属 24 小时陪护 3. 加强巡视病房，必要时协助患者活动，保证患者的安全 4. 病情稳定后制定关节活动计划 5. 当疼痛与活动有关时，使用辅助工具 6. 鼓励患者在急性后期加强关节的锻炼，防止关节僵硬，避免长时间不活动	患者躯体功能得到改善
4. 有废用综合征的危险 与关节疼痛、畸形引起的功能障碍有关	1. 制定关节活动计划。在症状基本控制后，应鼓励患者及早锻炼，指导患者每天下午做主动或被动运动，如手指抓捏练习，腕、肘、膝关节屈伸练习，其锻炼程度让患者能承受为限 2. 鼓励患者尽可能发挥健康肢体的功能，达到生活自理。强调休息和治疗性锻炼的重要性，具体教会患者锻炼方法，每天有计划地进行关节和肢体活动，忌剧烈体育锻炼 3. 功能锻炼应遵循循序渐进、持之以恒的原则，症状减轻，疼痛缓解时，可逐步下床，适当活动，逐渐加强关节功能锻炼，锻炼前要有充足的准备，强度以不引起关节疼痛为主 4. 指导患者进行肌肉锻炼：a. 下肢抬腿训练：平卧，一侧下肢伸直上抬 10°，5 秒后休息，10~20 次后左右轮流做，每日数次；b. 定位训练：在下肢不动的情况下，用力收缩膝盖上面的肌肉，坚持 5 秒后休息，连续10~20 次，每日数次	患者学会关节锻炼及肌肉锻炼的方法及预防关节废用的相关知识及技术，能够维持体力和一定的工作能力

护理问题	护理措施	护理评价
5. 自理能力下降与乏力、关节疼痛、功能障碍有关	1. 鼓励患者尽可能地生活自理 2. 为患者提供补偿性的生活护理，协助患者进餐、洗漱、梳头、上卫生间搀扶 3. 教会患者使用呼叫器 4. 按级别护理要求，按时巡视患者，及时给予协助	患者生活能够自理
6. 有受伤的危险与乏力、关节疼痛有关	1. 嘱家属24小时陪护，需家属扶助方可下床 2. 嘱患者穿防滑鞋 3. 在床上休息时，加用床档 4. 患者检查时，提供轮椅、平车，并保证其性能良好 5. 生活用品放于固定的位置就近放置 6. 上报坠床、跌倒的预警，床头悬挂标识，告知患者及家属，并指导预防措施 7. 在病区卫生间门口摆放预防跌倒的标识牌	患者外出有人陪同，患者及家属掌握避免受伤的措施，患者住院期间未发生危险

通过与患者交谈，发现患者对类风湿关节炎以及相关知识了解甚少，对于所服用的药物的作用及副作用不了解。经评估提出以下护理问题。

护理问题	护理措施	护理评价
1. 知识缺乏 缺乏疾病的治疗、饮食和自我护理的知识	1. 向患者讲解本病的病因及治疗方案，告知患者口服药和静脉滴注药物的作用及副作用和注意事项，嘱患者自觉遵医嘱服药，不可随意停药、换药、增减药量 2. 告知患者在疾病活动期避免关节活动，疾病恢复期时可适当进行锻炼。开始时不要剧烈，要逐渐加大活动量。活动量应以次日感到轻度疲劳，但不筋疲力尽为宜。最好在局部保温前提下开始运动，锻炼前可以先热敷或进行温水浴，以促进血液循环减轻疼痛。循序渐进，持之以恒 3. 鼓励患者多进食高蛋白、多种维生素饮食，如鸡蛋、牛奶、鱼、虾、蔬菜、水果等。增加含铁的食物。饮食应清淡、易消化，不要吃过咸的食物（以免引起水钠潴留）忌食辛辣、刺激性食物。少食高脂肪食物。忌烟酒、浓茶、咖啡	患者对关节肌肉锻炼的时机及方法、治疗药物的作用已掌握，并且掌握饮食中的注意事项

患者目前治疗中有甲泼尼龙口服 1 次/日，来氟米特口服 1 次/晚，经评估提出以下护理问题。

护理问题	护理措施	护理评价
有感染的危险 与服用激素及免疫抑制剂有关	1. 告知患者做好个人卫生，用药期间避免去人群集聚的地方，防止感染 2. 禁止患有流感或其他传染性疾病的家属或朋友探视，预防相互传染 3. 防止皮肤损伤，避免感染发生 4. 指导患者勤洗会阴部，勤换内裤，防止发生泌尿系感染 5. 预防肺部感染，房间定时通风，适当增减衣物，适当运动 6. 定期复查血尿常规、肝肾功能、血沉	患者了解甲泼尼龙、来氟米特的副作用，知道预防感染的措施

三、其他护士评价

护理问题	护理措施	护理评价
1. 预感性悲哀 与疾病久治不愈，关节可能致残，生活质量下降有关	1. 加强心理护理，向患者介绍成功案例，指导患者对疾病切勿悲伤失望，学会自我克制，自我调节，树立战胜疾病的信心 2. 鼓励患者表达自己的感受 3. 教会患者自我放松的方法 4. 鼓励患者多参加集体活动，提高自我护理的能力，发挥社会支持系统的作用，使患者保持良好的心态，积极配合治疗和护理，坚持功能锻炼 5. 针对个体情况进行针对性的心理护理	患者心理状态良好，积极配合治疗

护理问题	护理措施	护理评价
2. 有出血的危险 与患者血小板减少有关	1. 嘱患者吃软食，使用软毛刷刷牙 2. 观察患者的口腔黏膜、牙龈有无出血，有无血尿、血便等情况 3. 如有出血情况，立即通知医生处理 4. 延长注射部位按压时间 5. 嘱患者勿用坚硬物挖耳抠鼻以免引起出血 6. 衣服宜宽大、柔软，减少皮肤的摩擦 7. 观察大便颜色及性状，并保持大便通畅 8. 观察血小板计数，当血小板过低时，遵医嘱输新鲜血小板	患者皮肤无出血点，无黏膜、牙龈出血，无血尿、血便
3. 营养失调 与患者低蛋白有关	1. 嘱患者进食高蛋白、多种维生素饮食，如鸡蛋、牛奶、鱼、虾等 2. 患者蛋白低，注意皮肤的护理 3. 监测患者电解质的变化	患者掌握补充蛋白的饮食及低蛋白的注意事项

四、护士长评价

1. 查房效果评价 通过这次查房我们对类风湿关节炎又有了进一步的了解，同时明确了患者存在的主要护理问题，应采取的护理措施和护理重点。

2. 护理措施落实评价 责任护士提出的各项护理措施均需落实到位。注意做好患者的心理护理及出院指导，包括饮食、用药、活动及复查等内容，鼓励患者适量活动。

3. 护理问题评价 补充护理问题。

护理问题	护理措施	护理评价
1. 潜在并发症：心包炎、心肌炎、胸膜炎胸腔积液、肺间质纤维化、干燥综合征、周围神经炎、小细胞低色素性贫血、肾病综合征	1. 密切观察患者的生命体征、临床表现 2. 注意输液滴速，减轻心脏负担 3. 保持大便通畅 4. 室内定时通风，保持室内温湿度适宜，温度保持在 18~21℃，湿度保持在 50%~60% 5. 患者如出现呼吸困难、胸闷等症状时，遵医嘱给予氧气吸入 6. 了解出入量、监测肾功能 7. 注意休息，避免感染	患者未出现并发症
2. 潜在并发症：消化道溃疡、消化道出血　与应用非甾体类抗炎药有关	1. 观察大便的颜色、性状，腹部有无腹痛、腹胀及肌紧张 2. 监测便常规	患者未出现消化道溃疡、消化道出血
3. 潜在并发症：骨折与重度骨质疏松症有关	1. 运动时，不能过于激烈，防止骨折 2. 及时补钙和维生素 D 等	患者未出现骨折

五、安全管理

1. 风险管理　针对有类风湿关节炎合并重度骨质疏松症的患者，应进行坠床/跌倒风险的评估，将防范措施落实到位，避免发生意外。

2. 疾病安全管理　疾病早期有关节红肿热痛和功能障碍，晚期关节可出现不同程度的僵硬畸形，并伴有骨和骨骼肌的萎缩，极易致残，还有发热、疲乏无力、心包炎、皮下结节、胸膜炎、动脉炎、周围神经病变等。由于关节的肿痛和运动受限，关节附近的肌肉可发生僵硬和萎缩。关节的强直和畸形，肌肉的僵硬和萎缩，均可造成不同程度的残疾，终至关节活动度受到明显的限制，甚至关节不能活动，最终使患者完全丧失劳动能力。如不遵医嘱规律用药，出现严重并发症，累及心脏、脑、肺、肾脏等器官，可危及生命。

六、延续护理

在护士指导下了解疾病相关内容，治疗，服药的注意事项，预防保健知识等。避免有奇迹疗法的想法，坚定信心，坚持治疗。此病病程长，反复发作，加之关节疼痛，畸形，功能障碍会给患者身心带来极大痛苦。此时患者更要有信心，与家人、医生护士、社区配合治疗，达到最佳疗效。鼓励患者要自强，消除自卑依赖感，在允许的体能范围内，可以继续工作。对于各种感染要积极预防和治疗。避免各种诱因，如寒冷、潮湿、过度劳累及精神刺激。要适度做到"饮食有节，起居有常"，选择衣服的标准应该是舒适、轻巧和容易穿脱。关节疼痛时除服药外，可行热敷，局部按摩，但在热敷时避免与皮肤直接接触而造成损伤。出院后要坚持服药，不可擅自停药、改药、加减药，同时了解药物副作用。定期复查，出院2周后复查血尿常规、肝肾功能、血沉、补体等。以富含优质蛋白质（牛奶、鸡蛋、瘦肉等）、维生素和矿物质的食物为主，对于常出现便秘的患者应多吃蔬菜、水果等富含纤维素的食物、避免食用辛、辣、酸、硬等刺激性强的食物，以避免诱发或加重消化道症状。饮用药酒起到活血化瘀、祛风散寒、疏通经络的作用。护士通过微信或者电话进行随访，以了解患者的目前情况。

七、专业知识前沿

美国类风湿协会（ACR）更新了类风湿关节炎（RA）治疗指南，根据最新指南，治疗目的应围绕对疾病活动度的控制（达标治疗）。在中高度活动度的患者中，指南推荐甲氨蝶呤（MIX）作为首选改善病情抗风湿药。而在疾病活动度较低的患者中，指南更倾向于羟氯喹而不是其他传统合成的抗风湿药。对于MIX单药治疗未达到治疗目标的患者，建议添加生物靶向抗风湿药或靶向合成抗风湿药，并有条件地建议使用糖皮质激素治疗。生物靶向药的应用是目前护理工作的新业务，生物制剂不断更新迭代，护理人员应积极学习新药知识，及时准确为患者提供用药护理。

病例 2 系统性红斑狼疮

一、病历汇报

【现病史】患者主因颜面部及双下肢浮肿 5 年余，皮疹半年，乏力伴发热 1 个月，加重 1 周入院，慢性病程。测 T 38.2℃，P 90 次/分，R 20 次/分，BP 130/80mmHg。患者主诉于入院 1 周前出现颜面部浮肿，面部水疱样皮疹，乏力，伴发热，下肢浮肿，门诊以"系统性红斑狼疮"收入院。

【既往史】否认"高血压病、糖尿病及冠心病"病史，否认药物过敏史。

【实验室检查】胸部 CT 示右肺下叶及左肺局限性炎症、双侧胸腔积液、心包积液；化验：抗核抗体（＋）＞1∶3200 颗粒型，抗 ds－DNA 抗体（＋）1∶320，抗 Sm 抗体、抗 U1－RNP 抗体、抗 SSA 抗体均（＋），C－反应蛋白（超敏测定法）15.5mg/L，血沉 118mm/h，血常规示白细胞 2.5×10^9/L，血小板计数，85×10^9/L，尿常规示尿蛋白（＋＋＋＋），24 小时尿蛋白定量 1.98g，内生肌肝清除率 26.63%，生化示肌酐 169μmol/L，尿素 11.5mmol/L，血红蛋白 90g/L，总蛋白 48g/L，白蛋白 27g/L，B 型钠尿肽 32900pg/ml。

【查体】患者神志清楚，急性病容，表情痛苦，自主体位，家属用轮椅推入病房，查体合作。皮肤巩膜无黄染，贫血貌，面部散在水疱样皮疹，部分破溃，眼睑及面部浮肿，周身浅表淋巴结无肿大，双肺呼吸音粗，未闻及干湿性啰音，心率 90 次/分，律齐，腹平软，无压痛、反跳痛及肌紧张，双下肢中度指凹性浮肿。

【入院诊断】系统性红斑狼疮；狼疮肾炎；血液系统损害；肺炎。

【主要治疗措施】给予活血益气、抗炎抑制免疫、抗感染抑酸、补充白蛋白等综合治疗。

二、经评估提出护理问题如下：

护理问题	护理措施	护理评价
1. 体温过高 与免疫反应、感染、疾病活动有关	1. 嘱患者尽可能不要在炎热的地方停留，防止高热中暑 2. 发热时，适当多饮水，补充电解质，给予冰敷、温水擦浴等物理降温措施 3. 遵医嘱监测体温 4 次/日，严密观察体温变化，准确记录，及时报告 4. 绝对卧床休息，以减少患者体力的消耗；保持病室空气流通，但避免冷风直吹患者，保持室内安静，光线不宜太强 5. 在饮食方面给予高热量、高蛋白、高维生素、易消化的流食或半流食 6. 观察用药后的反应及副作用 7. 协助口腔护理，保持口腔清洁，做好口腔护理每日两次	患者体温波动在正常范围内
2. 体液过多 与低蛋白血症和浆膜腔积液有关	1. 水肿皮肤注意保护，避免受伤和感染 2. 输液时注意速度，防止肺水肿的发生 3. 使用利尿剂治疗水肿时，密切注意监测电解质，以免发生水、电解质失衡 4. 针对下肢水肿，鼓励患者水平位休息，抬高下肢和直立活动交替进行（充血性心衰时禁忌） 5. 用枕头抬高浮肿肢体，禁止两腿交叉，定时变换体位 6. 避免在水肿肢体或部位进行注射或静脉输液 7. 准确记录出入量，监测蛋白、肌酐、尿素氮、电解质结果回报 8. 密切观察患者水肿情况	患者水肿减轻，出入量平衡
3. 活动无耐力 与乏力有关	1. 嘱患者卧床休息，保持病室环境安静、整洁、通风 2. 为患者提供补偿性的生活护理，协助患者进餐、洗漱、梳头、上卫生间搀扶 3. 嘱家属 24 小时陪护，需他人扶助方可下床 4. 鼓励床上活动，预防肺不张，改善肺功能 5. 促进手与关节的活动，防止废用性萎缩 6. 按级别护理要求，按时巡视患者，及时给予照护	患者乏力症状较前减轻

护理问题	护理措施	护理评价
4. 皮肤、黏膜完整性受损 与皮疹有关	1. 向患者及家属宣教预防皮疹加重的方法及预防压疮发生的方法 2. 指导患者增加蛋白质的摄入，嘱患者穿宽松、柔软、棉质内衣，勤剪指甲、勤翻身、勤换内衣裤，加强基础护理 3. 卧床休息时适当抬高双下肢，避免拖拉肢体，保持床单位的干净、干燥、平整，褥垫、盖被勤洗勤晒 4. 穿鞋应舒适，女性患者尤其不宜穿高跟鞋 5. 保持口腔清洁 6. 按级别护理巡视患者并协助患者翻身 7. 班班交接患者皮肤，出现异常及时对症处理	患者皮疹较前减轻，无压疮发生
5. 气体交换受损 与肺部病变有关	1. 保持呼吸道通畅，给予双腔鼻导管吸氧 3 升/分 2. 减少氧耗，注意休息，避免疲劳 3. 促进呼吸功能：①取半坐卧位，减少胸腔积液对肺的压迫；②指导腹式呼吸；③注意观察患者呼吸情况，监测血氧饱和度或动脉血气分析	患者血氧饱和度正常
6. 营养失调：低于机体需要量 与食欲减退、进食量不足有关	1. 评估患者的饮食习惯、营养状况和饮食摄入的情况，疾病的饮食要求，以制定合理的饮食计划 2. 饮食护理，根据医嘱进食高蛋白、高热量、高维生素、营养丰富的食物，少量多餐，避免进食感光食物，如菠菜、芹菜、蘑菇等，避免进食腌制熏烤类食物，创造清洁、舒适的进餐环境 3. 遵医嘱给予补液治疗，给予人血免疫球蛋白及白蛋白静脉输入 4. 监测血电解质的变化	患者营养情况得到改善

续表

护理问题	护理措施	护理评价
7. 有受伤的危险与乏力有关	1. 嘱家属 24 小时陪护，需家属扶助方可下床 2. 嘱患者穿防滑鞋 3. 在床上休息时，加用床档 4. 患者检查时，提供轮椅、平车，并保证其性能良好 5. 生活用品于固定的位置就近放置 6. 上报坠床、跌倒的预警，床头悬挂标识，告知患者及家属，并指导预防措施 7. 在病区卫生间门口摆放预防跌倒的标识牌	患者外出有人陪同，患者及家属掌握避免受伤的措施，患者住院期间未发生危险

通过与患者交谈，发现患者对系统性红斑狼疮以及相关知识了解甚少，对于所服用的药物的作用及副作用不了解。经评估提出以下护理问题。

护理问题	护理措施	护理评价
知识缺乏　缺乏疾病的治疗、饮食和自我护理的知识	1. 向患者讲解本病的病因及治疗方案，告知患者口服药和静脉滴注药物的作用及副作用和注意事项，嘱患者自觉遵医嘱服药，不可随意停药、换药、增减药量 2. 告知患者在疾病活动期避免关节活动，疾病恢复期时可适当进行锻炼。开始时不要剧烈，要逐渐加大活动量。活动量应以次日感到轻度疲劳，但不筋疲力尽为宜。循序渐进，持之以恒 3. 饮食多食牛奶、鸡蛋、瘦肉等优质蛋白饮食，给予低脂肪、低盐、低糖、富含维生素的饮食，补充钙质。忌食无花果、芹菜、苜蓿、蘑菇、烟熏食物、海产品，少食辛辣食物。肾功能不全时给予低盐、低蛋白饮食，心力衰竭时给予低盐、少量多餐，易消化、清淡饮食 4. 注意口腔清洁和皮肤护理 5. 定期门诊复查，出现发热、乏力、皮疹、水肿、血尿等及时住院治疗	患者对关节锻炼的时机及方法、治疗药物的作用已掌握，并且掌握饮食中的注意事项，日常护理已掌握

三、其他护士评价

护理问题	护理措施	护理评价
1. 焦虑　与疾病久治不愈，生活质量下降有关	1. 加强心理护理，向患者介绍成功案例，指导患者对疾病切勿悲伤失望，学会自我克制，自我调节，树立战胜疾病的信心 2. 鼓励患者表达自己的感受，协助患者认识焦虑本身对疾病的不良影响 3. 教会患者自我放松的方法 4. 鼓励患者多参加集体活动，提高患者自我护理的能力，发挥社会支持系统的作用，使患者保持良好的心态，积极配合治疗和护理，坚持功能锻炼 5. 针对个体情况进行针对性的心理护理	患者心理状态良好，积极配合治疗
2. 有感染的危险　与使用激素及服用免疫抑制剂有关	1. 告知患者做好个人卫生，用药期间避免去人群集聚的地方，防止感染 2. 禁止患有流感或其他传染性疾病的家属或朋友探视，预防相互传染 3. 防止皮肤损伤，避免感染发生 4. 指导患者勤洗会阴部，勤换内裤，防止发生泌尿系感染 5. 定期复查血尿常规、肝肾功能、血沉	患者了解激素及免疫抑制剂的副作用，知道预防感染的措施

四、护士长评价

1. 查房效果评价　通过这次查房我们对系统性红斑狼疮又有了进一步的了解，同时明确了患者存在的主要护理问题，应采取的护理措施和护理重点。

2. 护理措施落实评价　责任护士提出的各项护理措施均需落实到位。注意做好患者的心理护理及出院指导，包括饮食、用药、活动及复查等内容，鼓励患者适量活动，特别是饮食指导。

3. 护理问题评价　补充护理问题。

护理问题	护理措施	护理评价
1. 自我形象紊乱与容貌、体型改变有关	1. 医护人员要以尊重和关心的态度与患者多交谈，鼓励患者以各种方式表达形体改变所致的心理感受，确定患者对自身改变的了解程度及这些改变对其生活方式的影响，接受患者所呈现的焦虑和失落，使患者在表达感受的同时获得情感上的支持 2. 告知疾病的相关知识，教会患者及家属有关的护理照护知识，交待清楚注意事项。给予生活指导，帮助患者及家属正确认识疾病所致的形体外观改变，提高对形体改变的认识和适应能力 3. 指导患者改善身体外观的方法，如衣着合体和恰当的装饰等，鼓励患者参加正常的社会交往活动	患者接受形象改变，积极配合治疗
2. 潜在并发症：狼疮肺炎、狼疮脑病	1. 活动期嘱患者卧床休息，缓解期可适当活动，给予低盐、低脂饮食，观察小便颜色，记录 24 小时出入量 2. 保持室内空气清新，病情允许尽量取半卧位，给予吸氧，观察患者有无呼吸困难、咳嗽咳痰，监测血氧饱和度变化，有无缺氧征。咳嗽剧烈者可按医嘱给予雾化或服用镇咳药，协助患者翻身扣背 3. 严密观察患者的神志及生命体征变化，有癫痫发作时注意发作的规律，保持呼吸道通畅，防止患者自伤。备好急救药品及物品，积极配合医生抢救	患者未发生并发症

护理问题	护理措施	护理评价
3. 潜在并发症：出血 与血小板减少有关	1. 环境舒适，房间通风 2 次/日，紫外线照射 30 分钟，2 次/日。给予高热量、高蛋白、高维生素饮食，半流质或软食，温度不宜过高，多食蔬菜、水果（洗净去皮），防止便秘 2. 嘱患者穿宽松、柔软、棉质内衣，勤剪指甲、勤翻身、勤换内衣裤，加强基础护理 3. 每日观察皮肤，若发现新瘀点、新瘀斑应及时报告医师，同时记录其部位、大小、数量和时间；观察大便的颜色、性质 4. 保持床单清洁、干燥、平整，保持皮肤清洁，定期洗澡更衣，勤剪指甲，避免抓伤皮肤。尽量穿棉质宽松衣物。如有破溃应及时处理，对皮肤破溃行清疮换药，必要时进行包扎，以防损伤造成出血或感染 5. 肌内注射、静脉注射时，局部要严格消毒。行静脉穿刺勿在有瘀点、瘀斑处进行，因输液量大，应注意患者的血管保护，尽量做到一针见血。应谨慎使用约束性治疗措施，如止血带或各种束带等。注射、静脉穿刺时，注意动作要轻柔，防止引起创伤出血。在注射后注意用棉球充分压迫止血，时间需 5~10 分钟以上。凡是可能引起或加剧出血的药物都需慎用。 6. 发热时禁用酒精擦浴，以免加重皮肤出血 7. 急性期予禁食，当出血停止后，给予流质饮食，食温不超过 50℃，以后逐渐进半流食，软食 8. 急性发作期患者应卧床休息，避免剧烈活动及创伤引起出血，起床或下蹲后缓慢站起预防跌倒的发生 9. 勿吃坚硬、辛辣的食物 10. 使用软毛刷刷牙 11. 遵医嘱定期监测患者的肝、肾功能、血常规、便常规	患者无黑便，皮肤未出现瘀点、瘀斑

五、安全管理

1. 风险管理　针对系统性红斑狼疮的患者，应进行坠床/跌倒及压疮风险的评估，将防范措施落实到位，避免发生意外。

2. 疾病安全管理　系统性红斑狼疮可对患者多系统和器官造成损害，是一种危害性比较严重的自身免疫性疾病，如不进行有效治疗可威胁患者的生命安全。通过健康教育使患者及家属了解疾病危害，有利于患者对疾病防范意识的提高，避免或减少疾病的恶化。

六、延续护理

向患者宣教正确认识疾病，消除恐惧心理。保持心情舒畅及乐观情绪，对疾病的治疗树立信心，积极配合，避免情绪波动及各种精神刺激。避免过度劳累，劳逸结合，坚持身体锻炼。遵医嘱服药，不可擅自停药、减量、加量，明白规律用药的意义。皮肤方面，避免阳光暴晒皮肤，禁止日光浴。夏日外出要穿长袖长裤，戴遮阳镜及遮阳帽等，以免引起光过敏，使皮疹加重；禁用碱性强的肥皂清洁皮肤，宜用偏酸或中性的肥皂，最好用温水洗脸，女性勿用各类化妆品；剪指甲不要过短，防止损伤指甲周围皮肤。应服用大量激素及免疫抑制剂，造成全身抵抗力下降，应注意预防各种感染。注意个人卫生，特别是口腔、女性会阴部的清洁；尽量少到公共场所去，避免各种感染；预防感冒，一旦发现感染应积极治疗。同时注意药物的副作用，长期服用大量激素及免疫抑制剂可造成血压高、糖尿病、骨质疏松、骨坏死、血常规下降、结核复发、消化道出血、兴奋、失眠、库欣综合征必要时随时诊疗。出院 2 周复查血常规、尿常规、肝肾功能、血沉、补体系列等。在饮食方面注意进食高蛋白、高热量、高维生素的食物。如肾脏受损要注意低盐饮食，同时注意补钙。活动时注意勿碰撞，以防发生骨折。女性患者要在医生指导下妊娠。

七、专业知识前沿

贝利尤单抗是首个唯一获批系统性红斑狼疮（SLE）治疗的生物制剂，其属于 first in class 的 B 淋巴细胞刺激因子（BLyS，也叫

BAFF）的特异性抑制剂，与血清中的可溶性 BLyS 有较高的亲和力，进而阻断 BLyS 与 B 细胞上的受体结合，抑制 B 细胞增殖以及 B 细胞向浆细胞的分化，从而减少血清中 B 细胞产生的自身抗体，达到治疗 SLE 的目的。多项研究表明贝利尤单抗能够持久控制疾病活动，显著减少疾病复发的风险，降低器官损伤进展风险，减少激素用量，实现器官的保护。

病例 3　强直性脊柱炎

一、病历汇报

【现病史】患者主因间断腰骶部疼痛 2 年余，加重 1 周入院，慢性病程。测 T 36.6℃，P 76 次/分，R 18 次/分，BP 120/70mmHg。患者主诉缘于入院 2 年前无明显诱因间断出现腰骶部疼痛，为钝痛，以晨起及夜间为著，伴僵硬感，活动后好转，伴左膝及左髋部疼痛，后腰骶区疼痛症状逐渐加重，无发热、皮疹、光过敏、口腔溃疡及口干、眼干等症，曾诊断为"强直性脊柱炎"后经药物治疗病情好转，1 周前患者腰骶部疼痛加重，性质同前，伴其他关节肿痛，门诊以"强直性脊柱炎"收入院。

【既往史】否认"高血压病、糖尿病及冠心病"病史，否认药物过敏史。

【实验室检查】核磁提示：双侧骶髂关节毛糙，双侧骶骨及髂骨骨质水肿，符合骶髂关节炎改变。CT：示双髋关节间隙局部略变窄；X 线：示腰椎骨质结构未见著变，胸椎侧弯；化验：HLA - B27：阳性，血沉 9mm/H，C - 反应蛋白 5.4mg/L，尿酸 433μmol/L。

【查体】T 36.6℃，BP 120/70mmHg，神志清楚，表情自如，自主体位，步入病房，查体合作。皮肤巩膜无黄染，周身浅表淋巴结无肿大，咽无充血，双肺呼吸音清，双肺未闻及干湿性啰音，心率 76 次/分，律齐，心音有力，各瓣膜听诊区未闻及杂音，腹平软，无压痛、反跳痛及肌紧张。腰椎体无压痛，枕墙距为0，胸廓幅度无受限，指地距15cm，脊柱前屈后仰侧弯无受限，左侧"4"字征阳性。

【入院诊断】强直性脊柱炎。

【主要治疗措施】给予活血化瘀、通络止痛、扩张外周血管，注射生物制剂治疗原发病等治疗。

二、经评估提出以下护理问题

护理问题	护理措施	护理评价
1. 慢性疼痛 与关节炎性反应有关	1. 观察患者关节疼痛的部位、性质、开始时间、持续时间，活动受限的程度，注意观察有无发热、头痛等伴随症状 2. 急性期关节疼痛时，嘱患者卧床休息，以被动活动为主，避免受累关节负重，保持关节功能位，如病情允许，放松全身肌肉，足下放置足板，避免垂足，以达到减轻疼痛的目的，但不宜绝对卧床，卧床休息时间以2～3周为宜 3. 教会患者使用放松技巧，转移注意力 4. 遵医嘱给予药物镇痛，并评价疗效 5. 注意保暖、避免寒冷，局部不宜使用冷敷或热疗 6. 创造安静舒适的休息环境，避免过度嘈杂 7. 休息肿痛关节，避免诱发因素 8. 以硬板床及低枕头为宜，多取仰卧位，避免促进屈曲畸形的体位	患者主诉关节疼痛症状减轻
2. 躯体移动障碍 与腰骶部疼痛、功能障碍有关	1. 做好生活护理，将患者常用生活用品放于患者易取放的位置 2. 家属24小时陪护 3. 给予患者生活上的照护 4. 指导患者按时按量服用非甾体抗炎药等药物 5. 指导患者做肌肉、关节的功能锻炼 6. 监督患者每天做一定量的活动锻炼	患者躯体功能恢复，自理能力增强。能进行基本的日常生活和工作
3. 舒适的改变 与腰骶部疼痛、腰背发僵有关	1. 评估关节僵硬部位、程度、持续时间 2. 嘱患者起床后缓慢活动僵硬部位的关节，待好转后，可从事日常活动 3. 有条件可用热水浸泡僵硬的关节，注意避免烫伤	患者关节疼痛、腰背发僵症状减轻

护理问题	护理措施	护理评价
4. 有废用综合征的危险　与关节疼痛反复发作、疼痛和关节功能障碍有关	1. 制定关节活动计划。急性发作期患者宜卧床休息，抬高患肢，保持功能位，避免受累关节负重。在症状基本控制后，应鼓励患者及早锻炼 2. 鼓励患者尽可能发挥健康肢体的功能，达到生活自理。强调休息和治疗性锻炼的重要性，具体教会患者锻炼方法，每天有计划地进行关节和肢体活动，忌剧烈体育锻炼 3. 功能锻炼应遵循循序渐进、持之以恒的原则，症状减轻，疼痛缓解时，可逐步下床，适当活动，逐渐加强关节功能锻炼，锻炼前要有充足的准备，强度以不引起关节疼痛为主 4. 减少或避免引起持续性疼痛的体力活动。进行合适的运动，如慢跑、游泳、打太极拳等，最好避免摔跤、打网球、篮球和乒乓球等高强度的剧烈运动	患者学会关节锻炼的方法及预防关节废用的相关知识及技术，能够维持体力和一定的工作能力
5. 自理能力下降　与腰骶部疼痛、关节的炎性反应、关节结构变化有关	1. 鼓励患者尽可能地生活自理 2. 为患者提供补偿性的生活护理，协助患者进餐、洗漱、梳头、上卫生间搀扶 3. 教会患者使用呼叫器 4. 按级别护理要求，按时巡视患者，及时给予照护	患者生活能够自理
6. 有受伤的危险　与关节疼痛、活动无耐力有关	1. 嘱家属 24 小时陪护，需家属扶助方可下床 2. 嘱患者穿防滑鞋 3. 在床上休息时，加用床档 4. 患者检查时，提供轮椅、平车，并保证其性能良好 5. 生活用品于固定的位置就近放置 6. 上报坠床、跌倒的预警，床头悬挂标识，告知患者及家属，并指导预防措施 7. 在病区卫生间门口摆放预防跌倒的标识牌	患者外出有人陪同，患者及家属掌握避免受伤的措施，患者住院期间未发生危险

　　通过与患者交谈，发现患者对强直性脊柱炎以及相关知识了解甚少，对于所服用的药物的作用及副作用不了解。经评估提出以下护理问题。

护理问题	护理措施	护理评价
知识缺乏　缺乏疾病的治疗、饮食和自我护理的知识	1. 向患者讲解本病的病因及治疗方案，告知患者口服药和静脉滴注药物的作用及副作用和注意事项，嘱患者自觉遵医嘱服药，不可随意停药、换药、增减药量 2. 告知患者在疾病活动期避免关节活动，疾病恢复期时可适当进行锻炼。开始时不要剧烈，要逐渐加大活动量。活动量应以次日感到轻度疲劳，但不筋疲力尽为宜。循序渐进，持之以恒 3. 饮食以高蛋白质、高营养的食物如肉类和鱼类为主，同时补充维生素和钙质，如水果、蔬菜和牛奶。避免不洁饮食，不喝生水，少吃寒凉冷冻的食物 4. 禁烟、戒酒。预防感冒，避免创伤，避免穿紧身衣。 5. 保持病室清洁卫生，空气清新，适当通风	患者对关节肌肉锻炼的时机及方法、治疗药物的作用已掌握，并且掌握饮食中的注意事项

三、其他护士评价

护理问题	护理措施	护理评价
1. 焦虑与恐惧　与疾病久治不愈，关节可能致残，生活质量下降有关	1. 疾病教育：在有效沟通的前提下，向患者及家属介绍强直性脊柱炎的疾病特点，并实时完整地解释患者的病情、病程、治疗策略及预后情况，向患者介绍成功案例，指导患者对疾病切勿悲伤失望，学会自我克制，自我调节，树立战胜疾病的信心 2. 心理辅导：鼓励患者表达自己的感受，对有不良情绪的患者进行心理上的安慰、支持、劝解、保证、疏导等，必要时进行环境的调整 3. 有效引导：用言、行、举止和神情来引导患者保持积极乐观的心态和持之以恒的思想 4. 社会支持：鼓励患者多参加集体活动，提高患者自我护理的能力，发挥社会支持系统的作用，使患者保持良好的心态，积极配合治疗和护理，坚持功能锻炼，鼓励患者及家属、亲友、病友给予患者关心和支持，树立共同战胜疾病的信心 5. 个体化护理：具体分析每个患者的心理状态，有针对性地做好心理护理	患者心理状态良好，积极配合治疗

续表

护理问题	护理措施	护理评价
2. 有感染的危险与服用免疫抑制剂有关	1. 告知患者做好个人卫生，用药期间避免去人群集聚的地方，防止感染 2. 禁止患有流感或其他传染性疾病的家属或朋友探视，预防交叉感染 3. 防止皮肤损伤，避免感染发生 4. 指导患者勤洗会阴部，勤换内裤，防止发生泌尿系感染 5. 定期复查血尿常规、肝肾功能、血沉	患者了解免疫抑制剂的副作用，知道预防感染的措施

四、护士长评价

1. 查房效果评价　通过这次查房我们对强直性脊柱炎又有了进一步的了解，同时明确了患者存在的主要护理问题，应采取的护理措施和护理重点。

2. 护理措施落实评价　责任护士提出的各项护理措施均需落实到位。注意做好患者的心理护理及出院指导，包括饮食、用药、活动及复查等内容，鼓励患者适量活动，特别是饮食指导。

3. 护理问题评价　补充护理问题。

护理问题	护理措施	护理评价
1. 睡眠型态紊乱与休息后尤以夜间熟睡时炎性疼痛加重有关	1. 睡前不要喝咖啡、浓茶，吸烟等。这些物质对入眠有一定的负面影响，可以喝些牛奶助眠 2. 经常食用红枣、薏米、玉米、小米等食材做的粥，有助于补充气血 3. 睡前可以把手叠放在小腹上，采用腹式呼吸，把注意力转移到小腹，可以配合默念数数，能够很快地入睡，而且还有瘦腹部的功效 4. 睡前可以用微烫的热水泡泡脚，至额头微微出汗为佳，也可做足底按摩促进血液循环，改善睡眠质量 5. 遵医嘱睡前服用有助睡眠的药物或镇痛药	患者睡眠达到生理需要

护理问题	护理措施	护理评价
2. 潜在并发症：虹膜睫状体炎	1. 注意患者眼部卫生，及时清除异常分泌物 2. 遵医嘱药液滴眼并给予局部和全身性的积极抗炎治疗 3. 观察患者视力及视野有无损害	未发生并发症
3. 潜在并发症：肺上叶纤维化	1. 由于胸廓扩展有限，故应每日行深呼吸及扩胸运动 2. 卧床患者需加强翻身拍背，教会患者正确的咳嗽、咳痰方法 3. 禁烟，保证室内通风，尽量少到公共场所	未发生并发症

五、安全管理

1. 风险管理　针对强直性脊柱炎患者，应进行坠床/跌倒的评估，将防范措施落实到位，避免发生意外。

2. 疾病安全管理　强直性脊柱炎如果治疗不当，症状严重者，会导致脊柱关节活动受限，如颈椎、腰椎、胸椎、骶髂关节等。严重者，不能行走，不能弯腰，指导患者配合治疗，以最大限度地降低并发症的发生。

六、延续护理

护士告知患者要正确认识疾病，消除恐惧心理，保持乐观态度，配合治疗。患者应卧硬板床，低枕。避免长期弯腰活动，减少对脊柱的负重和创伤。体重过重者要减肥。饮食方面需注意加强营养增加抵抗力，避免进食辛辣过冷的食物，以细软易消化为宜，并食用含钙高的食物如牛奶等。冬季注意保暖，戒除烟酒等不良嗜好。明白规律用药的意义，遵医嘱按时服药，不可擅自停药、减药、加药、改药，在医生和护士指导下了解药物副作用。出院2周后定期复查血尿常规、肝肾功能、血沉、超敏C-反应蛋白，半年左右复查骶髂关节CT或MR，请在风湿免疫科门诊专科医生的指导下调整用药。病情变化时，及时就诊，避免延误治疗。护士定期通过微信或电话的形式进行随访，以了解患者目前的情况。

七、专业知识前沿

强直性脊柱炎患者的自我锻炼非常重要，目前国内外研究表明，长期坚持合理的康复锻炼在避免关节僵硬强直方面具有明确效果。要达到理想的锻炼效果，关键在于长期坚持。锻炼方法如下：①床上伸展运动：仰卧位，双臂上伸过头，向手指、脚趾两个方向伸展，伸展满意后，放松，伸展双腿，足跟下伸，足背向膝方向屈曲，至满意后然后放松。可反复做5次；②膝胸运动：仰卧位，双足着床板，屈膝，抬起一膝慢慢向胸部方向屈曲，双手抱膝拉向胸前，到满意为止，回原双足位置，另一膝重复做上述动作。双膝各重复2~3次，放松，做双手抱双膝运动2~3次，至僵硬消失为止；③猫背运动：趴跪如猫状，低头尽量放松，同时拱背如弓形，直至拉伸满意为止，回复原位后，塌背仰头抬臀，尽量拉伸至满意为止；④腹部运动：目的在于伸张腹部肌肉，改善肌力并保持躯干平直姿势。仰卧位，屈膝，双足着地，双臂置身旁，头及双肩一起慢慢抬高，以至双手触膝，坚持5秒钟，回复至原位，以上动作重复5次；⑤转体运动：取坐位，曲臂平举，双手交叉，转体向右，目视右肘，坚持5秒钟后复原。反之转体向左，目视左肘，每侧重复5次。转颈运动：坐位双足着地，头向左转或向右转，并注视同侧肩部，再复原，每侧重复5次。同样也可采取颈前屈，下颌尽量向胸靠，复原，仰头尽量向后，复原，每个方向重复5次。

病例 4 痛 风

一、病历汇报

【现病史】患者主因发现血尿酸升高半月，关节肿痛 1 天入院，急性病程。测 T 36.5℃，P 80 次/分，R 20 次/分，BP 170/100mmHg。患者主诉缘于入院半月前门诊查血尿酸升高，UA617.7μmol/L，给予"非布司他20mg 1 次/日"降尿酸治疗 1 天后自行停药。1 天前无诱因出现右肘、右膝、右足及足背肿痛，疼痛性质剧烈，门诊以"痛风"收入院。

【既往史】既往"高血压病"病史 11 年，最高达 180/110mmHg，服用降压药物；否认糖尿病、脑梗死病史，否认药物过敏史。

【实验室检查】关节 X 片示双足骨质疏松、双膝退行性骨关节炎病，骨密度测定示骨量减少；化验：C - 反应蛋白（超敏测定法）52.2mg/L，血沉 29mm/h，尿酸 313μmol/L，24 小时尿酸 180mg。

【查体】T 36.5℃，BP 130/80mmHg，急性病容，表情痛苦，神志清楚，自主体位，轮椅推入病房，查体合作。皮肤巩膜无黄染，浅表淋巴结无肿大，咽无充血，双肺呼吸音粗，双肺未闻及干湿性啰音，心率80 次/分，律齐，心音有力，各瓣膜听诊区未闻及杂音，腹平软，无压痛、反跳痛及肌紧张，肝脾未及，移动性浊音阴性，双肾区无叩击痛。脊柱及四肢无畸形，脊柱各椎体无压痛及叩击痛，右肘、右膝、右踝压痛，右足背红肿、皮温高、疼痛，双下肢无指凹性浮肿。

【入院诊断】痛风；高血压 3 级 极高危。

【主要治疗措施】给予活血化瘀、通络止痛、扩张外周血管治疗。

二、经评估提出以下护理问题

护理问题	护理措施	护理评价
1. 急性疼痛 与尿酸盐结晶在关节腔引起炎性反应有关	1. 观察患者关节肿痛的部位、开始时间、持续的时间，关节受限的严重程度及全身症状，注意观察有无发热、头痛等伴随症状 2. 急性期关节肿痛时，嘱患者卧床休息，限制关节活动，避免受累关节负重，保持关节功能位，如病情允许，协助患者采取俯卧位，伸展下肢，放松全身肌肉。不宜绝对卧床，卧床休息时间以 2~3 周为宜 3. 教会患者使用放松技巧，转移注意力 4. 遵医嘱给予药物镇痛，并评价疗效 5. 注意保暖、避免寒冷，局部不宜使用冷敷或热疗 6. 创造安静、舒适的休息环境，避免过度嘈杂	患者主诉疼痛症状缓解
2. 舒适的改变 与右足背红肿热痛有关	1. 评估关节红肿热痛程度、持续时间 2. 禁止用热水浸泡或冷敷肿痛的关节 3. 在医生指导下服用降尿酸药物及抗炎止痛药 4. 应消除患者的应激状态：紧张、过度疲劳、焦虑、强烈的精神创伤易诱发痛风	患者红肿热痛程度减轻
3. 躯体移动障碍 与关节疼痛、功能障碍有关	1. 将患者常用生活用品放于患者易取放的位置 2. 嘱家属 24 小时陪护 3. 为患者提供补偿性的生活护理，协助患者进餐、洗漱、梳头、上卫生间搀扶 4. 病情稳定后制定关节活动计划 5. 当疼痛与活动有关时，使用辅助工具	患者躯体功能得到改善

护理问题	护理措施	护理评价
4. 有废用综合征的危险 与关节疼痛反复发作、疼痛和关节功能障碍有关	1. 制定关节活动计划。急性期发作患者宜卧床休息，抬高患肢，保持功能位，避免受累关节负重。在症状基本控制后，应鼓励患者及早锻炼 2. 鼓励患者尽可能发挥健康肢体的功能，达到生活自理。强调休息和治疗性锻炼的重要性，具体教会患者锻炼方法，每天有计划地进行关节和肢体活动，忌剧烈体育锻炼 3. 功能锻炼应遵循循序渐进、持之以恒的原则，症状减轻、疼痛缓解时，可逐步下床，适当活动，逐渐加强关节功能锻炼，锻炼前要有充足的准备，强度以不引起关节疼痛为宜	患者学会关节锻炼的方法及预防关节废用的相关知识及技术，能够维持体力和一定的工作能力
5. 有受伤的危险 与关节疼痛、活动无耐力有关	1. 嘱家属 24 小时陪护，需家属扶助方可下床 2. 嘱患者穿防滑鞋 3. 在床上休息时，加用床档 4. 患者检查时，提供轮椅、平车，并保证其性能良好 5. 生活用品放于固定的位置就近放置 6. 上报坠床、跌倒的预警，床头悬挂标识，告知患者及家属，并指导预防措施 7. 在病区卫生间门口摆放预防跌倒的标识牌	患者外出有人陪同，患者及家属掌握避免受伤的措施，患者住院期间未发生危险

　　通过与患者交谈，发现患者对痛风以及相关知识了解甚少，对于所服用药物的作用及副作用不了解。经评估提出以下护理问题。

护理问题	护理措施	护理评价
知识缺乏：缺乏疾病的治疗、饮食和自我护理的知识	1. 向患者讲解本病的病因及治疗方案，告知患者口服药和静脉滴注药物的作用及副作用和注意事项，嘱患者自觉遵医嘱服药，不可随意停药、换药、增减药量 2. 告知患者在疾病活动期避免关节活动，疾病恢复期时可适当进行锻炼。开始时不要剧烈，要逐渐加大活动量。活动量应以次日感到轻度疲劳，但不筋疲力尽为宜。循序渐进，持之以恒 3. 饮食坚持"四低一高"的原则，即低嘌呤、低蛋白、低脂肪、低热量饮食，多饮水。注意食品合理的烹调方法，可减少食品中嘌呤的含量。增加碱性食物的摄入，如蔬菜、马铃薯、奶类、柑橘等，碱化尿液，促进尿酸的排出。鼓励患者多饮水，每日液体摄入量需达 2500～3000ml，使排尿量每日达 2000ml 以上。少食高脂肪食物。忌烟酒、避免刺激性食物及兴奋饮料的摄入 4. 急性期避免减肥，以免尿酸增加，使病情加重。饮食控制不可过度，以免导致营养失衡加重痛风。鼓励患者勤洗热水浴，可以帮助尿酸排泄。在日常生活中不可穿过紧的鞋，防止血液循环受阻 5. 夏天勿贪凉吹空调，劳动时出汗勿受风寒，及时更换内衣。劳动或劳动后不可趁身热汗出便入水洗浴 6. 平日加强体育锻炼，积极防治感冒	患者对关节肌肉锻炼的时机及方法、治疗药物的作用已掌握，并且掌握饮食中的注意事项

患者目前高血压 3 级，极高危，经评估提出护理问题如下：

护理问题	护理措施	护理评价
潜在并发症：脑血管意外	1. 密切观察患者血压的变化，遵医嘱测血压，若患者有头晕、头痛不适感，立即测血压，如有异常立即通知医生 2. 患者遵医嘱按时服药，不得增减药物或私自停药，自我监测血压变化，了解血压的正常范围 3. 关注患者主诉，如出现不适，应及时做相关检查，如做脑部的 CT、MRI	患者未出现脑血管意外

三、其他护士评价

护理问题	护理措施	护理评价
焦虑 与疾病久治不愈，关节可能致残，生活质量下降有关	1. 加强心理护理，向患者介绍成功案例，指导患者对疾病切勿悲伤失望，学会自我克制，自我调节，树立战胜疾病的信心 2. 鼓励患者表达自己的感受 3. 教会患者自我放松的方法 4. 鼓励患者多参加集体活动，提高患者自我护理的能力，发挥社会支持系统的作用，使患者保持良好的心态，积极配合治疗和护理，坚持功能锻炼 5. 针对个体情况进行针对性的心理护理	患者心理状态良好，积极配合治疗

四、护士长评价

1. 查房效果评价 通过这次查房我们对痛风又有了进一步的了解，同时明确了患者存在的主要护理问题，应采取的护理措施和护理重点。

2. 护理措施落实评价 责任护士提出的各项护理措施均需落实到位。注意做好患者的心理护理及出院指导，包括饮食、用药、活动及复查等内容，鼓励患者适量活动，特别是饮食指导。

3. 护理问题评价 补充护理问题。

护理问题	护理措施	护理评价
1. 潜在并发症：糖尿病	监测血糖的变化	患者血糖正常
2. 潜在并发症：肾结石、肾衰	1. 鼓励患者多饮水，必要时准确记录液体出入量、关注尿常规、肾功能结果回报 2. 观察患者有无周身水肿，尿量尿色有无异常	患者未发生并发症

五、安全管理

1. 风险管理　针对痛风伴有高血压的患者，应进行坠床/跌倒的评估，将防范措施落实到位，避免发生意外。

2. 疾病安全管理　90%以上的痛风患者都伴有肾脏的病变，早期表现为偶发性的蛋白尿，随着病情的加重，就会转变为持续性蛋白尿，夜间起夜次数增多，再发展下去就是肾功能不全，甚至会因为肾衰竭而死亡。20%左右的痛风患者则会出现尿酸性的尿路结石，如果不及时治疗，结石反复造成损伤时，就有可能会合并感染，引起肾炎，对肾脏造成近一步的损害。

六、延续护理

患者急性发作期应卧床休息，抬高患肢，避免关节负重，可局部冷敷。疼痛缓解后方可恢复活动，可行理疗、注意保暖。慢性期患者经过治疗，关节功能可以改善，肾功能障碍也可以改善。如发生尿酸性或混合性尿路结石者易并发尿路梗阻和感染，会出现下腹部绞痛、排尿不畅、尿频、尿急、尿痛等症状，应及时就诊。患者应保持情绪的稳定，避免寒冷、饥饿、感染、创伤、情绪紧张等因素诱导疾病的复发。给予患者低嘌呤饮食，多食偏碱性的食物；禁食高嘌呤食物，如动物内脏、酒类及海鲜类；禁暴饮暴食；控制体重避免过胖。加强体疗和理疗，体疗以伸展和屈曲为主，理疗包括有热敷、热水浴、紫外线按摩、以增加关节的血液循环。出院2周后复查血尿常规，肝肾功能等，并在风湿免疫科门诊专科医师的指导下调整用药。患者如果出现病情变化及时就医，以免延误治疗。护士定期通过微信或电话的形式进行随访，以了解患者目前的情况。

七、专业知识前沿

痛风是高尿酸血症所引起的一种晶体相关性关节炎，大部分的高尿酸血症不会导致痛风。痛风是因为长期高尿酸没有得到有效的控制，导致尿酸盐结晶沉积在关节的周围，而引起关节的无菌性炎症。大约有 80% 的高尿酸血症患者不会发展为痛风性关节炎，不过前提是把尿酸控制在正常范围之内，因为长时间高尿酸会增加痛风性关节炎发病的概率。所以平时要求严格的低嘌呤饮食，比如不能吃动物内脏、海鲜，不能喝酒，尤其是啤酒，每天还要多喝水，建议每天 2000ml 以上。

病例 5 干燥综合征

一、病历汇报

【现病史】患者主因口干、眼干伴周身疼痛 4 年，再发 3 个月入院，慢性病程。测 T 36.3℃，P 84 次/分，R 20 次/分，BP 120/80mmHg。患者主诉缘于入院 4 年前无明显诱因出现口干、眼干，伴牙齿片状脱落、腮腺肿痛，伴周身疼痛，无发热，伴口腔溃疡，无皮疹、光过敏等症，未诊治。3 个月前无诱因患者再次出现周身疼痛，表现为周身关节疼痛、四肢肌肉酸痛，仍有口干、眼干等症，今为求进一步诊治来我院就诊，门诊以"干燥综合征"收入院。

【既往史】否认"高血压病、糖尿病及冠心病"病史，否认药物过敏史。

【实验室检查】化验：双滤纸试验（+），唾液腺 ECT 示双侧腮腺摄取功能大致正常、排泌功能减低，抗 ENA 抗体、抗 SSA 抗体、抗 SSB 抗体均（+），抗核抗体（+）1：1000 颗粒型，血红蛋白 97g/L，血小板 89×10^9/L，血沉 42mm/h。

【查体】T 36.3℃，BP 120/80mmHg，慢性病容，表情自如，患者神志清楚，自主体位，步入病房，查体合作。皮肤巩膜无黄染，浅表淋巴结无肿大，口唇黏膜干燥，双肺呼吸音粗，双肺未闻及干湿性啰音，心率 84 次/分，律齐，心音有力，各瓣膜听诊区未闻及杂音，腹平软，无压痛、反跳痛及肌紧张，肝脾未及，移动性浊音阴性，双肾区无叩击痛，肠鸣音正常。周身关节肌肉无明显压痛，双下肢无指凹性浮肿。

【入院诊断】干燥综合征。

【主要治疗措施】给予活血通络、滋阴生津、抗炎止痛，扩张血管改善循环等治疗。

二、经评估提出以下护理问题

护理问题	护理措施	护理评价
1. 疼痛 与关节炎性反应有关	1. 评估患者关节肿痛的部位、开始时间、持续的时间，关节受限的严重程度及全身症状 2. 急性期关节肿痛明显者，应嘱患者卧床休息，床垫薄厚适宜，加强翻身，预防压疮的发生。枕头不宜过高 3. 遵医嘱给予药物镇痛，并评价疗效 4. 为减轻疼痛的症状，可进行热敷，进行关节周围皮肤和肌肉的按摩，增进血液循环，防止肌肉萎缩。加强保暖，分散对疼痛的注意力等方法减轻疼痛 5. 创造安静舒适的休息环境，避免过度嘈杂	患者主诉疼痛较前减轻
2. 舒适的改变 与口干、眼干有关	1. 嘱患者避免强光刺激，外出戴遮阳镜、遮阳伞。坚持每日用生理盐水冲洗眼部以保持其湿润，必要时给患者滴入眼药水或人工泪液，减少看书、看报、看电视等活动，防止视疲劳。眼部一旦发生感染，及时抗感染并对症治疗 2. 嘱其经常用液体湿润口腔，经常到口腔科检查，防止或延迟龋齿的发生。部分重症干燥综合征患者要做好口腔护理，注意预防口腔真菌感染的出现 3. 嘱患者多饮水，平时多食促进唾液分泌的食物，如话梅、山楂等酸性食物。多吃滋阴清热生津的食物，如丝瓜、黄花菜、西瓜、鲜梨、鲜藕等	患者口干、眼干症状有改善
3. 有口腔黏膜受损的危险 与服用免疫抑制剂、猖獗龋齿有关	1. 嘱患者勿吃坚硬的食物，使用软毛刷刷牙 2. 保持口腔的清洁、湿润 3. 使用防龋齿牙膏 4. 有条件行龋齿修补	患者口腔黏膜完整

续表

护理问题	护理措施	护理评价
4. 活动无耐力与血红蛋白降低有关	1. 加强巡视，必要时协助患者活动，保证患者的安全 2. 协助患者洗漱、洗头等生活护理，将日常用品放于患者伸手可及处 3. 告知患者上下楼梯时扶扶手，或有他人搀扶 4. 嘱患者勿单独外出，如需外出应有他人陪同 5. 协助患者进餐，上卫生间搀扶 6. 鼓励患者在急性后期加强关节的锻炼，防止关节僵硬，避免长时间不活动	患者肢体活动能力提高，自理能力增强
5. 知识缺乏：缺乏疾病的治疗、饮食和自我护理的知识	1. 向患者讲解本病的病因及治疗方案，告知患者口服药和静脉滴注药物的作用及副作用和注意事项，嘱患者自觉遵医嘱服药，不可随意停药、换药、增减药量，应用免疫抑制剂应多饮水 2. 合理饮食，饮食宜清淡、营养要丰富、易消化，忌食生冷及辛辣刺激的食物。忌食过冷、过热的食物，忌烟酒，多吃水果和蔬菜，多饮水 3. 角膜炎者出门宜戴有色眼镜，居住环境光线宜暗，注意保暖，避免着凉感冒 4. 保持口、眼湿润、清洁，防止皮肤干燥，用温水湿敷、涂润肤膏，阴道干燥影响性生活可涂润滑剂 5. 学会自我病情监测，病情变化时，及时就医，以避免重要脏器受损	患者对口腔眼部的护理、治疗药物的作用已掌握，并且掌握饮食中的注意事项

患者血小板计数 $89 \times 10^9/L$，经评估提出以下护理问题。

护理问题	护理措施	护理评价
潜在并发症：出血 与血小板减少有关	1. 环境舒适，房间通风 2 次/日，紫外线照射 30 分钟，2 次/日。给予高热量、高蛋白、高维生素饮食，半流质或软食，温度不宜过高，多食蔬菜、水果（洗净去皮），防止便秘 2. 嘱患者穿宽松、柔软、棉质内衣，勤剪指甲、勤翻身、勤换内衣裤，加强基础护理 3. 每日观察皮肤，若发现新瘀点、新瘀斑则应及时报告医师，同时记录其部位、大小、数量和时间；观察大便的颜色、性质 4. 保持床单清洁、干燥、平整，保持皮肤清洁，定期洗澡更衣，勤剪指甲，避免抓伤皮肤。尽量穿棉织宽松衣物，避免皮肤受刺激引起出血。如有破溃应及时处理，对皮肤破溃行清疮换药，必要时进行包扎，以防损伤造成出血或感染 5. 肌内注射、静脉注射时，局部要严格消毒。行静脉穿刺勿在有瘀点、瘀斑处进行，因输液量大，应注意患者的血管保护，尽量做到一针见血。应谨慎使用约束性治疗措施，如止血带或各种束带等。注射、静脉穿刺时，必须注意动作要轻柔，防止引起创伤出血。在注射后注意用消毒棉球充分压迫止血，时间需 5～10 分钟以上。凡是可能引起或加剧出血的药物都需慎用。 6. 发热时禁用酒精擦浴，以免加重皮肤出血。 7. 急性期予禁食，当出血停止后，给予流质饮食，食温不超过 50℃，以后逐渐进半流质、软饭 8. 急性发作期患者应卧床休息，避免剧烈活动及创伤引起出血，起床或下蹲后缓慢站起预防跌倒的发生 9. 勿吃坚硬、辛辣食物 10. 使用软毛刷刷牙 11. 遵医嘱定期监测患者的肝、肾功能、血常规、便常规	患者无黑便，皮肤无瘀点、瘀斑

三、其他护士评价

护理问题	护理措施	护理评价
1. 焦虑和恐惧 与疾病久治不愈，生活质量下降有关	1. 加强心理护理，向患者介绍成功案例，指导患者对疾病切勿悲伤失望，学会自我克制，自我调节，树立战胜疾病的信心 2. 鼓励患者表达自己的感受 3. 教会患者自我放松的方法 4. 鼓励患者多参加集体活动，提高患者自我护理的能力，发挥社会支持系统的作用，使患者保持良好的心态，积极配合治疗和护理，坚持功能锻炼 5. 针对个体情况进行针对性的心理护理	患者心理状态良好，积极配合治疗
2. 自我形象紊乱与口腔龋齿有关	1. 要以尊重和关心的态度和患者交谈，鼓励患者以各种表达形体改变所致的心理感受，接受患者所呈现的焦虑和失落，使患者获得情感上的支持 2. 告知患者疾病的相关知识，交代清楚注意事项，帮助患者及家属正确认识疾病所致的形体外观改变，提高对形象改变的认识和适应能力 3. 鼓励患者参加正常的社会交往活动	患者可以接受疾病带来的形象改变

四、护士长评价

1. 查房效果评价 通过这次查房我们对干燥综合征又有了进一步的了解，同时明确了患者存在的主要护理问题，应采取的护理措施和护理重点。

2. 护理措施落实评价 责任护士提出的各项护理措施均需落实到位。注意做好患者的心理护理及出院指导，包括饮食、用药、活动及复查等内容，鼓励患者适量活动。

3. 护理问题评价 补充护理问题。

护理问题	护理措施	护理评价
有感染的危险与服用免疫抑制剂有关	1. 患者应避免使用抑制唾液腺分泌的抗胆碱能作用的药物 2. 唾液腺的残存功能可以用口香糖刺激提高其功能 3. 注意口腔卫生和做好口腔护理，餐后一定要将食物残渣清除，并勤漱口，减少龋齿和口腔继发感染	患者未发生感染

五、安全管理

1. 风险管理　针对干燥综合征伴贫血的患者，应进行坠床/跌倒的评估，将防范措施落实到位，避免发生意外。

2. 疾病安全管理　干燥综合征的危害很大，主要是对呼吸系统和肾脏的危害。若合并有另一种结缔组织病如类风湿关节炎、系统性红斑狼疮、系统性硬化症等，则称为继发性干燥综合征。特别是对于中年女性来说更是如此，同时因为泪液、唾液的减少，会引起一系列并发症。

六、延续护理

护士指导患者正确认识疾病，消除恐惧心理，保持心情舒畅及乐观情绪，对疾病治疗树立信心。注意口腔卫生，每天早晚至少刷牙两次，选用软毛牙刷，饭后漱口并用牙签将食物的碎屑从牙缝中清除。忌烟酒，忌刺激性食物，可预防继发口腔感染和减少龋齿，可用多贝尔漱口液、2% 碳酸氢钠漱口液，有龋齿要及时修补。保护眼睛，眼泪的减少可引起角膜干涩、损伤，容易细菌感染。日间可用人工泪液 4~5 次/日，睡前可抹眼膏。多风天气外出时可戴防风眼睛。保护皮肤、减少沐浴次数，使用中性沐浴品。沐浴后可适当用中性护肤液涂抹全身皮肤，以防止瘙痒。饮食中主要多食含水量多、易消化、高蛋白、高维生素的食物。护士告知患者激素及免疫制剂的副作用应遵医嘱服药，不可擅自停药、减量、加量，明白规律用药的意义。出院 2 周后复查血、尿常规，肝、肾功能等，并在风湿免疫科门诊专科医师的指导下调整用药。患者如果出现病情变化及时就医，以免延误治疗。护士定期通过微信或电话的形式进行随访，以了解患者目前的情况。

七、专业知识前沿

欧洲风湿病学大会（EULAR）关于干燥综合征局部治疗的建议，对于口干的治疗应该根据唾液功能的基线检查，而不是以患者的主观感受为导向。因为环境和个人压力等因素会影响患者对干燥的主观感受，会导致主诉和客观测量结果的不匹配。根据测量唾液腺功能的结果，口腔干燥的治疗方法可能基于两种机制：刺激唾液腺（非药物或药物）或唾液替代。对于口干、眼干的治疗中不推荐使用羟氯喹、免疫抑制剂和利妥昔单抗。

第二部分　护理教学查房

病例　强直性脊柱炎

一、学生进行病历汇报

【入院诊断】强直性脊柱炎；急性气管 - 支气管炎。

【现病史】患者主因间断腰骶部疼痛 4 年，加重伴发热 4 天入院，慢性病程，急性加重。测 T 36.6℃，P 90 次/分，R 20 次/分，BP 120/80mmHg。患者主诉入院 4 年前无明显诱因间断出现腰骶部疼痛，为钝痛，以夜间为著，晨起有轻度僵硬感，活动后好转，无发热、皮疹、光过敏、口腔溃疡及口干、眼干等症，曾诊断为"强直性脊柱炎"后经药物治疗病情好转，4 天前患者颈部腰骶部疼痛加重，活动受限，伴受凉后出现发热，体温 38℃，畏寒，无寒战，有咳嗽、咳痰、咽痛，为进一步治疗来我院，门诊以"强直性脊柱炎"收入院。

【既往史】否认高血压病、糖尿病、心脏病病史，否认药物过敏史。

【实验室检查】核磁提示：①左侧骶髂关节骶骨面骨髓水肿；②双侧骶髂骨面硬化、脂肪沉积。CT：双肺下叶索条影，考虑双侧骶髂关节强直性脊柱炎改变；X线：脊椎轻度侧弯畸形；颈胸段及腰椎椎体骨质结构未见著变；化验：HLA-B27：阳性，血沉17mm/h，C-反应蛋白11.3mg/L，尿酸453μmol/L。

【查体】T 36.6℃，BP 120/80mmHg，神志清楚，表情自如，自主体位，步入病房，查体合作。皮肤巩膜无黄染，咽充血，双肺呼吸音粗，双肺未闻及干湿性啰音，心率90次/分，律齐，心音低，各瓣膜听诊区未闻及杂音，腹平软，无压痛、反跳痛及肌紧张。腰椎体无压痛，枕墙距为0，脊柱活动无明显受限，双侧骶髂关节轻度叩击痛，双侧"4"字征阳性。

【主要治疗与措施】给予静脉滴注红花黄色素活血化瘀、罂粟碱扩张外周血管、头孢西丁广谱抗菌、口服双氯芬酸钠缓释片消炎止痛、注射生物制剂益赛普治疗原发病等治疗。

二、经评估提出以下护理问题

护理问题	护理措施	护理评价
1. 慢性疼痛与关节炎性反应有关	1. 观察患者关节疼痛的部位、性质、开始时间、持续时间，活动受限的程度，注意观察有无发热、头痛等伴随症状 2. 急性期关节疼痛时，嘱患者卧床休息，以被动活动为主，避免受累关节负重，保持关节功能位，如病情允许，放松全身肌肉，足下放置足板，避免垂足，以达到减轻疼痛的目的，但不宜绝对卧床，卧床休息时间以2~3周为宜 3. 教会患者使用放松技巧，转移注意力 4. 遵医嘱给予药物镇痛，并评价疗效 5. 注意保暖、避免寒冷，局部不宜使用冷敷或热疗 6. 创造安静舒适的休息环境，避免过度嘈杂 7. 休息肿痛关节，避免诱发因素 8. 以硬板床及低枕头为宜，多取仰卧位，避免促进屈曲畸形的体位	患者主诉关节疼痛症状减轻

续表

护理问题	护理措施	护理评价
2. 躯体移动障碍　与腰骶部疼痛、功能障碍有关	1. 做好生活护理，将患者常用生活用品放于患者易取放的位置 2. 家属 24 小时陪护 3. 给予患者生活上的照护 4. 指导患者按时按量服用非甾体抗炎药等药物 5. 指导患者做肌肉、关节的功能锻炼 6. 监督患者每天做一定量的活动锻炼	患者躯体功能恢复，自理能力增强。能进行基本的日常生活和工作
3. 舒适的改变　与腰骶部疼痛、腰背发僵有关	1. 评估关节僵硬部位、程度、持续时间 2. 嘱患者起床后缓慢活动僵硬部位的关节，待好转后，可从事日常活动 3. 有条件可用热水浸泡僵硬的关节，注意避免烫伤	患者关节疼痛、腰背发僵症状减轻
4. 体温过高　与肺部炎症有关	1. 保持病室空气清新，室温 20～22℃，湿度 50%～60%，每天两次通风，每次半小时，定时消毒 2. 内衣裤质地以棉质为佳，并经常更换、洗浴后涂一些油脂的护肤膏，保持皮肤湿润以防干裂 3. 发热时，多饮水，约 2000ml/天，补充电解质，给予热敷、温水擦浴等物理降温措施 4. 遵医嘱监测体温 4 次/日 5. 在饮食方面给予高热量、高蛋白、高维生素、易消化的流食或半流食 6. 观察用药后的反应及副作用	患者体温波动在正常范围内
5. 有废用综合征的危险　与关节疼痛反复发作、疼痛和关节功能障碍有关	1. 制定关节活动计划。急性发作期患者宜卧床休息，抬高患肢，保持功能位，避免受累关节负重。在症状基本控制后，应鼓励患者及早锻炼 2. 鼓励患者尽可能发挥健康肢体的功能，达到生活自理。强调休息和治疗性锻炼的重要性，具体教会患者锻炼方法，每天有计划地进行关节和肢体活动，忌剧烈体育锻炼 3. 功能锻炼应遵循循序渐进、持之以恒的原则，症状减轻，疼痛缓解时，可逐步下床，适当活动，逐渐加强关节功能锻炼，锻炼前要有充足的准备，强度以不引起关节疼痛为主 4. 减少或避免引起持续性疼痛的体力活动。进行合适的运动，如慢跑、游泳、打太极拳等，最好避免摔跤、打网球、篮球和乒乓球等高强度的剧烈运动	患者学会关节锻炼的方法及预防关节废用的相关知识及技术，能够维持体力和一定的工作能力

续表

护理问题	护理措施	护理评价
6. 潜在并发症:肺上叶纤维化	1. 由于胸廓扩展有限,故应每日行深呼吸及扩胸运动 2. 卧床患者需加强翻身拍背,教会患者正确的咳嗽、咳痰方法 3. 禁烟,保证室内空气清新,定时消毒 4. 观察患者呼吸型态及呼吸频率变化,必要时监测血氧饱和度,有异常及时告知医生	未发生并发症

三、床边查体评价

1. 学生床边查体 患者神志清,卧床休息,床档保护,患者生命体征平稳,T 36.3℃,P 80 次/分,R 20 次/分,BP 120/70mmHg,皮肤正常,无破损,偶有咳嗽、咳痰,躯体活动障碍,腰骶部疼痛较前减轻,有家属陪伴。涉及的护理操作:益赛普皮下注射技术操作。

2. 带教老师床旁指导 学生床边查体前,应主动向患者有礼貌地介绍此次查房的人员及目的,请患者及家属配合。指导学生使用ASDAS 评分表评估患者疾病活动度,为治疗及护理提供客观依据。应加强健康指导,给予患者讲解强直性脊柱炎的相关知识,指导患者关节锻炼方法。

四、总结与讨论

1. 学生总结患者护理问题

新发现/未解决护理问题	护理措施	护理评价
1. 有受伤的危险与关节疼痛、活动无耐力有关	1. 嘱家属 24 小时陪护,需家属扶助方可下床 2. 嘱患者穿防滑鞋 3. 在床上休息时,加用床档 4. 患者检查时,提供轮椅、平车,并保证其性能良好 5. 生活用品于固定的位置就近放置 6. 上报坠床、跌倒的预警,床头悬挂标识,告知患者及家属,并指导预防措施 7. 在病区卫生间门口摆放预防跌倒的标识牌	患者外出有人陪同,患者及家属掌握避免受伤的措施,患者住院期间未发生危险

续表

新发现/未解决护理问题	护理措施	护理评价
2. 清理呼吸道低效与呼吸道分泌物过多有关	1. 保持病房安静、整洁。给予足够热量的食物。注意饮食习惯，避免油腻、辛辣刺激食物，影响呼吸道防御能力 2. 促进有效排痰，指导患者掌握有效咳嗽的正确方法 3. 患者卧床休息抬高床头有利于呼吸，鼓励患者有意识地使用呼吸技术以增加肺活量 4. 遵医嘱使用化痰药物，并密切观察咳嗽、咳痰的情况。加强巡视，出现呼吸异常立即报告医生	患者咳嗽、咳痰症状好转，住院期间未发生呼吸困难现象
3. 预感性悲哀 与疾病久治不愈，关节可能致残，生活质量下降有关	1. 疾病教育：向患者及家属介绍强直性脊柱炎的疾病特点，并实时完整地解释患者的病情、病程、治疗策略及预后情况，向患者介绍成功案例，指导患者对疾病切勿悲伤失望，学会自我克制，自我调节，树立战胜疾病的信心 2. 心理辅导：鼓励患者表达自己的感受，对有不良情绪的患者进行心理上的安慰、支持、劝解、保证、疏导等，必要时进行环境的调整 3. 社会支持：鼓励患者多参加集体活动，提高患者自我护理的能力，使患者保持良好的心态，积极配合治疗和护理，坚持功能锻炼，鼓励患者及家属、亲友、病友给予患者关心和支持，树立共同战胜疾病的信心 4. 个体化护理：具体分析每个患者的心理状态，有针对性地做好心理护理	患者心理状态良好，积极配合治疗

2. 带教老师护理问题评价　通过与患者交谈，发现患者对强直性脊柱炎以及相关知识了解甚少，对于所服用的药物的作用及副作用不了解。经评估提出以下护理问题。

护理问题	护理措施	护理评价
1. 知识缺乏 缺乏疾病的治疗、饮食和自我护理的知识	1. 向患者讲解本病的病因及治疗方案，告知患者口服药和静脉滴注药物的作用及副作用和注意事项，嘱患者自觉遵医嘱服药，不可随意停药、换药、增减药量 2. 告知患者在疾病活动期避免关节活动，疾病恢复期时可适当进行锻炼。开始时不要剧烈，要逐渐加大活动量。活动量应以次日感到轻度疲劳，但不筋疲力尽为宜。循序渐进，持之以恒 3. 饮食以高蛋白质、高营养的食物如肉类和鱼类为主，同时补充维生素和钙质，如水果、蔬菜和牛奶。避免不洁饮食，不喝生水，少吃寒凉冷冻的食物 4. 禁烟、戒酒。预防感冒，避免创伤，避免穿紧身衣 5. 保持病室清洁卫生，空气清新，适当通风	患者对关节肌肉锻炼的时机及方法、治疗药物的作用已掌握，并且掌握饮食中的注意事项
2. 有感染的危险 与服用免疫抑制剂有关	1. 告知患者做好个人卫生，用药期间避免去人群集聚的地方，防止感染 2. 禁止患有流感或其他传染性疾病的家属或朋友探视，预防交叉感染 3. 防止皮肤损伤，避免感染发生 4. 指导患者勤洗会阴部，勤换内裤，防止发生泌尿系感染 5. 定期复查血尿常规、肝肾功能、血沉	患者了解免疫抑制剂的副作用，知晓预防感染的措施

3. 带教老师技术操作评价 注射用重组人Ⅱ型肿瘤坏死因子受体抗体融合蛋白皮下注射技术操作是风湿免疫科的专科操作技术，学生已经大致掌握了该技术，但在溶药的过程中，需注意沿注射用重组人Ⅱ型肿瘤坏死因子受体抗体融合蛋白瓶壁缓慢注射无菌注射用水。轻轻旋转药液，严禁用力摇晃，严禁震荡。皮肤消毒时应用酒精棉签消毒。

4. 护士长对查房整体效果评价 通过这次查房对强直性脊柱炎又有了进一步的了解，同时明确了患者存在的主要护理问题，应采取的护理措施和护理重点，并且了解风湿免疫科的专科护理操作技术。此次查房提出的各项护理措施需落实到位。注意做好患者的心理护理及出院指导，包括饮食、用药、活动及复查等内容，鼓励患者适量活动。

五、参与查房学生个人总结

1. A 护士　通过此次教学查房，使我了解到了强直性脊柱炎的临床表现，关节功能锻炼的重要性。

2. B 护士　通过此次教学查房，使我对强直性脊柱炎有了更深刻的认识，并且了解到了注射用重组人 II 型肿瘤坏死因子受体抗体融合蛋白皮下注射操作技术是风湿科的专科操作技术，其配液方法、消毒方法不同于普通的皮下注射。

3. C 护士　通过此次教学查房，使我对疼痛有了更深刻的认识，疼痛的位置不同，表现的疾病就不同，强直性脊柱炎是骶髂部的疼痛。并且学习了疾病活动度的评估方法"ASDAS 评估表"的应用。

4. D 护士　通过此次教学查房，使我了解到了如何预防和控制强直性脊柱炎的发展，并发症是可以累积全身各个器官的。

第七章　血液系统疾病

第一部分　护理业务查房

病例1　急性白血病

一、病历汇报

【现病史】患者男性，34岁，3个月前无明显诱因出现头晕、头痛伴全身乏力等症状，当时未予重视，于1周前患者家属发现其面色苍白明显伴发热、咳嗽咳痰、刷牙时牙龈出血、活动后心慌气喘，门诊以"急性白血病"收入院。T 38.3℃，P 102次/分，R 22次/分，BP 110/60mmHg。

【既往史】既往有皮肤青紫史，自述曾患肾炎。

【实验室检查】化验：白细胞$22.4 \times 10^9/L$，中性粒细胞绝对值$0.1 \times 10^9/L$，血红蛋白44g/L，血小板$15 \times 10^9/L$。

【查体】患者神志清醒，贫血貌，皮肤散在出血点及瘀斑，双肺呼吸音粗，未闻及干湿啰音，腹软，无慢性压痛及反跳痛。

【入院诊断】急性白血病　上呼吸道感染。

【主要治疗措施】给予抗感染、止血、升血、输注血制品治疗、DA方案化疗。

二、经评估提出以下护理问题

护理问题	护理措施	护理评价
1. 体温过高 与正常粒细胞减少或上呼吸道感染有关	1. 监测体温变化，给予物理降温，降温过程中出汗及时擦干皮肤，更换衣物 2. 保持皮肤和床单位清洁干燥 3. 补充水分防止脱水，鼓励患者进食高热量、高维生素、营养丰富的软食 4. 遵医嘱用药	患者体温正常
2. 活动无耐力 与化疗引起代谢增高及贫血有关	1. 合理休息减少耗氧量，根据贫血程度制定活动计划，鼓励生活自理，若脉搏≥100 次/分或有心悸、气促时应停止活动 2. 改善组织缺氧症状，必要时给予氧气吸入	患者仍感乏力
3. 出血 与血小板减少、白血病细胞浸润有关	1. 忌抓皮肤、挖鼻孔、揉眼，避免使用牙签剔牙，用软毛牙刷，防碰撞 2. 注意观察大小便情况，保持大小便通畅 3. 无菌操作，减少穿刺次数，各种穿刺后延长按压时间 4. 保持口腔及肛周清洁，进食后漱口	全身未出现新发出血点
4. 肺感染加重 与白细胞异常、粒细胞缺乏有关	1. 采取有效的清洁消毒，保持环境整洁，限制陪探人员 2. 指导患者有效咳嗽咳痰，必要时给予氧气雾化吸入 3. 遵医嘱合理使用抗生素预防和控制感染 4. 讲解自我防护的重要性并教会常用的自我卫生防护措施	患者咳嗽、咳痰好转

护理问题	护理措施	护理评价
5. 潜在并发症 与化疗药物的不良反应有关	1. 选择 PICC 留置导管进行注射药液以保护血管，并做好导管护理 2. 骨髓抑制的预防与处理：定期检查血常规，一旦出现骨髓抑制，应遵医嘱正确用药 3. 消化道反应的预防与护理：安排良好的就餐环境，避免在治疗前后 2 小时内进食，避免饭后立即平卧，必要时遵医嘱给予止吐药物 4. 减慢化疗药物输入速度，多饮水，加快药物代谢速度	患者不良反应给予对应处理后较前好转
6. 营养失调：低于机体需要量 与白血病代谢增加、发热、化疗致消化道反应有关	1. 给予高蛋白、高维生素、易消化食物，加强营养，改善全身状况 2. 合理安排饮食时间，少量多餐，化疗期间有消化道症状及时对症处理 3. 遵医嘱予以输血，以减轻贫血 4. 严格遵守输血流程，注意观察患者有无输血反应	患者目前全身状况良好
7. 有受伤的危险：坠床 与患者乏力有关	1. 悬挂防坠床标识 2. 指导防坠床的方法及注意事项 3. 告知家人伴守 24 小时不间断，宣教呼叫器的使用方法 4. 使用床档，宣教使用床档的注意事项 5. 患者外出检查时提供性能良好的轮椅或平车，保证患者安全	患者未发生坠床
8. 知识缺乏：缺乏对疾病认知与疾病相关检查、饮食、治疗知识	1. 向患者讲解相关检查注意事项、饮食、治疗知识等 2. 宣教预防感染、出血及受伤的方法及注意事项	患者已基本掌握饮食、个人防护的方法及注意事项，并积极配合

三、其他护士评价

护理问题	护理措施	护理评价
预感性悲哀 与病情治疗缓慢、担心预后有关	1. 耐心倾听患者主诉，鼓励患者表达出内心的感受 2. 向患者说明长期的负面情绪反而会加重疾病，不利于治疗与护理 3. 向患者介绍治愈的典型病例 4. 根据体力做些有益的事情，提高生存信心 5. 嘱家属多关心、陪伴、安慰患者	患者目情绪稳定

四、护士长评价

1. 查房效果评价 本次查房体现了我科疾病的专科特点，通过此次查房，为大家提供了一次学习急性白血病专科知识的机会。此患者自述有肾炎病史，还应重点观察患者是否出现腰痛、血尿、少尿、无尿、蛋白尿等症状。该患者系多种疾病并存，大家要全面仔细、整体化思考问题，争取做到全方位优质护理。

2. 护理措施落实评价 本次查房准备较为充分，体现了专科特点，所提出的各项护理问题有针对性，大部分护理措施达到了预期目标。但是通过此次查房也暴露了一些实际存在的问题，缺乏介绍相关领域的新理论、新进展，希望大家拓宽学习思路，争取更大的进步。

3. 护理问题评价 补充护理问题。

护理问题	护理措施	护理评价
白细胞淤滞 与疾病进展白细胞增多有关	1. 遵医嘱予以羟基脲口服，指导患者多饮水及复用碳酸氢钠以碱化尿液，防止尿酸性肾病 2. 观察患者有无血尿或腰痛发生，如若发生血尿，立即通知医生并配合做好相应处理 3. 观察患者有无白细胞淤滞症状，如呼吸急促、意识障碍、排尿困难等临床表现，多与患者沟通交流，及早发现问题并处理	患者白细胞计数得以控制

五、安全管理

1. 风险管理 由于急性白血病患者减少了中性粒细胞，存在较低的免疫力，日常置管时未严格给予无菌操作或者操作不是十分规范等，容易引发 PICC 导管感染情况，所以实际进行风险管理时，应加强风险预防工作，有效预防风险事件。加强护理人员与患者的密切沟通与合作十分重要，在严格执行无菌操作规范的同时应定时将敷贴进行更换，对穿刺点进行观察，分析是否存在红肿、疼痛等不良情况并进行记录，一旦出现异常情况及时对症处理。

2. 疾病安全管理 急性白血病是造血系统常见的恶性克隆性疾病，虽然造血干细胞移植是根治白血病的最佳手段，但是许多患者因经济或供体原因无法行造血干细胞移植，化疗仍是大多数白血病患者目前的主要治疗手段。但化疗后患者的造血及免疫系统进一步受到抑制，极易发生感染，有文献报道高达 41% 严重影响了化疗效果，成为导致患者死亡的重要原因之一，尤其是全身情况差、营养不良或长期卧床不起的患者。因此，要强化健康教育，注重健康教育的效果，要求患者出院后跟住院期间一样采取保护措施防止感染。教会患者注意休息，防止受凉，注意各腔道、黏膜皮肤清洁消毒，常自查易感部位，发现异常及时来院就诊。采取系统化、有针对性的护理指导与管理，不仅能有效防止患者发生各种并发症，更有助于提高患者的治疗效果，对患者康复有着积极的推动作用。

六、延续护理

指导患者出院后养成良好的生活习惯，注意个人卫生，少去人群拥挤的地方，注意保暖避免着凉，学会自测体温，合理饮食，进食高热量、高蛋白、高维生素、助消化食物，保持大便通畅。遵医嘱按时服药，定期复查。

七、专业前沿知识

白血病是临床治疗中常见的一种血液病，会给患者的身体带来较大的伤害，而且治疗难度大，威胁着患者的生命安全，死亡率较高、预后较差。在治疗中，化疗是主要的治疗手段，化疗可以改善患者的临床症状，控制患者的病情，在化疗中选择的药物会让患者产生一些不良反应和并发症，严重地影响着急性白血病的治疗效果，所以在急性白血病的化疗治疗中，需要对其实施有效的护理干预。PDCA护理管理是当前临床护理中产生的一种新的护理手段，整个护理管理模式由四个组成部分：策划、执行、检查、处理。PDCA护理管理的产生将患者的护理流程和护理质量提高，整体护理效果较好，该模式应用在急性白血病患者化疗中，可以改善患者的化疗效果。

病例 2 缺铁性贫血

一、病历汇报

【现病史】患者女性，90 岁，面色苍白、乏力 30 年，患者于 1 周前乏力症状加重，稍活动后心慌、气短，站位时感头晕，门诊以"贫血原因待查"收入院。测 T 36.8℃，P 88 次/分，R 20 次/分，BP 122/78mmHg。

【既往史】既往"冠心病"病史 20 年。

【实验室检查】化验：白细胞 7.6×10^9/L，血红蛋白 57g/L，血小板 433×10^9/L，铁蛋白测定 2.38ng/ml。

【查体】患者神志清楚，贫血貌，全腹腹肌柔软无压痛。

【入院诊断】缺血性贫血。

【主要治疗措施】给予补充叶酸、维生素 B_{12} 及铁剂等药物治疗。

二、经评估提出以下护理问题

护理问题	护理措施	护理评价
1. 活动无耐力 与贫血引起的组织缺氧有关	1. 指导患者卧床休息，改变体位宜缓，家人伴守 24 小时不间断 2. 遵医嘱用药 3. 根据患者病情指导患者逐渐增加活动量 4. 遵医嘱监测血常规变化	患者乏力减轻
2. 潜在并发症：下肢静脉血栓 与患者年龄大卧床有关	1. 指导患者主动做踝泵运动；踝关节背伸跖屈、环绕运动 2. 指导患者做主动的股四头肌等长收缩 3. 直腿抬高 4. 指导患者家属做被动运动：踝泵运动及直腿抬高、小腿环抱挤压运动	患者无下肢静脉血栓形成
3. 有感染的危险 与严重贫血引起机体抵抗力低下有关	1. 指导患者正确漱口及戴口罩 2. 指导保持食物清洁，勿食用隔顿食物 3. 指导患者便后及睡前清洁肛周，保持肛周清洁干燥 4. 病房紫外线消毒 2 次/日 5. 加强无菌操作，接触患者前正确手消	患者未发生感染
4. 知识缺乏 缺乏饮食、治疗相关知识	1. 向患者讲解均衡饮食、增加含铁丰富及促进铁吸收等食物的摄取 2. 宣教服药注意事项，避免与牛奶、茶、咖啡同服，可多进食含维生素 C 丰富的水果，以促进铁的吸收 3. 指导遵医嘱按剂量按疗程服药	患者已基本掌握饮食及用药的相关知识

三、其他护士评价

护理问题	护理措施	护理评价
潜在并发症 缺铁性心脏病	1. 按护理级别或医嘱测量生命体征 2. 指导患者自我观察病情，如静息状态下呼吸与心率加快、不能平卧、下肢水肿及尿量减少等，应及时就医	患者生命体征平稳

续表

护理问题	护理措施	护理评价
2. 自理缺陷：缺乏自行沐浴、如厕等能力	1. 将患者经常使用的物品放在易拿取处，以方便患者取用 2. 将呼叫器放在患者枕边，听到铃声立即予以答复 3. 穿不用系带的鞋及宽松柔软的衣服，以便穿脱和舒适 4. 家人伴守患者 24 小时不间断，防止发生意外	患者无意外发生

四、护士长评价

1. 查房效果评价　本次查房体现了我科疾病的专科特点，通过此次查房，为大家提供了一次学习缺铁性贫血专科知识的机会。此患者高龄且有冠心病史，除了做好专科疾病的护理以外，还应特别注重对患者及家属的健康教育，注意观察患者有无心绞痛的发生，指导患者随身携带硝酸之类药物，警惕心肌梗死，并注意做好患者的心理护理及出院指导。

2. 护理措施落实评价　本次查房准备较为充分，体现了专科特点，所提出的各项护理问题有针对性，大部分护理措施达到了预期目标。注意做好患者的出院指导，注意休息，避免劳累，保持愉悦的情绪，纠正不良的饮食习惯，增加含铁丰富的食物，如瘦肉、海带、黑木耳等，多食蔬菜和水果补充维生素以促进铁的吸收。

3. 护理问题评价　补充护理问题。

护理问题	护理措施	护理评价
潜在并发症：猝死　与冠状动脉供血不足导致的心肌缺血、缺氧有关	1. 嘱患者卧床休息，必要时给予吸氧 2. 指导患者进食低盐、低脂、高维生素和易消化饮食，保持排便通畅，避免用力排便 3. 当患者发生胸痛时密切检测生命体征及心电图变化 4. 观察有无心律失常、不稳定型心绞痛、急性心肌梗死等的发生	患者病情平稳

五、安全管理

1. 风险管理 高龄患者有压疮、坠床/跌倒或下肢静脉血栓形成的风险，应进行各项风险因素的评估，将防范措施落实到位，避免发生意外。

2. 疾病安全管理 贫血患者体质弱、易感染疾病，在住院期间一定要严格执行无菌操作，嘱其注意个人卫生，减少细菌及病毒入侵，天气变化注意防寒保暖，不去人员密集的场所，以免交叉感染。

六、延续护理

根据患者贫血程度及病因制订合理的休息与活动计划，减少患者机体耗氧量；指导患者进食高蛋白、高热量、丰富维生素、含铁丰富、易消化的食物，如动物肝、肾、瘦肉、蛋黄、豆类、紫菜、海带、木耳、香菇等；口服铁剂时同时忌饮茶，避免与牛奶同服，维生素 C 可促进铁的吸收，向患者解释清楚口服铁剂大便可呈黑色，属正常现象；指导患者出院后注意保暖和个人卫生，预防感染，适当活动，加强营养，多食含铁丰富的食物。

七、专业前沿知识

铁一直是人体红细胞中血红蛋白的重要组成元素，对于缺铁性贫血患者来说，口服硫酸亚铁可促进机体红细胞合成的血红蛋白量增多，使红细胞体积变大，增强携氧能力，从而纠正贫血症状，若与维生素 C 同时服用，可有助于硫酸亚铁的吸收效果，提高治疗效果，降低不良反应。最新研究证明间隔补铁法在改善缺铁性贫血患者症状，降低不良反应方面具有十分重要的作用。相比于连续补铁法，间隔补铁法可增加患者服用依从性，保证铁的良好吸收，亦可降低铁中毒发生风险，安全性更高，治疗费用更少，家庭社会经济负担较轻。

病例3 再生障碍性贫血

一、病历汇报

【现病史】患者男性，47 岁，主因乏力 6 年，加重 1 周伴牙龈出血、口唇出血，患者诉鼻塞、少许咳嗽，鼻腔分泌物较多，无鼻出血，门诊以"再生障碍性贫血"收入院。测 T 36.7℃，P 84 次/分，R 20 次/分，BP 116/72mmHg。

【既往史】既往"再生障碍性贫血"病史 2 年，持续三系减少，未治疗原发病，间断补充血制品支持治疗。

【实验室检查】血常规结果：白细胞 1.3×10^9/L，中性粒细胞绝对值 0.6×10^9/L，血红蛋白 44g/L，血小板 8×10^9/L。

【查体】患者神志清楚，贫血貌，面色苍白，皮肤黏膜未见出血点及瘀斑。

【入院诊断】再生障碍性贫血。

【主要治疗措施】给予抗感染、升血小板、促红细胞生成等对症治疗。

二、经评估提出以下护理问题

护理问题	护理措施	护理评价
1. 活动无耐力 与贫血引起的组织缺氧有关	1. 注意观察病情变化，有无头晕、心慌等不适 2. 根据病情制定活动计划，必要时卧床休息，血小板低于 20×10^9/L，应绝对卧床休息 3. 必要时吸氧，遵医嘱输注血制品及用药 4. 饮食应为高热量、高蛋白、高维生素、易消化的软食	患者活动耐力增强，但仍感乏力

护理问题	护理措施	护理评价
2. 有感染的危险 与白细胞减少有关	1. 指导患者正确漱口及戴口罩 2. 指导保持食物清洁，勿食用隔顿食物 3. 指导患者便后及睡前清洁肛周，保持肛周清洁干燥 4. 病房紫外线消毒 2 次／日 5. 加强无菌操作，接触患者前正确手消	患者体温正常，无感染发生
3. 潜在并发症：出血　与血小板减少有关	1. 观察患者皮肤黏膜出血点、瘀斑的转归及有无新发出血情况，注意观察有无头痛及喷射性呕吐，观察尿、便、痰的颜色、性质有无异常，发现异常立即通知医生处理 2. 指导患者勿用牙刷刷牙，勿食带皮、带壳、带刺及刺激性食物 3. 指导患者勿抠鼻挖耳，勿用力咳嗽及排便，保持大便通畅，必要时遵医嘱用药 4. 指导延长穿刺针眼按压时间至不出血 5. 绝对卧床休息，改变体位宜缓，避免磕碰 6. 衣着宽松舒适，以棉质为佳，勿抓挠皮肤 7. 遵医嘱进食、用药及输注血制品	患者皮肤黏膜未见出血点、瘀斑
4. 知识缺乏 缺乏再障治疗及预防出血和感染的相关知识	1. 向患者讲解再生障碍性贫血饮食、治疗知识等 2. 宣教预防感染的方法及注意事项 3. 指导患者自我观察出血情况及预防出血的方法	患者了解相关知识

三、其他护士评价

护理问题	护理措施	护理评价
1. 有受伤的危险：坠床 与患者乏力有关	1. 悬挂防坠床标识 2. 指导防坠床的方法及注意事项 3. 告知家人伴守 24 小时不间断，宣教呼叫器的使用方法 4. 使用床档，宣教使用床档的注意事项 5. 患者外出检查时提供性能良好的轮椅或平车，保证患者安全	患者未发生坠床

四、护士长评价

1. 查房效果评价 本次查房体现了我科疾病的专科特点，通过此次查房，为大家提供了一次学习再生障碍性贫血专科知识的机会。注意做好患者的心理护理和出院指导，向患者讲解出院后注意事项、饮食、用药、活动、定期复查等相关知识。

2. 护理措施落实评价 通过本次查房我们对再生障碍性贫血的护理有了进一步的认识，同时明确了患者存在的主要护理问题、应采取的护理措施和护理要点。责任护士汇报病历全面，提出护理问题及相关因素准确，能够根据护理计划及时、准确地落实护理措施且效果评价及时。

3. 护理问题评价 补充护理问题。

护理问题	护理措施	护理评价
焦虑 与担心治疗效果差、经济压力大、反复住院有关	1. 针对患者病情及思想活动，随时做好心理疏导 2. 向患者介绍成功病例，使患者增加治疗的信心 3. 进行疾病知识宣教调动患者积极性，鼓励参与治疗及护理，增强战胜疾病的信心	患者能积极配合治疗，情绪稳定

五、安全管理

1. 风险管理 重度贫血患者应减少活动，卧床休息，此患者有坠床跌倒、下肢静脉血栓形成的风险，科室制定相应的护理计划和护理措施并落实到位，避免发生意外。

2. 疾病安全管理 患者粒细胞减少，应尽早去除感染的危险因素，如患者口腔黏膜和牙龈出血以及长期应用广谱抗生素等原因，使细菌易在口腔内滋生、繁殖而继发感染，因此必须加强口腔护理；避免过硬、油炸及刺激性食物，多食高蛋白、高纤维、易消化食物，多饮水，保持大便通畅，避免肛裂，减少肛周感染机会；医务人员严格遵守无菌操作原则，告知患者勤剪指甲，避免抓伤皮肤。

六、延续护理

患者出院后在了解疾病常识的基础上要坚持治疗，学会自我照顾以防止出血感染；给予高蛋白、高维生素、富有营养、易消化食物；保证充足的睡眠，不要剧烈运动，以免跌倒引起局部出血及颅内出血；遵医嘱用药，定期到门诊复查血常规、肝肾功能。

七、专业前沿知识

再生障碍性贫血输血治疗是临床诊治过程中的重要环节，在挽救患者生命中发挥重要作用。目前临床常用普通悬浮红细胞输注，由于输注的红细胞中携带有部分无治疗作用的白细胞，而白细胞容易引发机体炎症反应，导致微血管血流阻塞，甚至发生组织缺氧等。鉴于此，降低或去除血液中白细胞成分尤为重要。随着成分输血技术的不断进步与发展，少白细胞悬浮红细胞输注用于再生障碍性贫血日益广泛。

病例 4　骨髓增生异常综合征

一、病历汇报

【现病史】患者女性，72 岁，主因诊断"骨髓增生异常综合征"18 个月，发热 5 天收入院。测 T 38.2℃，P 96 次/分，R 20 次/分，BP 150/94mmHg。

【既往史】既往"高血压"病史 3 年余。

【实验室检查】化验：白细胞 $0.9 \times 10^9/L$，血红蛋白 79g/L，血小板 $9 \times 10^9/L$。

【查体】患者神志清楚，皮肤黏膜色泽苍白，贫血貌。

【入院诊断】骨髓增生异常综合征；高血压 3 级，高危。

【主要治疗措施】给予患者补液、输血、降压、化疗治疗。

二、经评估提出以下护理问题

护理问题	护理措施	护理评价
1. 体温过高 与贫血有关	1. 监测体温 2. 给予物理降温或遵医嘱给予药物治疗 3. 保持室内温湿度适宜、空气新鲜、紫外线消毒，定时开窗通风，注意保暖 4. 指导患者加强口腔护理，尤其进食前后漱口 5. 注意皮肤清洁卫生，穿棉质内衣，保持干燥	目前患者体温正常
2. 出血 与血小板低有关	1. 严密观察有无其他部位出血 2. 嘱其多饮水，以保持鼻腔湿润，勿用力挖鼻孔 3. 指导患者用软毛牙刷刷牙，勿食带皮、带壳、带刺及刺激性食物 4. 卧床休息，遵医嘱用药及输注血制品 5. 及时心理安慰，以解除患者的恐惧心理	目前患者无新发出血
3. 活动无耐力 与贫血导致组织缺氧有关	1. 嘱患者卧床休息，待病情好转后逐渐增加活动量 2. 鼓励患者进行适度床上活动，但应注意安全，同时避免磕碰 3. 必要时给予氧气吸入，输注红细胞	目前患者仍感乏力
4. 有化疗药物外渗的危险	1. 使用静脉留置针输注化疗药物 2. 输注化疗药前后生理盐水冲管 3. 严格床头交接班发现异常及时遵医嘱处理	目前患者未发生化疗药物外渗
5. 营养失调：低于机体需要量 与机体代谢率增高有关	1. 给予高蛋白、高维生素、易消化流食，少食多餐 2. 饮食要多样化以增进食欲，注意饮食卫生，食物应清洁卫生 3. 多食蔬菜、水果，补充维生素，保持大便通畅 4. 遵医嘱给予静脉营养治疗	患者食欲较前改善

护理问题	护理措施	护理评价
6. 疼痛 与疾病有关	1. 准确对患者进行疼痛评估 2. 关心体贴患者，操作轻柔，尤其对患者因身体活动时而引起的活动，尽量减轻痛苦 3. 遵医嘱给予止痛药 4. 指导家属多与患者沟通，分散注意力	目前患者疼痛缓解
7. 潜在并发症：颅内出血	1. 按护理级别或医嘱测量血压 2. 观察患者有无头痛，有无伴有呕吐、视物模糊等颅内出血征兆 3. 保持患者情绪稳定 4. 加强巡视，家属 24 小时陪护	目前患者血压平稳，未发生颅内出血

三、其他护士评价

护理问题	护理措施	护理评价
1. 有受伤的危险 与患者贫血、乏力有关	1. 悬挂防跌倒标识，告知并指导预防跌倒的措施 2. 教会使用呼叫器，指导或协助将需用物品（眼镜、拐杖、助听器、尿壶、水杯等）固定位置 3. 指导当改变体位时应缓慢，预防快速地变换患者体位而发生摔倒危险 4. 提供所需要的轮椅、平车，保障性能良好并规范试用，运送过程确保安全	目前患者无跌倒等伤害发生
2. 知识缺乏 缺乏骨髓增生异常综合征相关知识	1. 向患者讲解进食软食，清淡易消化 2. 输入化疗药物，饮水 2000 ~ 3000ml	患者已基本掌握饮食及用药的相关知识

四、护士长评价

1. 查房效果评价 通过这次查房我们对骨髓增生异常综合征又有了进一步的了解，同时明确了患者存在的主要护理问题，应采取的护理措施和护理重点。注意做好患者的心理护理和出院指导，向患者讲解出院后注意事项、饮食、用药、活动、定期复查等相关知识。

2. 护理措施落实评价 本次查房准备较为充分，所提出的各项护理问题有针对性，大部分护理措施达到了预期目标。责任护士汇报病历全面，提出护理问题及相关因素准确，能够根据护理计划及时准确地落实护理措施且效果评价及时。

3. 护理问题评价 补充护理问题。

护理问题	护理措施	护理评价
预感性悲哀 与担心疾病预后有关	1. 针对患者病情及思想活动，随时做好心理疏导 2. 进行疾病知识宣教，讲解成功案例及良好预后，调动患者积极性，鼓励参与治疗及护理，增强战胜疾病的信心 3. 按时巡视患者，发现异常及时通知医生，增强患者的安全感及舒适感	患者目前情绪稳定，能积极配合治疗

五、安全管理

1. 风险管理 此患者有高血压病史且活动无耐力，应进行坠床跌倒的评估，将防范措施落实到位，避免发生意外。

2. 疾病安全管理 要注意观察患者在使用去甲基化药物可能发生的毒副反应，如骨髓抑制、胃肠道反应、肾功能减退、局部注射部位色素沉着等，应密切监测患者体温、血压、注射部位及全身皮肤黏膜出血情况，遵医嘱每周检查血常规、尿常规及肝肾功能。

六、延续护理

指导患者养成良好的生活习惯，按时起居，睡眠充足，劳逸结合，避免过于劳累。保持良好、平和的心理状态；不宜出入人群聚集的场所，少会客；讲究卫生，注意预防感染；有出血、发热、头痛等症状及时就医；按时服药，定期复查及回院化疗。在患者出院前留下随访地址和联系电话，同时发放随访卡，以便医患之间的联系，并由专职的随访护士对患者定期进行电话随访，随访内容主要针对患者不同情况进行疾病知识、心理、用药、饮食、活动等方面的指导及预约回院复诊时间，以追踪患者愈后情况并进行具体的健康指导。

七、专业前沿知识

新型临床护理模式的构建与实践，是将临床护理管理工作与患者健康需求相结合，全面分析患者的具体情况，作出准确、合理、科学的护理计划，并按照此计划实施，提高专业技术水平，提高护理质量，有助于改善患者的生活质量。最新研究证明联合新型临床护理模式能更有助于骨髓增生异常综合征患者总体健康状况的改善和生活方式的转变，使之更有自信重新踏入生活，有助于提高患者生活质量，因此，在今后的临床护理工作中可以结合现代科技信息手段、社会支持系统，为患者提供高质量、有效的新型护理服务。

病例 5　淋巴瘤

一、病历汇报

【现病史】患者男性，61 岁，主因确诊"弥漫大 B 细胞淋巴瘤" 1 月余，1 周前间断发热、咽痛，最高体温 38.6℃，同时出现骨痛，胸骨明显，胸闷气短，活动后加重，门诊以"淋巴瘤"收入院。测 T 37.4℃，P 82 次/分，R 20 次/分，BP 138/78mmHg。

【既往史】既往"痔疮"病史 2 年。

【实验室检查】彩超示：双侧颈部、锁骨上、右侧腋下多发淋巴结；化验：白细胞 3.14×10^9/L，血红蛋白 130g/L，血小板 60×10^9/L。

【查体】患者神志清楚，双侧颈部、锁骨上、右侧腋下可触及多个肿大淋巴结，无压痛，边界欠清。

【入院诊断】弥漫大 B 细胞淋巴瘤。

【主要治疗措施】给予 R – CHOP 化疗、抗感染、升白细胞、营养支持、营养神经等治疗。

二、经评估提出以下护理问题

护理问题	护理措施	护理评价
1. 体温过高 与骨髓抑制期感染有关	1. 遵医嘱按时给予抗感染治疗，并观察用药后效果 2. 监测生命体征 4 次/日 3. 嘱患者卧床休息，减少活动 4. 患者服用退热剂出汗后协助其更换衣服，并嘱其保暖 5. 鼓励患者适量饮水，进食清淡、易消化的高热量、高蛋白饮食 6. 保持室内空气新鲜，每日紫外线消毒及开窗通风 7. 协助家属做好患者的生活护理，保证患者的个人卫生	患者目前体温 36.8℃
2. 潜在并发症：出血 与血小板降低有关	1. 观察患者皮肤黏膜出血点、瘀斑的转归及有无新发出血情况 2 次/日，注意观察有无头痛及喷射性呕吐，观察尿、便、痰的颜色、性质有无异常，发现异常立即通知医生处理 2. 指导患者用软毛刷牙，勿食带皮、带壳、带刺及刺激性强的食物 3. 指导患者勿抠鼻挖耳，勿用力咳嗽及排便，保持大便通畅，必要时遵医嘱用药 4. 指导延长穿刺针眼按压时间至不出血 5. 行动宜缓，避免磕碰 6. 衣着宽松舒适，以棉质为佳，勿抓挠皮肤 7. 遵医嘱进食、用药及输注血制品	患者皮肤黏膜无出血点、瘀斑
3. 电解质紊乱 与患者高热后出汗较多且进食较少有关	1. 遵医嘱给予口服氯化钾缓释片、静脉补充电解质对症治疗 2. 加强陪护及巡视，防止意外发生 3. 鼓励患者进食含钾的蔬菜和水果，如香蕉、海带、木耳等 4. 向患者讲解补钾的重要性	患者血钾恢复正常水平值

护理问题	护理措施	护理评价
4. 疼痛 与淋巴瘤中枢神经浸润有关	1. 遵医嘱给予止痛药,评价止痛效果,及时做好护理记录 2. 每日评估疼痛的部位、性质及程度,发作的特点,持续时间,加剧或者缓解的因素 3. 连续用药后患者疼痛未见缓解或加剧时,立即通知医生 4. 嘱患者卧床休息,做好生活护理,满足患者生活的需要	患者仍有疼痛,但较前缓解
5. 口腔黏膜改变与真菌感染有关	1. 遵医嘱给予抗生素,每日评估患者口腔黏膜变化,及时记录 2. 给予患者有效漱口液漱口,增加漱口次数,协助其使用表面保护剂 3. 嘱患者停止使用牙刷,以免进一步损伤口腔黏膜 4. 嘱患者避免酸性、刺激性食物,进食高蛋白、高纤维软食,减少损伤口腔黏膜	患者口腔溃疡已愈合
6. 有皮肤完整性受损的危险 与放疗引起局部皮肤烧伤有关	1. 告知患者穿宽松、柔软、纯棉的内衣,以减少对局部皮肤的摩擦、潮湿等刺激 2. 避免局部皮肤受到强热或冷的刺激,洗澡所用的毛巾要柔软,擦洗放射区皮肤时动作应轻柔,防止摩擦 3. 禁用有刺激性的化学物品,如肥皂、乙醇、胶布等 4. 外出时应避免阳光直接照射,如果外出,要穿上有保护作用的衣服 5. 患者应保持放疗区皮肤的清洁干燥,不要用手抓挠摩擦,防止皮肤破损,预防感染	患者皮肤完整
7. 舒适的改变:恶心、呕吐 与化疗有关	1. 安慰患者,消除不良情绪 2. 呕吐时取侧卧位或头偏向一侧,呕吐后及时漱口,保持口腔清洁 3. 遵医嘱进清淡、易消化饮食,可少量多餐,建议患者在消化道反应最轻的时间进食 4. 遵医嘱用药	患者仍有恶心、呕吐,用药后减轻

续表

护理问题	护理措施	护理评价
8. 焦虑 与骨痛反复发作，担心预后有关	1. 鼓励患者宣泄情感、表达自己的焦虑，耐心倾听，给予心理支持，缓解焦虑，建立良好的护患关系 2. 每日评估患者情绪，向其解释疼痛的原因，帮助患者了解病情，改善患者负面情绪，减少意外的发生 3. 加强巡视，了解患者的需求 4. 提供安静的环境，保证充足的休息时间 5. 护士或家属尽量多陪伴患者，与其谈心交流，转移对疼痛的注意力，减轻焦虑	患者随骨痛症状的好转，焦虑情绪逐渐缓解
9. 有受伤的危险：坠床跌倒 与患者乏力有关	1. 悬挂防坠床、跌倒标识 2. 指导防坠床、跌倒的方法及注意事项 3. 告知家人伴守 24 小时不间断，宣教呼叫器的使用方法 4. 使用床档，宣教使用床档的注意事项 5. 患者外出检查时提供性能良好的轮椅或平车，保证患者安全	患者未发生坠床跌倒

三、其他护士评价

护理问题	护理措施	护理评价
睡眠型态紊乱 与环境改变、疼痛有关	1. 协助患者取舒适体位 2. 为患者提供安静、舒适的睡眠环境 3. 合理安排医护活动，减少对患者睡眠的干扰 4. 患者疼痛时遵医嘱用药 5. 必要时遵医嘱给予镇静安眠药	患者目前睡眠良好

四、护士长评价

1. 查房效果评价　通过这次查房我们对淋巴瘤又有了进一步的了解，同时明确了患者存在的主要护理问题，应采取的护理措施和护理重点。此患者还应观察有无骨骼浸润，警惕病理性骨折、脊髓压迫症发生。

2. 护理措施落实评价　管床护士提出的各项护理措施均落实到位。注意做好患者的心理护理及出院指导，包括饮食、用药、活动及复查等内容，注意气候变化，预防感染发生。

3. 护理问题评价　补充护理问题。

护理问题	护理措施	护理评价
知识缺乏 缺乏淋巴瘤及化疗相关知识	1. 宣教淋巴瘤相关知识 2. 宣教化疗目的及注意事项 3. 鼓励患者提出疑问，并积极回答 4. 给予患者相关的宣传资料和知识读物，增加患者知识来源	患者及家属对疾病的治疗、护理、预后有一定程度的了解

五、安全管理

1. 风险管理　针对在骨髓抑制期间的淋巴瘤患者，可能会发生不同部位的感染风险及并发症，应密切观察患者病情、血常规及化疗后反应。

2. 疾病安全管理　淋巴瘤患者多数存在淋巴结肿大，要严密观察有无深部淋巴结肿大引起的压迫症状，如纵隔淋巴结肿大引起咳嗽、呼吸困难、上腔静脉压迫症，腹膜后淋巴结肿大可压迫输尿管引起肾盂积水。

六、延续护理

患者出院后进行电话回访，将健康教育延伸到家庭，体现以患者为中心的护理准则。通过以"因地制宜，有的放矢"的形式开展健康教育，强调患者的主动意识。实施有效的健康教育，降低并发症的发生，缩短住院天数，降低医疗费用。同时通过健康教育促进护患双方的双向交流，患者对护理工作的满意度提高，也达到调动护士学习积极性的目的，护士的成就感得到提升，并在工作中更加完善自己，注重知识的更新，满足不同患者对健康的需求。体现护理学科的特点及护士的自身价值，促进护理质量的提高。

七、专业前沿知识

近年来，随着对肿瘤的发生和发展机制认识的不断深入，人们对涉及肿瘤发生至关重要的驱动细胞研究愈加关注，例如肿瘤干细胞、耐药细胞、迁移细胞以及肿瘤中浸润的免疫细胞。而这些细胞在肿瘤组织中比例相对较少，有时传统方法无法检测到，因此在单细胞分辨率下具有特征性识别能力的单细胞 RNA 测序技术有望发现逃脱先前检测的稀有甚至新细胞亚群。目前单细胞测序技术已应用于淋巴瘤患者疾病分层，揭露致病机制和靶向治疗研究方面。

第二部分 护理教学查房

病例 慢性粒细胞白血病

一、学生进行病历汇报

【入院诊断】慢性粒细胞白血病。

【现病史】患者男性，68 岁，3 个月前因受凉后出现发热，最高体温达40℃，伴干咳，至当地县医院行肺部 CT 提示"肺部感染"，予以抗感染治疗后，咳嗽症状较前缓解，但最高体温仍持续在 39～40℃，复查骨髓穿刺考虑慢性白血病。当地医院予以化疗及抗感染、输血对症治疗后病情稍好转。患者于今日晨感腹痛，无恶心、呕吐，有发热，体温最高 40℃，伴头晕乏力，为进一步诊治来我院就诊，急诊以"慢性粒细胞白血病"收入院。T 40.2℃，P 146 次/分，R 24 次/分，BP 128/68mmHg。

【既往史】9 年前左上臂因骨折行手术治疗，遗留约 20cm 陈旧性手术瘢痕。

【实验室检查】白细胞 180×10^9/L，血小板 700×10^9/L，血红蛋

白 51g/L。

【查体】患者神志清楚，语言流畅，贫血貌，颜面水肿，双下肢陈旧性出血点。

【主要治疗与措施】予以抗感染、抑酸及成分输血等对症治疗，监测体温变化，选择合理化疗方案，联合使用酪氨酸激酶抑制剂（TKI），如伊马替尼或达沙替尼进行诱导缓解治疗。

二、经评估提出以下护理问题

护理问题	护理措施	护理评价
1. 体温过高 与疾病本身及肺部感染有关	1. 监测患者体温变化，遵医嘱必要时给予物理降温或药物降温 2. 指导患者多饮水，遵医嘱必要时补充营养和水分，防止脱水；鼓励患者进食高热量、高维生素、营养丰富的半流食或软食 3. 指导患者卧床休息，减少机体消耗；做好口腔、肛周皮肤清洁，预防感染	目前患者体温在 37～38℃
2. 白细胞瘀滞 与疾病进展白细胞急剧增多有关	1. 遵医嘱予以羟基脲口服，指导患者多饮水及服用碳酸氢钠以碱化尿液，防止尿酸性肾病 2. 观察患者有无血尿或腰痛发生，如若发生血尿，立即通知医生并配合做好相应处理 3. 观察患者有无白细胞瘀滞症状，如呼吸急促、意识障碍、排尿困难等临床表现，多与患者沟通交流，及早发现问题并处理	患者白细胞计数得以控制
3. 腹痛 与脾大有关	1. 每日测量腹围并做好记录，注意脾区有无压痛，观察有无脾栓塞或脾破裂的表现 2. 患者腹胀疼痛时，遵医嘱使用镇痛药物 3. 指导患者减少活动，尽量卧床休息，以减轻不适感	患者腹痛症状缓解

三、床边查体评价

1. 学生床边查体　给予患者测量生命体征（体温、脉搏、呼吸、血压测量技术操作）；告知患者卧床休息，限制下床活动，给予持续低流量吸氧（氧气吸入技术操作）；协助患者定时翻身，预防磕碰，防止出血（协助患者翻身技术操作）；给予患者补充血容量输入红细胞（密闭式静脉输血技术操作），并嘱患者如出现心慌、皮肤出血点、鼻腔出血、牙龈出血、便血、呕血等出血情况时及时告知医务人员。

2. 带教老师床旁指导　注射或穿刺部位经常更换，止血带松紧适中，采血拔针后延长按压穿刺点时间；保持室内空气新鲜并注意保暖；保证充足的休息与睡眠时间，保持环境安静舒适；限制探视人员，防止交叉感染；做好出院健康宣教，按时用药，定期复查。

四、总结与讨论

1. 学生总结患者护理问题

新发现/未解决护理问题	护理措施	护理评价
1. 活动无耐力 与疾病本身及发热有关	1. 观察患者病情变化，注意有无头昏、乏力、心慌等不适 2. 鼓励患者进食高热量、高蛋白、高维生素、清淡、易消化的软食 3. 必要时吸氧，遵医嘱给予营养药物治疗 4. 协助做好日常生活护理	患者活动耐力较前增强
2. 焦虑 与担心治疗效果差、经济压力大、反复住院有关	1. 针对患者病情及思想活动，随时做好心理疏导 2. 进行疾病知识宣教，讲解成功案例及良好预后，调动患者积极性，鼓励参与治疗及护理，增强战胜疾病的信心 3. 按时巡视患者，发现异常及时通知医生，增强患者的安全感及舒适感	患者情绪稳定，积极配合治疗

新发现/未解决护理问题	护理措施	护理评价
3. 有受伤的危险 与患者乏力有关	1. 悬挂防坠床、防跌倒标识 2. 指导防坠床、防跌倒的方法及注意事项 3. 告知家人伴守 24 小时不间断，宣教呼叫器的使用方法 4. 使用床档，宣教使用床档的注意事项 5. 患者外出检查时提供性能良好的轮椅或平车，保证患者安全	患者未发生坠床、跌倒

2. 带教老师护理问题评价 补充护理问题。

护理问题	护理措施	护理评价
知识缺乏 缺乏伊马替尼药物不良反应的相关知识	1. 注意观察患者有无恶心、呕吐、腹泻等不适症状，嘱其多饮水，加快代谢 2. 患者可能在服药期间出现斑丘疹，若出现严重的剥脱性皮疹，应立即停药，给予治疗 3. 注意有无水肿发生，应限制盐分的摄入，规律监测体重变化 4. 注意有无骨髓抑制，定期复查血常规	患者了解相关知识

3. 带教老师技术操作评价 在操作过程中要密切观察患者的病情变化，如有异常应立即通知医生给予处理，在氧气吸入技术操作中，注意遵医嘱给予的氧流量要准确；血液自血库取回后 30 分钟内开始输注，1 个单位的全血或成分血应在 4 小时内输完，开始输血时速度宜慢，观察 15 分钟，如无不良反应，可调节至需要滴速；血液取回后勿振荡、加温，不可在血液内加注药物。

4. 护士长对查房整体效果评价 通过这次查房使大家进一步了解慢性粒细胞白血病患者的治疗及护理，针对此患者需提高对慢性粒细胞白血病合并细菌感染的警惕性，对于慢性粒细胞白血病患者发热时间过长，抗白血病治疗无效者，应积极查找细菌感染的依据。一旦明确细菌感染，需给予正规抗菌药物治疗。

五、参与查房学生个人总结

1. A 护士 通过此次查房对慢性粒细胞白血病患者的饮食要点有了进一步了解。

2. B 护士 通过老师对伊马替尼用药时注意事项的讲解，使我更全面地掌握了其不良反应内容。

3. C 护士 通过对该病的了解，针对此类病程长、预后差的患者要加强健康知识教育和心理护理，保持患者情绪稳定。

4. D 护士 通过此次查房，进一步了解慢性粒细胞白血病合并肺部感染患者的主要护理问题和护理措施。

第八章　泌尿系统疾病

第一部分　护理业务查房

病例1　肾病综合征

一、病历汇报

【现病史】患者，女，62岁，主因发现血压升高3年，间断水肿2周，门诊以"肾病综合征"收入院。测T 36.7℃，P 90次/分，R 20次/分，BP 145/70mmHg。

【既往史】既往有"高血压""糖尿病"史。否认"肝炎""结核"等传染病病史及其密切接触史。无手术及外伤史。否认特殊食物及药物过敏史。无输血史。

【实验室检查】血生化示：白蛋白30.2g/L，钙2.04mmol/L，三酰甘油3.96mmol/L，胆固醇6.44mmol/L，尿常规示：潜血（+），尿蛋白（+++），24小时尿蛋白定量：3.88g/24h。胸部正位片：双肺纹理增重。

【查体】患者神志清楚，食欲尚好，睡眠一般，双下肢轻度水肿。

【入院诊断】肾病综合征。

【主要治疗措施】给予护肾、抗氧化、减少尿蛋白、降血脂、补钙、降压、抑制免疫、利尿等药物治疗。

二、经评估提出以下护理问题

护理问题	护理措施	护理评价
1. 体液过多 与肾小球滤过率下降有关	1. 用药护理：遵医嘱使用利尿剂，观察药物疗效及不良反应 2. 病情观察：记录 24 小时出入液量，检测尿量变化，定期测量体重，观察水肿的消长情况 3. 休息：以卧床休息为主，可以抬高下肢，以增加静脉回心血量、减轻水肿；病情好转水肿消退后，可以适量增加活动量 4. 饮食：限制钠的摄入，给予少盐饮食，勿食腌制食品，每天以 2 ~ 3g 为宜，给予优质低蛋白质饮食如牛奶、鸡蛋、鱼肉等	患者体重由 60kg 降至 58kg，患者双下肢水肿消退
2. 营养失调：低于机体需要量 与大量蛋白尿的丢失、胃黏膜水肿致蛋白质吸收障碍有关	1. 遵医嘱给予营养支持治疗 2. 饮食指导：给予高热量、富含维生素、低蛋白、易消化饮食，蛋白质的摄入量应控制在 24 ~ 48g/d，少食植物蛋白。限制水钠的摄入，给予低盐饮食（<3g/d）补充各种维生素及微量元素 3. 可经常变换菜式，增进患者食欲，避免辛辣刺激食物 4. 记录进食情况，了解饮食结构，定期检测血浆白蛋白、血红蛋白等指标，评估机体的营养状态	患者尿蛋白（＋），白蛋白 30.8g/L
3. 有感染的危险 与机体抵抗力下降及使用免疫抑制剂有关	1. 为患者行各种治疗时严格无菌操作，并做好手卫生；病室按时开窗通风，空气消毒 2. 监测体温、咳嗽、咳痰等感染征，判断是否合并感染 3. 嘱患者注意保暖，外出时戴口罩。尽量减少病区的探访人次，对有上呼吸道感染者应限制探视 4. 坚持医嘱用药，勿自行减量或停用激素，观察有无药物副作用	患者住院期间无感染发生

护理问题	护理措施	护理评价
4. 有皮肤完整性受损的危险 与皮肤水肿、营养不良有关	1. 指导患者着宽松全棉内衣，做好皮肤清洁护理 2. 卧床休息时应避免局部长时间受压，适当抬高肢体，加快静脉回流以减轻水肿，嘱患者卧床时经常变换体位，防止压疮发生	住院期间患者皮肤完整、无破损
5. 焦虑 与疾病造成的形象改变、治疗的效果及环境改变有关	1. 鼓励患者说出自己的感受，给予放松疗法，讲解不良的心理因素不利于成功穿刺，取得患者心理的配合 2. 增加休息和睡眠时间，为患者提供舒适、安静的环境 3. 多与患者沟通交流，向其解释本病的特点及规律，指导患者放松心态，减轻其心理负担 4. 由于肾病综合征病程绵长，易于反复，患者思想包袱较重，鼓励患者说出自己的思想顾虑，帮助患者寻求社会支持系统，鼓励患者及家属胸怀开阔，思想放松，避免消极悲观，学会调养情志，树立战胜疾病的信心	患者情绪稳定，积极配合治疗，焦虑程度减轻

5 日后在 B 超引导下行肾穿刺活检术，遵医嘱停二级护理开一级护理，心电监护，穿刺部位无渗血、渗液，24 小时内排出淡黄色尿液约 2200ml。次日遵医嘱停一级护理改二级护理，停心电监护，患者自诉睡眠、饮食尚可。经评估提出以下护理问题。

护理问题	护理措施	护理评价
1. 有出血的危险 与肾穿刺有关	1. 穿刺返回病室后给予沙袋压迫止血，嘱患者平卧 8 小时，72 小时内避免下床活动 2. 密切观察患者的生命体征；观察尿液的量、颜色及性状 3. 观察穿刺点有无渗出	患者未发生出血

续表

护理问题	护理措施	护理评价
2. 活动无耐力 与患者卧床、蛋白低有关	1. 做好基础护理 2. 将水杯、手纸、呼叫器等放在床头易拿取的地方 3. 嘱患者多卧床休息，指导床上活动，避免压疮、肌肉萎缩、深静脉血栓等并发症的出现；变换体位时勿过猛，防止直立性低血压的发生，避免使劲弯腰、提重物、爬楼梯	患者活动安排合理，活动后无异常变化
3. 有受伤的危险 跌倒 与患者乏力有关	1. 床头放置预防跌倒的警示牌 2. 常用物品放在患者容易拿取的地方 3. 健康教育：告知患者及家属跌倒的危险性，目前的行动能力；指导患者及家属服用降压药及利尿剂；告知患者起床或变换体位时勿过猛过急，下床时速度宜慢	住院期间未发生跌倒、坠床

三、其他护士评价

护理问题	护理措施	护理评价
自理能力缺陷 与患者卧床有关	1. 协助患者进食、排便 2. 肾穿刺 8 小时后协助患者每两小时翻身一次，防止压疮 3. 保持肢体功能位，加强肢体活动，防止血栓形成 4. 做好生活护理 5. 健康教育：告知患者卧床休息的重要性，嘱其进食清淡、易消化饮食，多饮水	患者生活自理，ADL 评分80 分

四、护士长评价

1. 查房效果评价 通过这次查房我们对肾病综合征又有了进一步的了解，同时明确了患者存在的主要护理问题，应采取的护理措施和护理重点。

2. 护理措施落实评价 管床护士提出的各项护理措施均落实到位。注意做好患者的心理护理及出院指导，包括饮食、用药、活动及复查等内容，鼓励患者适量活动，如讲解办理出院手续流程及出院带药的领取方法；肾穿后 1 周可以洗澡，但要避免用力及腰部的剧烈运动；肾穿刺后 3 个月内避免用力，不能剧烈活动腰部，如跑、跳、提重物、打球等。

3. 护理问题评价 补充护理问题。

护理问题	护理措施	护理评价
1. 潜在并发症：血栓形成、急性肾衰、心脑血管并发症	1. 配合治疗，坚持医嘱用药 2. 配合医生，做好病情监测	无血栓形成、急性肾衰、心脑血管并发症发生
2. 知识缺乏 缺乏疾病自我管理知识	1. 向患者讲解疾病的发生原因和诱因，教会患者自我监测水肿、体重变化、尿蛋白及肾功能变化 2. 向患者讲解肾穿刺活检术的目的、方法、注意事项；指导患者做深呼吸训练，练习床上解小便 3. 介绍该相关用药的注意事项、使用方法、副作用等，要求按时服药，不能自行减量或停药 4. 给患者激素以及肾穿刺活检术的相关知识的书面资料，告知患者肾穿刺活检术的意义及术前术后注意事项 5. 告知患者肾上腺糖皮质激素有较强抗炎作用和免疫抑制作用，能迅速缓解症状，但停药后易复发，按医嘱服药的必要性，不能自行停药或减量过快，以免引起病情"反跳" 6. 指导患者注意休息，适度运动，避免劳累，以免发生肢体血栓等并发症	患者及家属对肾病综合征的相关知识有一定的了解

五、安全管理

1. 风险管理 肾病综合征患者尤其是具有高血压病史者，应进行坠床跌倒的评估，将防范措施落实到位，避免发生意外。

2. 疾病安全管理 肾病综合征的并发症包括感染（主要是呼吸道）、血栓和栓塞并发症、急性肾衰竭、蛋白质及脂肪代谢紊乱，其中最常见的是呼吸道感染。

六、延续护理

向患者及其家属介绍本病的特点，讲解常见的并发症及预防方法，如避免受凉，注意个人卫生及预防感染等。指导患者学会自我监测水肿、体重变化、尿蛋白及肾功能的变化，告知患者不可擅自减量或停用激素，指导患者注意休息，合理膳食，适度运动，避免劳累。

七、专业前沿知识

肾活检通常情况下叫做肾穿刺。由于肾脏疾病的种类繁多，病因及发病机制复杂，许多肾脏疾病的临床表现与肾脏的组织学改变并不完全一致。为了明确疾病的病因病理，进一步确诊患者所患的具体病种，就需要做肾穿刺活检术。

病例2 急性肾功能衰竭

一、病历汇报

【现病史】患者，女性，70岁，主因"尿少伴肾功能减退三天"入院。测 T 36.5℃，P 78 次/分，R 18 次/分，BP 155/69mmHg。患者入院后，患者进行性少尿、血肌酐升高、白细胞计数升高明显，血小板计数明显偏低。

【既往史】有高血压病史四年，脑出血病史四年，慢性支气管炎病史35余年，否认肾脏病史、手术外伤史，否认"伤寒、肝炎、结核"等传染病史。

【实验室检查】头颅CT：左侧丘脑、两侧基底节区多发性腔隙灶；脑白质变性、脑萎缩。超声心动图示：左室舒张功能减退。多普勒B超：双肾实质回声增多，胆囊壁水肿，胰回声增强，前列腺增生。查全血：肌酐 1377.1μmol/L；尿酸 1091.0μmol/L；尿素氮 58.13mmol/L；钙：1.74mmol/L；白细胞 19.5×10^9/L。

【查体】神志清，发育正常，自主体位，两肺呼吸音粗，未及干湿性啰音。双下肢轻度可凹性浮肿，双肾区无叩击痛。

【入院诊断】急性肾功能衰竭；高血压病 3 级，极高危。

【主要治疗措施】完善检查，抗感染，控制血压，监测尿量，血小板补充治疗，维持水、电解质及酸碱平衡。

二、经评估提出以下护理问题

护理问题	护理措施	护理评价
1. 潜在并发症：水、电解质、酸碱平衡失调	1. 休息与体位：绝对卧床休息，减轻肾脏心脏等负担 2. 维持与监测水平衡　坚持"量出为入"原则，合理补液，严格记录 24 小时出入液量 3. 监测并及时处理电解质、酸碱平衡失调	患者未出现电解质、酸碱失衡
2. 营养失调：低于机体需要量与患者食欲减退、限制蛋白质摄入等因素有关	1. 饮食护理：给予优质蛋白摄入，酌情低钠、低钾、低氯、高碳水化合物、高脂饮食 2. 对症护理：缓解恶心、呕吐等症状，增进食欲 3. 监测营养状况：如血浆清蛋白的监测	患者进食良好
3. 有感染的危险与机体抵抗力降低、侵入性操作有关	1. 监测感染征象：体温升高、寒战乏力、咳嗽咳痰、尿路刺激征等 2. 病室通风，空气消毒，避免上呼吸道感染 3. 严格无菌操作（透析管路），避免感染 4. 卧床患者定时翻身，保持皮肤清洁，口腔护理 5. 感染时应遵医嘱合理使用对肾脏毒性低的药物 6. 接受透析的患者积极预防乙肝	患者未发生感染

护理问题	护理措施	护理评价
4. 有皮肤完整性受损的危险 与体液过多致皮肤水肿、瘙痒、凝血机制异常、机体抵抗力下降有关	1. 及时清除患者大便，保持床单位干燥整洁，避免刺激皮肤 2. 加强翻身拍背2小时1次，适当按摩骨隆突处 3. 进食适量优质蛋白、高维生素、富含热量的食物 4. 温水擦浴，禁用刺激性洗洁用品，修剪指甲	患者皮肤完整
5. 活动无耐力与氮质血症、酸中毒有关	1. 评估活动耐受情况，指导患者控制适当的活动量 2. 卧床休息，避免劳累，做好生活护理 3. 活动时注意安全，避免出血 4. 指导或帮助其进行适当的床上活动，避免发生静脉血栓或肌肉萎缩 5. 及时纠正酸中毒	患者体力有所增强
6. 体液过多 与肾小球滤过功能受损有关	1. 密切观察病情；尿量、水肿部位、程度及变化；高血压或心衰征象；有无水中毒、低钠血症、意识状态等 2. 监测生命体征、肾功能、电解质变化，有异常及时报告 3. 维持水平衡；补液量为：前一日尿量加500ml 4. 遵医嘱透析并加强护理	患者双下肢水肿消退

三、其他护士评价

护理问题	护理措施	护理评价
潜在并发症：急性左心衰竭	1. 遵医嘱心电监护，观察血压、呼吸、心率、心律、血氧饱和度变化 2. 注意观察呼吸、意识、面色、皮温、痰色的变化 3. 当患者突然发生严重呼吸困难，端坐位，呼吸频率每分钟30～40次，频繁咳嗽伴粉红色泡沫样痰，血压升高，脉细数、烦躁、四肢湿冷时，立即报告医生	患者未发生急性左心衰竭

四、护士长评价

1. 查房效果评价　通过这次查房我们对急性肾功能衰竭有了进一步的了解，同时明确了患者存在的主要护理问题，应采取的护理措施和护理重点。急性肾衰竭经恰当治疗是可以治愈的肾脏疾患；血透、肾穿刺和动静脉内瘘等是肾内科专科特色的项目，对急性肾衰竭的诊断与治疗起举足轻重的作用。

2. 护理措施落实评价　管床护士提出的各项护理措施均落实到位。注意做好患者的出院指导，如慎用氨基糖苷类等肾毒性抗生素，尽量避免需用大剂量造影剂的影像学检查等。恢复期加强营养，增强体质，注意个人清洁卫生，注意保暖等。

3. 护理问题评价　补充护理问题。

护理问题	护理措施	护理评价
焦虑/恐惧　与肾功能急骤恶化、病情重等有关	1. 耐心沟通，了解患者家庭经济状况，与患者及其家属议定合适的护理治疗计划 2. 观察患者的心理变化，为其讲述各项检查及治疗的进展信息，解除患者的恐惧 3. 给予关怀和鼓励，使患者树立战胜疾病的信心	患者的焦虑情绪得到缓解

五、安全管理

1. 风险管理　针对急性肾衰竭留置深静脉置管透析患者，应进行防坠床、跌倒，防导管脱落及堵塞，防下肢深静脉血栓的评估，将防范措施落实到位，避免发生意外。

2. 疾病安全管理　急性肾功能衰竭是临床急危重症。病死率较高，平均病死率在40%～50%；预后常与原发病性质、年龄、原有慢性疾患、肾功能损害的严重程度、透析与否等因素有关。要注意防止高钾血症，维持水、电解质和酸碱平衡，控制氮质血症，治疗原发病和防止各种护理并发症。

六、延续护理

恢复期应加强营养，增强体质，适当锻炼；注意个人清洁卫生，注意保暖，防止受凉；避免妊娠、手术、外伤。嘱患者慎用氨基糖苷类等肾毒性抗生素。尽量避免需用大剂量造影剂的影像学检查，尤其是老年人及肾血流灌注不良者（如脱水、失血、休克）。嘱患者定期随访，强调监测肾功能、尿量的重要性，并教会患者测量和记录尿量的方法。

七、专业前沿知识

生物细胞移植技术是一种使用健康的细胞来替代或修复患者受损细胞和组织的治疗方式，将体外鉴别、分离、纯化、扩增和培养好细胞，通过穿刺、微创介入或静脉注射等方式将生物免疫细胞植入患者体内之后，利用生物细胞自身具有靶向性的特性，使之直达病变部位，修复肾小球上皮细胞、内皮细胞、系膜细胞，增强肾细胞活性、补充肾营养，恢复肾功能组织，从而达到治疗的目的。

病例 3　慢性肾衰竭

一、病历汇报

【现病史】患者，男性，65 岁，主因发现肾功能异常 5 年，胸闷、气急 5 天入院。患者于 6 年前因乏力、纳差入院，实验室检查提示肌酐 353μmol/L，B 超提示双肾缩小，诊断为"慢性肾衰竭"，给予饮食疗法，控制高血压，纠正水、电解质、酸碱紊乱等治疗。门诊随访发现肾功能缓慢进行性损害，发展为胸闷、气急，夜间无法平卧，再次入院。

【既往史】既往有"高血压"病史 32 年，糖尿病史 25 年。

【实验室检查】Hb 77g/L，肌酐 592μmol/L，尿素 16.5mmol/L；

B 超提示：双肾缩小，声像改变符合慢性肾衰竭；心脏彩超示：左房扩大，左室肥厚，心包积液。

【查体】T 36.2℃，P 92 次/分，R 26 次/分，BP 160/102mmHg。患者神志清，贫血貌，双侧颈静脉充盈，两肺底可闻及少量湿啰音，双下肢凹陷性水肿。

【入院诊断】慢性肾衰竭，高血压肾病。

【主要治疗措施】给予降压、纠酸、补钙排磷、纠正贫血、排毒治疗。

二、经评估提出以下护理问题

护理问题	护理措施	护理评价
1. 营养失调：低于机体需要量与长期限制蛋白质摄入、消化吸收功能紊乱等因素有关	1. 饮食护理：优质低蛋白和充足热量 2. 饮食指导：合理饮食计划，改善食欲的措施 3. 观察营养状况：白蛋白、电解质、血红蛋白	患者能保证足够的营养摄入
2. 潜在并发症：水、电解质、酸碱平衡失调	1. 休息与体位：应绝对卧床休息以减轻肾脏负担，抬高水肿的下肢，昏迷者按昏迷患者护理常规进行护理 2. 维持与监测水平衡：坚持"量出为入"的原则，严格记录 24 小时出入液量 3. 严格观察患者有无体液过多的表现：①有无水肿；②每天的体重有无增加，若一天增加 0.5kg 以上，提示补液过多；③血清钠浓度是否正常，若偏低且无失盐，提示体液潴留；④胸部 X 片血管有无异常，肺充血提示体液潴留；⑤若无感染征象。出现心率快、呼吸加速和血压增高，应怀疑体液过多 4. 监测并及时处理电解质、酸碱平衡失调：①监测血清电解质的变化，有无高钾血症的征象，如脉率不齐、肌无力、心电图改变等。高钾血症患者应限制钾的摄入，少用或忌食富含钾的食物，如紫菜、菠菜、苋菜和薯类；②限制钠盐；③密切观察有无低钙血症的征象，如手指麻木、易激惹、腱反射亢进、抽搐等。若发生低钙血症，可摄入含钙量较高的食物如牛奶，可遵医嘱使用活性维生素 D 及钙剂等	患者水、电解质、酸碱平衡

续表

护理问题	护理措施	护理评价
3. 有皮肤完整性受损的危险　与体液过多致皮肤水肿、瘙痒、凝血机制异常、机体抵抗力下降有关	1. 评估皮肤情况：评估皮肤的颜色、弹性、温度及有无水肿、瘙痒，检查受压部位有无发红、水疱、感染、脱屑等 2. 皮肤的护理：①避免穿着紧身衣裤，穿着干净、宽松棉质衣服；②卧床休息最好抬高下肢，增加静脉回流，以减轻水肿；亦可进行中药足浴，达到活血化瘀、化气、利水消肿的功效；③嘱患者卧床休息时经常变换体位，并按摩受压部位；④床单位每天清扫，达到清洁无渣屑，告知患者保护好水肿的皮肤，清洗时候勿过分用力，避免损伤皮肤，避免撞伤和跌伤；⑤严格无菌操作，提高静脉穿刺的准确率，拔针后，按压穿刺点，防止液体从伤口溢出。观察患者皮肤有无红肿和压痛，以及破损和化脓，定时量体温	患者皮肤完整
4. 活动无耐力　与心血管并发症、贫血、水、电解质和酸碱平衡失调有关	1. 评估活动的耐受情况：评估患者活动时有无疲劳感、胸痛、呼吸困难、头晕，有无血压的改变如舒张压升高等，以指导患者控制适当的活动量 2. 休息与活动：患者应该卧床休息，避免过度劳累。休息与活动的量视病情而定：①病情较重或心力衰竭患者，应绝对卧床休息，并保持安静的环境；②能起床活动的患者，则应鼓励其适当活动，如室内散步，在力所能及的情况下自理生活等但避免劳累和受凉，活动时要有人陪伴，一旦出现心慌、气促等应立即停止；③贫血严重者应卧床休息，下床时动作要缓慢，以免发生头晕；④对长期卧床患者应指导或帮助其进行适当的床上活动，如屈伸肢体、按摩四肢肌肉等，指导其家属定时为患者进行被动的肢体活动，避免发生静脉血栓或肌肉萎缩	患者自诉活动耐力增加

护理问题	护理措施	护理评价
5. 有感染的危险 与机体免疫功能低下、白细胞功能异常、透析有关	1. 观察感染的征象：如按时监测患者体温有无升高，寒战，疲劳，食欲下降，咳嗽咯痰，白细胞升高等，准确留取各种血、尿标本 2. 预防感染：病室定期通风消毒，改善患者的营养状况，严格无菌操作，并加强患者的生活护理，尤其是口腔和会阴部的卫生，并且告知患者尽量避免到公共场所，如果皮肤瘙痒可遵医嘱使用止痒剂，注意保暖，防止上呼吸道感染。嘱患者勤洗澡，勤换衣服，保持皮肤清洁	患者体温正常，住院期间未发生感染

三、其他护士评价

护理问题	护理措施	护理评价
体液过多 与肾小球滤过功能降低致钠水潴留有关	1. 卧床休息，观察患者水肿的部位、范围、程度等，密切观察体液过多的症状和体征，如血压升高、心率加快、胸闷气急、液体入量大于出量等 2. 严密监测血电解质的变化，保持水、电解质、酸碱平衡 3. 胸闷、气急、心衰时给予吸氧、端坐位，遵医嘱给予强心、利尿等治疗	患者水肿程度减轻

四、护士长评价

1. 查房效果评价 通过这次查房我们对慢性衰竭又有了进一步的了解，同时明确了患者存在的主要护理问题，应采取的护理措施和护理重点。

2. 护理措施落实评价 管床护士提出的各项护理措施均落实到位。注意做好患者的出院指导，如指导患者在血压升高、水肿、少尿时，应严格限制水钠摄入。口渴时可采用漱口、含小冰块、嚼口香糖等方法缓解。遵医嘱用药，避免使用肾毒性药物，不要自行用药。向患者解释有计划地使用血管以及尽量保护前臂、肘等部位的大静脉，对于日后进行血液透析治疗具有重要性，使其理解并配合治疗。已行血液透析者应指导其保护好动静脉瘘管。指导患者及时就医的指征：如出现体重迅速增加超过 2 千克、水肿、血压显著增高、气促加剧或呼吸困难、发热、乏力或虚弱感加重、嗜睡或意识障碍时，需及时就医。

3. 护理问题评价　补充护理问题。

护理问题	护理措施	护理评价
潜在并发症：上消化道出血、心力衰竭、肾性骨病、尿毒症性肺炎等	1. 遵医嘱心电监护，观察血压、呼吸、心率、心律、血氧饱和度变化 2. 注意观察呼吸、意识、面色、皮温、痰色、呕吐物、排泄物的变化 3. 当患者突然发生严重呼吸困难，端坐位，呼吸频率每分钟 30～40 次，频繁咳嗽伴粉红色泡沫样痰，血压升高、脉细数、烦躁、四肢湿冷时，立即报告医生	未发生相关并发症

五、安全管理

1. 风险管理　针对急性肾衰竭患者留置深静脉置管透析患者，应进行防坠床跌倒、导管脱落及堵塞、下肢深静脉血栓的评估，将防范措施落实到位，避免发生意外。

2. 疾病安全管理　患者卧床休息，有抽搐、昏迷者应采取保护措施，防止患者坠床；加强皮肤护理，防止压疮的发生；饮食方面给予患者低脂、低蛋白、低脂肪。低盐、易消化的饮食；注意口腔卫生，要经常漱口，避免口腔溃烂及口腔炎的发生；观察患者有没有心力衰竭和肺水肿的表现，遵医嘱应用利尿剂改善症状；严格记录 24 小时出入液量。

六、延续护理

强调合理饮食对本病的重要性，严格遵守饮食治疗的原则，尤其是蛋白质的合理摄入和水钠限制。根据病情和活动耐力，进行适当的活动，以增强机体的抵抗力。避免劳累和重体力活动。遵医嘱用药，避免使用肾毒性较大的药物，如氨基糖苷类抗生素等。注意个人卫生，皮肤痒时切勿用力搔抓，以免破损引起感染。向患者解释有计划地使用血管以及尽量保护前臂、肘等部位的大静脉，对于日后进行血液透析治疗具有重要性，使其理解并配合治疗。已行血液透析者应指导其保护好动静脉瘘管，腹膜透析者保护好腹膜透析管道。

七、专业前沿知识

尿毒症患者经药物治疗无效时，应及早进行透析治疗。血液透析和腹膜透析的疗效相近，各有优缺点，应综合考虑患者的情况来选用。同种肾移植是目前治疗终末期肾衰竭最有效的方法。成功的肾移植可使肾功能得以恢复，但排异反应可导致肾移植失败，并要在肾移植后长期使用免疫抑制剂。

病例4 慢性肾小球肾炎

一、病历汇报：

【现病史】患者，男，30岁，主因"泡沫尿1年"而入院。测T 36.3℃，P 74次/分，R 18次/分，BP 142/78mmHg。患者于1年前发现尿中带有泡沫，但未予重视。入院前单位体检发现：尿蛋白（＋＋＋），遂入院治疗。

【既往史】既往无"高血压"病史。

【实验室检查】尿蛋白（＋＋＋）。

【查体】患者神志清楚，营养中等，语言流畅，自主体位，双肺呼吸音清，无啰音，双脚踝凹陷性水肿。

【入院诊断】慢性肾小球肾炎；泌尿系感染；高血压病2级。

【主要治疗措施】完善相关检查，抗炎、降压、清利湿热，解毒消肿，提高机体免疫力。

二、经评估提出以下护理问题

护理问题	护理措施	护理评价
1. 体液过多 与肾小球过滤下降、钠水潴留和低蛋白血症引起血浆胶体渗透压下降有关	1. 密切观察病情：如尿量、水肿部位、程度及变化；高血压或心衰征象；有无水中毒、低钠血症、意识状态等 2. 监测生命体征、肾功能、电解质变化，如有异常及时报告医生 3. 维持水平衡：补液量为前一日尿量加500ml	患者双脚水肿消退
2. 营养失调：低于机体的需要量 与限制蛋白质饮食、蛋白尿所致低蛋白血症、代谢紊乱有关	1. 饮食护理：①蛋白质：应根据患者的GFR来调整蛋白质的摄入量；②热量：供给患者足够的热量，以减少体内蛋白质的消耗 2. 改善患者的食欲：采取措施改善患者的食欲，如适当增加活动量，提供色、香、味俱全的食物，提供整洁舒适的进食环境，进食前休息片刻，少量多餐 3. 监测肾功能和营养状况：定期监测患者的体重变化、血尿素氮、血肌酐、血清蛋白和血红蛋白水平等，以了解其营养状况	患者能保持足够的营养物质摄入，身体营养状况有所改善
3. 焦虑 与疾病反复发作、预后不良有关	1. 热情介绍病房环境，减少患者对医院的陌生感。鼓励其多主动与其他病友交流，减少患者孤独感 2. 理解、同情与尊重患者，提问简明扼要，指导简洁明确，说话语调平静、语速缓慢、有耐心 3. 减少抑郁、退缩行为：鼓励患者参与活动、娱乐，讨论有关问题让其自己作决定	患者情绪稳定，积极配合治疗。焦虑程度减轻
4. 知识缺乏 与缺乏疾病相关知识来源有关	1. 讲解疾病的发生、发展、转归与预后，树立患者战胜疾病的信心 2. 注意劳逸结合，避免过度劳累 3. 坚持严格按医嘱治疗，不可擅自改变药物剂量或突然停药，保证治疗计划得到落实。向患者介绍所用药物的名称、剂量、给药时间和方法等，并教会其观察药物疗效和不良反应	患者能自述疾病的主要表现、治疗及药物的副作用

三、其他护士评价

护理问题	护理措施	护理评价
有感染的危险与皮肤水肿、营养失调、应用糖皮质激素和细胞毒性药物致机体抵抗下降有关	1. 观察感染的征象：如按时监测患者体温，有无升高、寒战、疲劳、食欲下降、咳嗽咯痰、白细胞升高等，准确留取各种血、尿标本 2. 预防感染：病室定期通风消毒，改善患者的营养状况，严格无菌操作，并加强患者的生活护理，尤其是口腔和会阴部的卫生，并且告知患者尽量避免到公共场所，如果皮肤瘙痒可遵医嘱使用止痒剂，注意保暖，防止上呼吸道感染。嘱患者勤洗澡，勤换衣服，保持皮肤清洁	患者体温正常，住院期间未发生感染

四、护士长评价

1. 查房效果评价　通过这次查房我们对慢性肾小球肾炎有了进一步的了解，同时明确了患者存在的主要护理问题，应采取的护理措施和护理重点。

2. 护理措施落实评价　管床护士提出的各项护理措施均落实到位。慢性肾小球肾炎，治疗较困难，除药物治疗外，日常的饮食也是十分重要，饮食上要低盐饮食，切忌吃燥热食物，不要服用损害肾功能的药物，如止痛片、某些对肾有损害的抗生素等，并要注意避免受凉感冒，诱发肾炎复发。如果使用激素治疗，应系统服药，开始剂量充足，尿蛋白阴性后逐渐减量，以至停服，但切勿突然停服，否则反跳复发。在服用激素治疗过程中，始终要注意防止感染的发生。向患者讲明合理的休息对疾病康复的重要性，嘱患者注意劳逸结合，在保证足够休息的前提下，做一些适当活动，加强体质锻炼，提高机体抵抗力，要避免重体力劳动。告诉患者出院后定期复查，教会患者及亲属学会自我监测血压，教会患者观察水肿和尿液的量、颜色、性质，嘱出现异常情况及时就医。

3. 护理问题评价　补充护理问题。

护理问题	护理措施	护理评价
潜在的并发症：慢性肾衰竭	1. 密切观察患者体温、脉搏、呼吸、血压、尿量、尿液性状等尤其是体温的变化 2. 观察尿路刺激征、腰痛的情况，有无伴随症状 3. 观察有无高热持续不退，伴腰痛加剧等，一旦出现常提示肾乳头坏死、肾周围脓肿等并发症，应及时报告医生协助处理，警惕中毒性休克的发生	无肾乳头坏死、肾周围脓肿、中毒性休克等并发症发生

五、安全管理

1. 风险管理　经过全面评估后，使用防压疮、坠床、跌倒等警示标识，采取相应护理措施，做好记录，同时向患者和家属做好安全指导。

2. 疾病安全管理　介绍各类降压药的疗效、不良反应及使用时的注意事项。如告诉患者血管紧张素转换酶抑制剂可致血钾升高，以及高血钾的表现等。慢性肾炎病程长，需定期随访疾病的进展，包括肾功能、血压、水肿等的变化。

六、延续护理

向患者及其家属讲解影响病情进展的因素，促使其建立良好的生活方式，树立控制疾病的信心，加强休息，指导患者食用优质低蛋白、低磷、低盐、高热量饮食。介绍各类降压药的疗效、不良反应及使用时的注意事项，需定期随访疾病的进展，包括肾功能、血压、水肿等的变化。

七、专业前沿知识

导致慢性肾炎反复发作的原因很多，首先与肾炎本身的病理类型有关，如某些病理类型本身是不可逆的，例如局灶节段性肾小球硬化症等；其次，与用药合理与否有关，尤其是合理应用激素和细胞毒性药物、降压药至为重要。住院患者在这方面往往能够较好地处理，但门诊患者比较容易忽略，尤其病情表现较轻者，患者往往不遵循医嘱，自行增减甚至停用药物，导致反跳现象的出现。第三，某些药物的疗效本身就不肯定，如潘生丁等降低尿蛋白的作用，往往停药之后又反复如初。第四，慢性肾炎的免疫功能较低，尤其伴有贫血及低蛋白血症者，本身体质与抵抗力均低，不耐疲劳，易受感染，一旦生活与工作无规律，即因感染尤其是上呼吸道感染、劳累等因素而诱发加重，甚至表现为慢性肾炎急性发作或导致肾功能恶化。第五，误用肾毒性药物，最多误用的是氨基糖苷类抗生素如庆大霉素等，如果导致肾功能的恶化，引起尿毒症。此外，当病情不稳定时，因妊娠、长途旅游、体育运动也常导致病情反复或加重。肾功能受损者，也可因不适当的饮食而加重肾功能不全。

第二部分　护理教学查房

病例　泌尿系感染

一、学生进行病历汇报

【入院诊断】泌尿系感染。

【现病史】患者，女，65 岁，主因"尿频、尿急伴发热两天"入院。T 38.1℃，P 82 次/分，R 20 次/分，BP 138/82mmHg。患者两天前出现尿频、尿急不适，伴有发热，最高达 39.5℃，睡眠可，大便正常。

【既往史】既往有"高血压""糖尿病"史，否认"肝炎""结核"等传染病病史及其密切接触史，否认手术及外伤史，否认特殊食物及药物过敏史，无输血史。

【实验室检查】尿常规示：白细胞 3 + /HP，尿蛋白 3 + /HP。血常规示：白细胞 $13.4 \times 10^9/L$。

【查体】患者神志清楚，发育正常，营养中等，语言流畅，自主体位。

【主要治疗措施】选用在尿液及血液中均具有较高浓度的抗菌药物。对于轻、中度患者可通过口服给药。对发热超过 38.5℃、血白细胞升高或出现严重的全身中毒症状、疑有菌血症者，首先应给予胃肠外给药（静脉滴注或肌内注射），在退热 72 小时后，再改用口服抗菌药物治疗。

二、经评估提出以下护理问题

护理问题	护理措施	护理评价
1. 体温过高　与尿路感染有关	1. 嘱患者卧床休息，给予清淡易消化饮食，补充足够的营养、热量及维生素，多饮水，少量多次饮水 2. 及时帮助患者擦干汗液，及时更换汗湿衣物，出汗时注意保暖 3. 给予物理降温或遵医嘱应用退热药物，以降低患者体温	患者体温降至 36.8℃
2. 排尿障碍：尿频、尿急、尿痛与尿路感染所致的膀胱激惹状态有关	1. 多饮水，每日饮水量在 2500ml 以上 2. 遵医嘱合理使用抗生素 3. 指导患者注意个人卫生，保持外阴清洁干燥 4. 取中断尿培养	患者尿频、尿急、尿痛有所缓解
3. 营养失调：低于机体需要量	1. 饮食护理：①蛋白质：应根据患者的 GFR（肾小球滤过率）来调整蛋白质的摄入量；②热量：供给患者足够的热量，以减少体内蛋白质的消耗 2. 改善患者的食欲：采取措施改善患者的食欲，如适当增加活动量，提供色、香、味俱全的食物，提供整洁舒适的进食环境 3. 监测肾功能和营养状况：定期监测患者的体重变化、血尿素氮、血肌酐、血清蛋白和血红蛋白水平等，以了解其营养状况	患者能保持足够的营养物质的摄入，身体营养状况有所改善

续表

护理问题	护理措施	护理评价
4. 焦虑 与角色的改变和对医院环境陌生有关	1. 热情介绍病房环境，减少患者对医院的陌生感。鼓励其多主动与其他病友交流，减少患者孤独感 2. 理解、同情与尊重患者，提问简明扼要，指导简洁明确，说话语调平静、语速缓慢、有耐心 3. 减少抑郁、退缩行为：鼓励患者参与活动、娱乐，讨论有关问题让其自己作决定	患者情绪稳定，积极配合治疗，焦虑程度减轻

三、床边查体评价

1. 学生床边查体 反向核对患者，向患者解释操作目的以取得理解。为患者测量生命体征，向患者询问不适症状，并对疾病相关知识进行指导。

2. 带教老师床旁指导 对正确留取尿标本进行讲解。女性患者在留取尿标本时，应当避开月经期，在采集尿液前也要对阴道外口及尿道外口进行仔细的清洗，留取清洁的中段尿液；如果患者为男性，需要先将龟头及包皮内部清洗干净，在排尿时要排出前段及终末段的尿液，留取中段尿，放入指定的器皿中送检。在采集尿液的过程中，避免用手接触尿液。在采集完尿液后，不要留置时间过长，应尽早送去检验。

四、总结与讨论

1. 学生总结患者护理问题

新发现/未解决护理问题	护理措施	护理评价
知识缺乏 与缺乏诊断、治疗及药物的相关知识有关	1. 向患者及家属讲解疾病的发生、发展、转归与预后，树立患者战胜疾病的信心 2. 注意劳逸结合，避免过度劳累 3. 坚持严格按医嘱治疗，不可擅自改变药物剂量或突然停药，保证治疗计划得到落实。向患者介绍所用药物的名称、剂量、给药时间和方法等，并教会其观察药物疗效和不良反应	患者能自述疾病的主要表现、治疗及药物的副作用

2. 带教老师护理问题评价

护理问题	护理措施	护理评价
潜在并发症：肾乳头坏死、肾周围脓肿、中毒性休克	1. 密切观察患者体温、脉搏、呼吸、血压、尿量、尿液性状等的变化，尤其体温的变化 2. 观察尿路刺激征、腰痛的情况，有无伴随症状 3. 观察有无高热持续不退，伴腰痛加剧等，一旦出现常提示肾乳头坏死、肾周围脓肿等并发症，应及时报告医生协助处理，警惕中毒性休克的发生	无肾乳头坏死、肾周围脓肿、中毒性休克等并发症发生

3. 带教老师技术操作评价 学生基本完成了患者生命体征的测量，但操作不够熟练，测量血压时袖带位置不准确，应加强练习。

4. 护士长对查房整体效果评价 通过这次查房，我们了解了泌尿系感染这种疾病，同时明确了患者存在的主要护理问题和应采取的护理措施和护理重点，达到了此次查房的目的，下一步应加强对患者的健康教育，如饮食运动指导，防跌倒坠床、防压疮，防下肢静脉血栓等，并对护理工作进行效果评价。

五、参与查房学生个人总结

A护士：我掌握了尿路感染的预防知识，对今后的学习有很大帮助。

B护士：通过这次查房，我掌握了教学查房的过程，我对护理工作有了更深刻的认识，护理是一项系统的工作，做到尽善尽美很不容易。

C护士：护理工作可真不容易，既要有动手操作能力，又要有理论支持。

D护士：通过这次教学查房，我对泌尿系感染有了非常深刻的认识，丰富了我的知识储备，对我今后的学习和生活都大有裨益。

第九章 传染性疾病

第一部分 护理业务查房

病例1 病毒性肝炎

一、病历汇报

【现病史】患者于半年前肝功能异常，考虑急性戊型病毒性肝炎，住院经护肝治疗症状消失，肝功能复常。因乏力、纳差、恶心、皮肤巩膜黄染6天，遂来我院就诊。测 T 36.8℃，P 76 次/分，R 19 次/分，BP 110/70mmHg，体重 44.1kg。

【既往史】肝功能异常。预防接种史不详。

【实验室检查】生化：谷草转氨酶456U/L。

【查体】患者精神不佳，全身皮肤黄染，未见肝掌及蜘蛛痣，巩膜黄，自主体位，皮肤完整。

【入院诊断】戊型病毒性肝炎。

【主要治疗措施】入院后给予护肝、退黄、护胃药物治疗。

二、经评估提出护理问题如下

护理问题	护理措施	护理评价
1. 活动无耐力 与肝功能受损、能量代谢障碍有关	1. 急性肝炎、慢性肝炎活动期、肝衰竭应卧床休息 2. 症状好转、黄疸减轻、肝功能改善后，逐渐增加活动量，以不感到疲劳为度 3. 肝功能正常1~3个月后可恢复活动，但应避免过度劳累和重体力劳动 4. 病情严重者协助做好生活护理	患者目前能自己爬二层楼梯

续表

护理问题	护理措施	护理评价
2. 营养失调：低于机体需要量　与食欲下降、消化和吸收功能障碍有关	1. 向患者和家属介绍合理饮食的重要性 2. 急性期宜进食清淡、易消化、富含维生素的流质，不能满足机体需要时可遵医嘱补液治疗 3. 黄疸消退期，食欲好转后，逐渐增加饮食，少食多餐 4. 观察患者消化道症状与饮食的关系，及时对饮食进行调整 5. 评估每天进食量，遵医嘱监测有关质量、有关指标	患者体重恢复到病前水平
3. 舒适的改变：疼痛　与炎性介质刺激引起疼痛有关	1. 观察并记录患者疼痛的部位、性质及程度以及相关疾病的其他表现 2. 加强巡视，随时了解和满足患者所需，提供安静的环境，做好生活护理 3. 卧床休息，保证充足睡眠 4. 分散注意力，指导深呼吸、音乐疗法等非药物性缓解疼痛的方法 5. 遵医嘱使用止痛药物，观察药物不良反应和效果	患者主诉疼痛减轻
4. 舒适的改变：头晕　与肝功能受损、营养代谢障碍有关	1. 观察头晕的性质及严重程度，及时通知医生处理 2. 嘱患者卧床休息，必要时加用床档，勿剧烈转动头部，动作宜缓慢，外出时有人陪伴 3. 遵医嘱用药，指导患者用药后注意事项 4. 依据患者病情给予饮食指导	患者诉头晕较前好转
5. 有皮肤完整性受损的危险　与胆盐沉着刺激皮肤神经末梢引起瘙痒、长期卧床有关	1. 嘱患者衣着宜柔软、宽松舒适 2. 长期卧床者每 1～2 小时变换一次体位 3. 年老体弱者应用气垫床 4. 保持床单位和患者皮肤清洁 5. 瘙痒严重者遵医嘱用药 6. 注意观察皮肤有无红肿、破溃、化脓	患者皮肤完整

通过与患者交谈，发现患者对疾病相关知识了解甚少。补充以下护理问题。

护理问题	护理措施	护理评价
知识缺乏：缺乏肝炎的预防和护理知识	1. 给予患者优质蛋白、高碳水化合物、低脂肪以及多种维生素饮食，饮食应新鲜、易消化，少食多餐，应多是豆制品、鸡蛋、牛奶、鱼，多食蔬菜特别是绿叶蔬菜，多食水果如葡萄等 2. 定期复查肾功能，护肝降酶的甘草酸制剂有水钠潴留作用，可引起高血压、水肿、低血钾等，因此在用此药时要观察血压、定期检测血钾 3. 注意个人卫生，独立用餐，并使用单独的餐具，在便后务必洗手	患者能复述饮食及密切接触者相关知识

三、其他护士评价

护理问题	护理措施	护理评价
1. 自我形象紊乱与皮肤黄染有关	1. 情感支持：护理人员要以尊重和关心的态度与患者多交谈，鼓励患者以各种方式表达形体改变所致的心理感受 2. 提高适应能力：帮助患者及家属正确认识疾病所致的形体外观改变，提高对形体改变的认识和适应能力 3. 指导患者改善身体改观的方法，如衣着合体和恰当的装饰等	患者情绪稳定
2. 焦虑　与隔离治疗、担心预后有关	1. 充分了解患者个性，利用语言技巧增强患者治疗的信心，使患者积极配合治疗 2. 为患者讲解疾病的预防、治疗、护理及预后，介绍成功治疗的病例	患者情绪稳定

四、护士长评价

1. 查房效果评价　通过这次查房我们对戊型病毒性肝炎又有了进一步的了解，同时明确了患者存在的主要护理问题，应采取的护理措施和护理重点。

2. 护理措施落实评价　管床护士提出的各项护理措施均落实到位。注意重点做好患者的饮食、用药指导，鼓励患者合理进食。

3. 护理问题评价 补充护理问题。

护理问题	护理措施	护理评价
潜在并发症：肝性脑病	1. 观察患者的神志和生命体征变化，有无精神异常、扑翼样震颤等前驱症状 2. 告知患者限制蛋白质的入量，每天蛋白质量不超过 40 克 3. 清除肠道内积血可用生理盐水或弱酸性溶液灌肠，禁止肥皂水灌肠，减少氨的吸收 4. 保持大便通畅，防止便秘 5. 发生感染时，遵医嘱及时、准确应用抗生素	患者未发生肝性脑病

五、安全管理

1. 风险管理 针对戊型病毒性肝炎，应进行黄疸和潜在并发症如肝性脑病的评估，严密观察患者神志和生命体征的变化，限制蛋白质入量，保持大便通畅，预防便秘。

2. 疾病安全管理 告知患者疾病的传播途径是粪－口传播，做好环境卫生和个人卫生，平时要养成饭前饭后洗手的良好习惯，不吃生食，不饮生水。必须跟家人的碗筷分开，一起吃饭是有一定传染性的。餐后及时给餐具消毒，可选择开水消毒，煮沸十分钟左右取出，患者和家属的餐具切勿放在一起消毒，不要和患者用同一条毛巾和同一个牙刷，日常生活中家属避免接触患者的唾液。

六、专业前沿知识

戊型肝炎在全球流行。引起人类戊型肝炎的 HEV 属于戊型肝炎病毒科正戊型肝炎病毒属 A 种，临床分离株主要是 1～4 基因型（HEV1～4 型）。大多数戊型肝炎病例为急性感染，具有自限性，预后好。但感染 HEV 也可能发展成预后较差的重症肝炎、爆发性肝衰竭等，对于免疫功能低下者感染 HEV 则可能发展为慢性感染。不同个体感染 HEV 后的临床表现、疾病发展及结局差异很大，有些情况下需要进行抗病毒治疗。

病例 2 肺结核

一、病历汇报

【现病史】患者缘于一周前无明显原因出现发热，体温 37.5℃ 左右，多在午后出现，同时伴有咳嗽、干咳无痰，在当地"抗炎"输液治疗效果不明显。入院前查胸片示"右上肺结核"。于 2012 年 04 月 17 日 10：30 因发热、咳嗽一周以"肺结核伴空洞"收住我科。测 T 36.6℃，P 78 次/分，R 20 次/分，BP 120/65mmHg。

【既往史】既往体健。

【实验室检查】DR 提示右上肺结核；化验：白细胞 15.4×10^9/ L；结核菌素试验阳性。

【查体】双肺呼吸音粗，未闻及干湿啰音。

【入院诊断】继发性肺结核。

【主要治疗措施】应用雷米封针、利福平胶囊、吡嗪酰胺片联合抗结核治疗。

二、经评估提出以下护理问题

护理问题	护理措施	护理评价
1. 营养失调：低于机体需要量 与机体消耗增加而营养摄入不足有关	1. 向患者讲解有关结核病的症状、传播途径、病程及愈后 2. 介绍有关康复饮食 3. 讲解休息与康复的重要性 4. 讲解有关结核病的检查 5. 讲解消毒隔离的相关知识及重要性	结核病情好转，食欲增进，营养合理，现体重已增加 5kg

续表

护理问题	护理措施	护理评价
2. 舒适的改变：与咳嗽、胸膜增厚、粘连有关	1. 盗汗：注意室内通风，应及时用温毛巾帮助患者擦干身体和更换汗湿的衣服、被单等 2. 咳嗽：给予止咳祛痰剂，并指导患者有效的咳嗽、咳痰 3. 胸痛：协助患者患侧卧位，必要时给予止痛剂以减轻疼痛	患者舒适感增加，无不适
3. 活动无耐力与结核症状有关	1. 保证患者充足的睡眠和休息，并提供舒适、静的休息环境 2. 加强巡视，协助患者做好生活护理及卫生处置，减少其能量消耗 3. 将患者常用物放在伸手可及处 4. 嘱患者多进高蛋白、高热量、高脂肪、高维生素的食物，增强体质和营养	活动耐力提高，参与日常活动时无不适
4. 知识缺乏 与缺乏配合结合药物治疗的知识有关	1. 向患者讲解有关结核病的症状、传播途径、病程及愈后 2. 介绍有关康复饮食 3. 讲解休息与康复的重要性 4. 讲解有关结核病的检查 5. 讲解消毒隔离的相关知识及重要性	获得结核病的有关知识，对结核病有正确认识
5. 焦虑：与不了解疾病的预后及呼吸道隔离有关	1. 了解患者产生社交孤立的相关因素 2. 多与患者接触并交谈，嘱其说出自己的感受 3. 向患者和家属解释病情，介绍治疗方法、药物的剂量、用法和副作用，使之对疾病的治疗、效果有一定了解，配合治疗 4. 向患者和家属宣传消毒隔离的重要性及方法，严禁随地吐痰和抽烟，同桌共餐时使用公筷，以预防传染 5. 指导患者使用放松技术，分散注意力，如听音乐、看书、读报等，以最佳的心理状态接受治疗 6. 向患者介绍同种康复病例	情绪稳定，焦虑减轻或缓解，积极配合

护理问题	护理措施	护理评价
6. 潜在并发症：咯血、窒息	1. 密切观察患者有无咽痒、发干、心悸、面色苍白等大咯血先兆，有异常及时通知医生，必要时采取抢救措施 2. 如遇大咯血，立即取头低脚高位或俯卧位，并拍背及时吸出口腔内血块	患者未发生咯血及窒息

第二十天生化回报：患者谷丙转氨酶 56U/L，补充以下护理问题。

护理问题	护理措施	护理评价
肝功能损害 与使用抗结核药物有关	1. 遵医嘱停用引起肝损害的药物，遵医嘱使用保肝药物 2. 告知患者有关保肝的饮食（以清淡食物为主，忌油腻、辛辣刺激食物），一周后复查肝功能	患者复查肝功能恢复正常

三、其他护士评价

护理问题	护理措施	护理评价
社交孤立 与隔离性治疗有关	1. 多与患者接触并交谈，嘱其说出自己的感受 2. 向患者和家属宣传消毒隔离的重要性和方法	患者不再感到孤独

四、护士长评价

1. 查房效果评价 通过这次查房我们对肺结核又有了进一步的了解，同时明确了患者存在的主要护理问题，应采取的护理措施和护理重点。

2. 护理措施落实评价 管床护士提出的各项护理措施均落实到位。注意重点做好患者的用药指导及消毒隔离知识宣教。

3. 护理问题评价 补充护理问题。

护理问题	护理措施	护理评价
1. 睡眠型态紊乱与环境变化及担心愈后有关	1. 提供安静、整洁的病室环境（单人间）。将所有的治疗集中进行，减少噪音。每日晚上按时熄灯（21∶00） 2. 患者临睡前温水泡脚有助于增加睡眠，讲解有关睡眠对疾病康复的重要性	患者每晚睡眠时间为 7~8 小时
2. 有传播感染的危险	1. 向患者及家属宣传消毒隔离的重要性及方法，严禁随地吐痰以防传染 2. 定时消毒病室，保持环境清洁	获得有关结核的消毒隔离知识，未传染他人

五、安全管理

1. 风险管理　患者具有传染性，应做好呼吸道隔离，按时空气及物品表面消毒，患者痰液等应消毒后丢弃，衣物、寝具等可在烈日下暴晒进行杀菌，谢绝探视。

2. 疾病安全管理　患者有发生大咯血及窒息的危险，做好急救物品准备，密切观察病情变化，及时发现大咯血先兆。

六、专业前沿知识

肺结核为临床常见慢性消耗性疾病，具有一定感染性，发病范围较为广泛，均为易感人群，尚无特效预防措施；且疾病早期具有较强的隐匿性，早期患者表现与多种肺部疾病具有高度关联性，极易延误临床治疗时机，危害患者生命安全。患者于临床检出时伴有明显肺部病灶，肺功能损伤严重，对患者长期肺功能具有严重影响，临床治疗难度较大，长时间治疗继发不良反应发生率较高，探究适配的治疗药物具有重要课题研究价值。随着临床药学不断发展，可用于肺结核治疗药物增多，临床于探究肺结核治疗药物时发现，利福平于疾病治疗具有显著疗效，可有效改善结核分枝杆菌导致的病毒性症状，有效促使病灶吸收，恢复健康肺部功能。

病例3 流行性出血热

一、病历汇报

【现病史】患者4天前无明显诱因下出现发热，体温波动在38℃，最高达39℃，发热前有畏寒寒战，予以退热药物应用后体温可降至正常，就诊当地医院对症治疗（具体不详）。次日患者出现腰痛伴有少尿，有恶心呕吐，偶有腹泻，无咳嗽咳痰。为求进一步诊疗，入我院感染科。测 T 39℃，P 80 次/分，R 20 次/分，BP 90/60mmHg。

【既往史】有高血压病史3年，为口服降压药物治疗。否认糖尿病、肝炎、结核病史等。否认外伤及手术史。有青霉素过敏史。有鼠类接触史。预防接种不详。

【实验室检查】血常规示：白细胞 34.57×10^9/L，中性粒细胞65%，血小板计数 34×10^9/L。生化常规示：肌酐 430μmol/L，尿素氮 25.34mmol/L。

【查体】神志清楚，精神一般，腋下可见搔抓痒痕迹，全身皮肤黏膜无黄染，颈部、腹股沟未扪及肿大淋巴结，球结膜充血，双瞳孔等大等圆直径3mm，对光反射存在，口唇无发绀，口腔无溃疡，咽部充血，软腭可见针尖样出血点，双扁桃体无肿大，双肺呼吸音粗，未闻及明显干湿性啰音，心律齐，各瓣膜区未闻及病理性杂音，腹软，无压痛及反跳痛，肝脾肋下未及，移动性浊音阴性，双肾区叩击痛，双下肢无凹陷性水肿，生理反射存在，病理反射未引出。

【入院诊断】流行性出血热；急性肾衰竭。

【主要治疗措施】入院后给予绝对卧床休息，准确记录24小时出入量。抗感染、抗病毒、补液、纠酸、血液透析治疗。

二、经评估提出以下护理问题

护理问题	护理措施	护理评价
1. 体温过高　与病毒感染有关	1. 积极降温患者可持续发热 3～7 天，体温在 39℃以上。给予物理降温如头置冰帽，大血管处放冰袋，也可选用温水擦洗 2. 禁忌用酒精擦浴以免加重对毛细血管的损害 3. 如高热伴中毒症状重者遵医嘱应用地塞米松热退即停，忌用大剂量退热药以免出汗过多而导致低血压休克 4. 及时更换床单及被罩，保持床单元整洁干燥	患者体温恢复正常
2. 体液过多：与疾病导致肾功能损坏有关	1. 密切观察病情，如尿量，水肿部位，程度及变化；有无高血压低血压或心衰表现等；有无意识状态的改变 2. 遵医嘱检测电解质的改变，如有异常告知医生 3. 水肿部位嘱患者抬高，以有利于静脉回流 4. 利尿药应用托拉塞米 5. 必要时遵医嘱行 CRRT 治疗	患者尿量每天 1200～1500ml
3. 营养失调　与摄入不足，消耗过多有关	1. 合理饮食。由于发热、出汗、呕吐、腹泻、血管透性增加及血浆外渗患者可有脱水低钠低钾血症，应给予高热量、高维生素、营养丰富的流质或半流质饮食 2. 对呕吐进食困难者给止吐药（胃复安、奥美拉唑）同时补充所需营养 3. 必要时遵医嘱留置胃管，进行肠内营养支持	病情好转，营养合理
4. 清理呼吸道无效　与呼吸道感染痰液黏稠有关	1. 保持病室空气清新，温湿度适宜 2. 加强翻身拍背 Q2h 口腔护理 Q8h 3. 有效给氧，及时复查血气分析 4. 密切观察生命体征的变化，注意 SO_2 的变化 5. 遵医嘱给药，抗感染祛痰等 6. 必要时气管插管或气管切开	患者能有效咳嗽咳痰

护理问题	护理措施	护理评价
5. 恐惧 与担心疾病预后有关	1. 建立良好的护患关系，关心体贴患者，倾听其心理情况和诉说，尽量满足其合理要求 2. 护士与家属不要将焦虑、紧张的情绪影响患者，以免加重患者的恐惧 3. 鼓励患者树立战胜疾病的信心 4. 将患者的病情好转消息及时告知	患者情绪稳定，积极配合治疗与护理
6. 知识缺乏 缺乏流行性出血热治疗和护理的相关知识	1. 向患者讲解流行性出血热疾病的相关知识 2. 饮食指导 3. 用药指导	患者了解疾病相关知识

通过与患者交谈，发现患者对血液透析相关知识了解甚少。经评估提出以下护理问题。

护理问题	护理措施	护理评价
知识缺乏 缺乏血液透析的相关知识	1. 向患者及家人解释行血液透析治疗的必要性与重要性 2. 告知患者血液透析治疗中的配合 3. 告知患者血液透析管路的保护方法 4. 加强皮肤护理，预防管道感染	患者了解血液透析的意义，知道如何保护管路

三、其他护士评价

护理问题	护理措施	护理评价
1. 预感性悲哀 与生活质量下降有关	1. 向患者介绍成功案例，指导患者对疾病切勿悲伤失望，学会自我克制、自我调节，树立战胜疾病的信心 2. 鼓励患者表达自己的感受 3. 教会患者自我放松的方法	患者心理状态良好，积极配合治疗

续表

护理问题	护理措施	护理评价
2. 有皮肤完整性受损的危险 与绝对卧床有关	1. 指导患者穿宽松、柔软、棉质内衣,勤剪指甲、勤翻身、勤换内衣裤,加强基础护理 2. 卧床休息时适当抬高双下肢,避免拖拉肢体,保持床单位的干净、干燥、平整	患者皮肤完整
3. 有出血的危险 与患者血小板减少有关	1. 嘱患者吃软食,使用软毛刷刷牙 2. 观察患者的口腔黏膜、牙龈有无出血,有无血尿、血便等情况 3. 如有出血情况,立即通知医生处理 4. 延长注射部位按压时间 5. 嘱患者勿用坚硬物挖耳抠鼻以免引起出血	患者皮肤无出血点,无黏膜、牙龈出血,无血尿、血便

四、护士长评价

1. 护理查房效果评价 通过这次查房我们对流行性出血热又有了进一步的了解,同时明确了患者存在的主要护理问题,应采取的护理措施和护理重点。

2. 护理措施落实评价 管床护士提出的各项护理措施均落实到位。注意重点做好患者的饮食、用药指导,鼓励患者进食。

3. 护理问题评价 补充护理问题。

护理问题	护理措施	护理评价
潜在并发症:急性肾衰、继发感染	1. 密切观察生命体征,尿量变化 2. 注意观察皮肤情况 3. 严格无菌操作,避免交叉感染 4. 定期消毒,保持病室清洁	患者未出现并发症

五、安全管理

1. 风险管理 针对流行性出血热患者应评估患者有无压疮、跌倒/坠床等安全风险。

2. 疾病安全评估 有无呕血、黑便、咯血等内脏出血现象,有无尿量减少、面色苍白、四肢厥冷、脉搏细弱等低血压休克表现。

六、专业知识前沿

流行性出血热肾衰竭又称肾综合征出血热，是一种风险性极高容易导致死亡的疾病，需要给予患者及时有效的治疗，保证其生命安全。流行性出血热肾衰竭的临床治疗中多通过一般治疗与对症治疗为患者进行有效的治疗，补充患者血容量，纠正患者异常生命体征，维持其体内酸碱平衡和水、电解质稳定等。血液透析作为肾衰竭患者治疗中比较常用的治疗方式，能够减轻肾衰竭患者循环负荷，改善其心力衰竭等症状，在临床治疗中具有重要的意义。有研究显示，在流行性出血热肾衰竭患者的治疗中引入血液透析治疗能适当地改善患者相关身体指标，提高治疗的有效率。血液透析是临床治疗肾衰竭的常见方式，能够帮助维持患者的代谢功能，促进患者体内代谢废物的清除，降低肾衰竭患者肾功能的负担，从而减轻肾衰竭导致的各种不良症状。在流行性出血热肾衰竭患者治疗中使用血液透析治疗能清除患者代谢废物，维持患者电解质、酸碱平衡，从而为患者的其他治疗创造更优质的条件。使用血液透析治疗维持了肾衰竭患者身体内环境平衡，清除多余的水的同时，也减轻了患者肺水肿、脑水肿以及心力衰竭等症状的产生和发展，提高了流行性出血热肾衰竭临床治疗的有效率。

病例4　感染性腹泻

一、病历汇报

【现病史】入院前一天患儿因不洁饮食出现呕吐，非喷射状，胃内容物每天 7~8 次。腹泻为黄色蛋花水样便，未见脓血便；继之患儿出现发热，流鼻涕，为阵发性，最高温度为 37.9℃，在院外治疗无效后，转入我科住院治疗。测 T 37.8℃，P 137 次/分，R 36 次/

分，W 10.0kg。

【既往史】体质较差，常受凉感冒。

【实验室检查】血常规示：白细胞24.36×10⁹/L，血红蛋白97g/L，血小板655×10⁹/L；电解质＋急性肾功＋急诊心肌：球蛋白22.7g/L。粪便常规＋轮状病毒：轮状病毒抗原阳性。

【查体】发育正常，神志清楚，急性病容，呼吸稍急促，面色轻微发绀，轻度脱皮肤弹性稍差，眼眶稍下凹，大便呈黄色蛋花水样便。

【入院诊断】感染性腹泻；轻度脱水。

【主要治疗措施】入院后给予抗感染、解毒止泻及适量补液治疗。

二、经评估提出以下护理问题

护理问题	护理措施	护理评价
1. 体液不足 与腹泻、呕吐致体液丢失过度有关	1. 控制腹泻，防止继续失水，遵医嘱使用药物控制感染 2. 补充液体，纠正水、电解质紊乱及酸碱失衡，可采取口服补液或遵医嘱静脉补液	患儿体液恢复正常
2. 营养失调：低于机体需要量 与腹泻、呕吐丢失过多和摄入量不足有关	1. 调整饮食，改为去双糖饮食（或腹泻饮食），不宜用蔗糖，暂停乳类喂养 2. 可遵医嘱静脉补充营养	患儿营养恢复正常
3. 有皮肤完整性受损的危险 与大便刺激臀部有关	1. 选用吸水性强、柔软的纸尿布，勤更换 2. 每次便后用温水清洗臀部并擦干，保持皮肤清洁干燥	患儿无皮肤受损
4. 舒适度的改变：呕吐 与肠道感染、胃肠道炎症及痉挛有关	1. 呕吐时取侧卧位或头偏向一侧 2. 及时清除呕吐物，清醒患者呕吐后及时漱口 3. 注意观察呕吐物的性质及量的变化 4. 做好心理疏导，树立战胜疾病的信心	患者无不适且未再出现呕吐

护理问题	护理措施	护理评价
5. 体温过高 与肠道感染、释放大量内源性致热源有关	1. 测量体温 4 次/日 2. 病情允许的情况下鼓励患者多饮水 3. 遵医嘱应用退热药物 4. 体温过高时遵医嘱给予物理降温	患者体温正常
6. 知识缺乏 缺乏对疾病认知与疾病相关检查、饮食、治疗知识	1. 向患者讲解相关检查注意事项、饮食、治疗知识等 2. 指导患者遵医嘱用药 3. 告知患者饮食控制的重要性	患者家属已基本掌握相关检查前后注意事项、饮食内容并积极配合

第二天血生化汇报：血糖 2.1mmol/L，医嘱予以静脉补液。

经评估提出以下护理问题。

护理问题	护理措施	护理评价
低血糖的危险 与摄入不足有关	1. 告知患者家属低血糖的症状 2. 按时定量喂养 3. 及时监测血糖	患者家属掌握低血糖知识

三、其他护士评价

护理问题	护理措施	护理评价
1. 恐惧 与环境的改变有关	1. 对患儿热情接待，注意言辞语言 2. 对病房可以进行适当的装饰 3. 与患儿建立良好的护患关系，得到患儿与家属的信任 4. 在对患儿进行治疗时，动作轻柔	患儿恐惧心理消失
2. 有传播感染的危险	1. 将患者安置在单间病室 2. 病室内紫外线消毒 2 次/日 3. 含氯消毒剂 2000mg/L 擦拭物品表面 2 次/日 4. 处理污物利器时防止皮肤刺伤 5. 向患者及家属讲解消毒隔离的重要性和相关知识 6. 鼓励家属探视，维持对患者的心理和社会支持 7. 给予接触隔离	未传染他人

四、护士长评价

1. 护理查房效果评价 通过这次查房我们对感染性腹泻又有了进一步的了解，同时明确了患者存在的主要护理问题，应采取的护理措施和护理重点。

2. 护理措施落实评价 管床护士提出的各项护理措施均落实到位。注意重点做好患者的饮食、用药指导，鼓励患者进食。

3. 护理问题评价 补充护理问题。

护理问题	护理措施	护理评价
潜在并发症 酸中毒，水、电解质紊乱	1. 观察有无呼吸深长、精神萎靡、口唇樱红、恶心、血 pH 值下降等表现 2. 观察有无全身乏力、不哭或哭声低下、吃奶无力、肌张力低下、反应迟钝、腹胀表现 3. 观察有无四肢厥冷、血压下降、脉搏细速等表现 4. 每日测量体重，记录静脉入量、口服液量、食物中含水量以及尿量、呕吐量、大便丢失和不显性失水量	患儿未发生并发症

五、安全管理

1. 风险管理 对患者进行跌倒、坠床危险因素的评估，采取相应防范措施，避免发生意外。

2. 疾病安全管理 腹泻严重的患者宜发生电解质紊乱、低血容量性休克等，应注意观察患者意识及生命体征变化，发现异常及时通知医生处理。

六、专业前沿知识

小儿腹泻主要以病毒感染与细菌感染为主，于四季均可能发生，同时 1 岁以内感染性腹泻患儿较多，对于此类小儿患者，由于消化系统不承受，机体免疫力与抵抗力较差，因此，需加强母乳喂养，增强患儿抵抗力与免疫能力，防止病原微生物入侵。对于 1 岁以上患儿，多是由于停止母乳喂养后，患儿从母体获得的被动免疫能力逐渐减弱，其自身免疫力尚弱，较易容易受到感染，可通过防治腹泻宣传力度，指导患儿家属注意卫生，培养患儿良好的生活习惯，以减少腹泻发生。此外，根据季节分布特点，病毒感染多发于秋冬季节，可能通过咳嗽、喷嚏、呕吐或排泄物传播，而秋冬季节温度较低、多风，利于病毒的长时间存活，同时，也利于病毒通过飞沫传播。对此可通过减少公共场所出入，出门时做好防护措施，以及多通风开窗等方式减少病毒感染可能性。细菌感染性腹泻与病毒合并细菌感染性腹泻多发生于夏秋两季，其与夏秋季饮食习惯及夏季湿热气候导致细菌滋生相关，可通过减少不洁净饮食的方式，减少细菌感染的发生。

病例 5　手足口病

一、病历汇报

【现病史】患儿因"手足散在疱疹 2 天，咳嗽、发热、流鼻涕 2 天，喘息、精神欠佳 1 天"以"手足口病，喘息性支气管炎"入住我院，测得 T 38.5℃，P 150 次/分，R 36 次/分，BP105/60mmHg。

【既往史】喘息性支气管炎。

【实验室检查】血常规：WBC（白细胞）12.93 × 10^9/ L；血糖 9.6mmol/L；X 胸片：双肺纹理稍增多，模糊，两肺门影略增浓，心影横径不大，双侧膈面光整，肋膈角锐利。

【查体】患者神志清楚，精神反应欠佳，稍显烦躁，手足口可见散在零星皮疹，双肺呼吸音粗，可闻及湿啰音及喘鸣音。

【入院诊断】手足口病，喘息性支气管炎。

【主要治疗措施】给予雾化、抗感染、甘露醇降压、抗病毒治疗。

二、经评估提出以下护理问题

护理问题	护理措施	护理评价
1. 气体交换受损 与病毒感染有关	1. 提病房湿度（60％左右），定时雾化吸入 2. 观察咳嗽、咳痰性质，指导并鼓励患儿家长帮助患儿有效咳嗽 3. 经常更换体位、轻拍背背，必要时吸痰 4. 观察呼吸、心率、面色、甲床、神志变化，必要时吸氧 5. 遵医嘱应用抗生素及化痰平喘药，注意观察疗效及副作用	
2. 体温过高 与病毒感染、肺部炎症有关	1. 保持病房环境清洁安静，适宜的温湿度，各种操作集中处理 2. 温水擦浴每日两次，穿柔软宽松的衣裤，嘱患儿多卧床休息 3. 多饮水，条件允许下，多喝新鲜果汁 4. 遵医嘱给予药物抗炎，抗病毒等对症处理，必要时使用药物降温	住院期间体温降至正常且未再次发热
3. 舒适的改变 与手足皮疹及支气管炎症有关	1. 提供适宜的环境，护理操作轻柔 2. 保持患儿衣服、被褥清洁舒适柔软 3. 及时修剪患儿指（趾）甲，防止抓破皮疹 4. 加强巡视，观察患儿生命体征、皮肤等变化保持口腔卫生，以增加舒适感	患儿手足疱疹未破溃已逐渐消退，不适程度减轻
4. 有营养失调的危险 与母乳喂养、消耗增加有关	1. 指导合理喂养（三高一易），增加营养供给 2. 合理添加辅食，少食多餐 3. 提供舒适的进食环境 4. 告知患儿家长增加营养的重要性	患儿住院期间未出现营养不良的表现
5. 知识缺乏 与对疾病相关知识不了解有关	1. 讲解疾病的病因、传播途径、表现等相关知识，消除焦虑 2. 告知饮食、活动、用药等相关注意事项 3. 解释各项操作、治疗的目的 和意义，取得配合 4. 指导观察患儿病情变化，如发现异常及时告知护士或医生给予处理 5. 指导家属学会消毒隔离措施：每日对玩具、个人卫生用具、餐具等物品用 2000ml/L 含氯消毒剂擦拭、开水煮沸或者暴晒等方法进行消毒	患儿家长掌握疾病、饮食、用药相关知识

通过与患儿家长交谈，发现其对患儿个人卫生及饮食知识了解甚少。经评估提出以下护理问题。

护理问题	护理措施	护理评价
有传播感染的危险　与病毒的排出有关	1. 单间隔离，减少探视的人数 2. 病室每日通风 2 次，每日用紫外线灯空气消毒 2 次，每次至少 30 分钟 3. 患儿排泄物、分泌物等用 2000mg/L 含氯消毒液作用 30 分后倒入厕所或按医疗废物处理，医疗废物双层黄袋分层扎袋口，外标传染性废物，并写上日期及科室 4. 医务人员接触患儿前后按七步洗手法洗手或用快速手消毒剂消毒双手或戴一次性手套 5. 处理被水疱分泌物、粪便污染的物品必须戴手套，摘脱手套后必须按七步洗手法洗手或用快速手消毒剂消毒双手	患儿无感染传播

三、其他护士评价

护理问题	护理措施	护理评价
潜在并发症：脑炎、神经源性肺水肿	1. 遵医嘱给予快速降颅压药物，并密切观察病情，加强巡视 2. 准确记录出入量及尿量，如有异常及时通知医生，给予对症处理 3. 监测生命体征、神志、手足口腔变化，及时查看各项辅助检查	住院期间未发生以上并发症

四、护士长评价

1. 护理查房效果评价　通过这次查房我们对手足口病又有了进一步的了解，同时明确了患儿存在的主要护理问题，应采取的护理措施和护理重点。

2. 护理措施落实评价　管床护士提出的各项护理措施均落实到位。注意重点做好患儿的饮食、用药指导。

3. 护理问题评价 补充护理问题。

护理问题	护理措施	护理评价
家长焦虑 与担心患儿的病情有关	1. 做好心理护理,向家长讲解手足口病的相关知识 2. 做好安慰工作,消除家长不良情绪,使其能够积极配合治疗	患儿家长情绪稳定

五、安全管理

1. 风险管理 针对手足口病患儿应进行评估患儿有无跌倒/坠床的安全风险。

2. 疾病安全评估 有无持续高热不退、呼吸、心率增快、精神差、呕吐、易惊、肢体抖动、无力、出冷汗、末梢循环不良等临床表现。

六、专业知识前沿

手足口病(hand foot and mouth disease,HFMD)是由肠道病毒感染引起的一种儿童常见传染病,临床表现以发热和手、足、口腔等部位出现皮疹、溃疡等为主。HFMD 发病率为 37.01/10 万~205.06/10 万,普通病例可在门诊治疗及严密观察病情即可,重症病例则需住院治疗,既往本市部分重症病例甚至出现死亡,对儿童健康造成严重影响。临床治疗手足口病以抗病毒与对症支持治疗为主。HFMD 作为儿科常见病之一,大多数患儿临床症状较轻,主要表现为手足臀部皮疹、口腔疱疹、溃疡,伴或不伴发热,少数病例病情危重,甚至死亡。目前,对 HFMD 的治疗主要是对症治疗,HFMD 是由肠道病毒感染引起,广谱抗病毒药物干扰素 α 或利巴韦林有一定疗效。干扰素(interferon – α,INF – α)是人体在外源或内源性诱生物作用下产生的一种具有广谱抗病毒活性的低分子糖蛋白,是强有力的抗病毒制剂和免疫调节剂,对多种病毒有抑制作用,临床广泛用于多种病毒性疾病的治疗。INF – α 是皮肤黏膜局部抗感染免疫的关键调节因子，黏膜给药可发挥局部抗病毒和免疫调节作用。因此，2018版手足口病指南推荐可应用干扰素治疗手足口病。重组人干扰素可以缩短退热时间、减少皮肤及口腔黏膜破损。

第二部分　护理教学查房

病例　肺结核

一、学生进行病历汇报

【入院诊断】继发性肺结核。

【现病史】患者于4月前无明显诱因突然出现咳嗽，间断性。逐渐加重，严重时可闻及喘鸣音，伴黄色黏液痰，量较多无发热，无畏寒、寒战，曾于当地医院门诊诊治（具体不详），咳嗽、咳痰症状可缓解，现仍有咳嗽，伴有咳痰，痰难咳出，前一天开始出现咽痛，现出现发热，未自行测体温，无伴畏寒、寒战。无夜间盗汗等，为进一步诊断治疗来我院就医。测得T 37.0℃，P 102次/分，R 20次/分，BP 110/54mmHg。

【既往史】无既往史。

【实验室检查】CT提示：右肺中叶综合征，右肺下叶阴影纵隔多发小淋巴结钙化。化验：TSPOT试验阳性。

【查体】双肺呼吸音粗，右下肺可闻及干湿啰音。

【主要治疗与措施】应用雷米封、利福平、吡嗪酰胺联合抗结核治疗。紫杉醇、左氯氟沙星、复方甲氧那明、止咳化痰治疗。

二、经评估提出以下护理问题

护理问题	护理措施	护理评价
1. 气体交换受损　与肺活量减少有关	1. 观察患者呼吸频率，有无喘息、呼吸困难 2. 观察血氧饱和度情况 3. 协助患者采取舒适体位 4. 遵医嘱给予氧气吸入 5. 指导患者有效咳嗽及咳痰	患者无缺氧症状，能有效咳嗽、咳痰
2. 活动无耐力　与结核病毒性症状有关	1. 指导患者生活规律，充分卧床休息，避免劳累和重体力劳动 2. 在患者休息期间避免不必要的操作和探视 3. 根据患者病情，指导患者逐渐增加活动量	患者乏力症状消失
3. 体温过高　与结核杆菌感染有关	1. 测量体温 4 次/日 2. 在病情允许情况下鼓励患者多饮水 3. 遵医嘱给予退热药物 4. 物理降温：温水、酒精、冰袋	患者能维持正常体温
4. 潜在并发症　咯血、窒息	1. 密切观察患者有无咽痒、发干、心悸、面色苍白等大咯血先兆，有异常时通知医生，必要时采取抢救措施 2. 如遇大咯血，立即取头低脚高位或俯卧位，并拍背及时吸出口腔内血块	患者未发生咯血及窒息
5. 社交孤立　与隔离性治疗有关	1. 多与患者接触并交谈，嘱其说出自己的感受 2. 向患者和家属宣传消毒隔离的重要性和方法	患者不再感到孤独
6. 知识缺乏　缺乏对疾病认知与疾病相关检查、饮食、治疗知识	向患者讲解肺结核的相关知识	患者了解疾病相关知识

三、床边查体评价

1. 学生床边查体　核对患者信息，取得患者配合。先是生命体征的测量技术操作，然后从头到脚按顺序依次进行查体，询问患者咳嗽咳痰情况，指导患者呼吸功能锻炼：缩唇呼吸、膈式或腹式呼吸，协助患者翻身及有效咳嗽技术操作，询问睡眠、二便以及饮食和用药情况。

2. 带教老师床旁指导　着重宣教肺结核具有传染性以及患者是否清楚自身疾病相关的知识。

四、总结与讨论

1. 学生总结患者护理问题

新发现/未解决护理问题	护理措施	护理评价
焦虑　与隔离性治疗、担心家庭支持及预后有关	1. 做好心理护理，使患者树立战胜疾病的信心 2. 为患者讲解疾病的预防、治疗、护理及预后，介绍成功治疗的病例	患者情绪稳定

2. 带教老师护理问题评价

护理问题	护理措施	护理评价
1. 营养失调：低于机体需要量　与疾病引起的代谢需要量增加有关	隔离患者进食，饮食应补充肉、蛋、奶等富含动、植物蛋白的食物，每天摄入适量的新鲜蔬菜和水果，以补充维生素	患者体重相应增加
2. 有传播感染的危险	1. 向患者及家属宣传消毒隔离的重要性及方法，严禁随地吐痰以防传染 2. 定时消毒病室，保持环境清洁	获得有关结核的消毒隔离知识，未传染他人

3. 带教老师技术操作评价　查体顺序正确且详细周到，翻身叩背时应询问患者用餐时间，在餐后 2 小时或餐前 30 分钟完成，避免呕吐。床边查体时要注意与患者的沟通应有所回应，可以使用反问的方式对患者所宣教内容掌握情况进行评估，做到有效宣教。

4. 护士长对查房整体效果评价　通过这次查房使我们的护生对肺结核患者的护理有了进一步的了解，同时我们更应该加强对技术操作以及宣教知识的培训，希望同学们把学到的专科理论知识运用到临床中，运用自己所学的知识对患者进行评估、查体，提出自己的见解、疑问，给出自己的护理诊断，最后提出相应的护理措施。

五、参与查房学生个人总结

A 护士：这次的护理教学查房为我们年轻的护士们搭建了一个很好的学习平台，弥补了我们在工作中对肺结核患者护理中的一些盲点，也为即将步入工作岗位的护生们提供了一次学习专科护理的机会。

B 护士：通过此次教学查房让我对肺结核这一疾病的护理有了更加深入的了解，也学习到了如何进行呼吸功能锻炼和有效咳嗽。

C 护士：教学查房对我们来说是一次很好的查漏补缺的机会，让我认识到了宣教工作的重要性。

D 护士：经过这一次的护理教学查房让我明白了床边查体的方式方法和顺序，也了解到了肺结核最致命的潜在并发症咯血窒息的护理措施及抢救措施，为今后的护理临床工作积累了知识经验。

第十章　其他疾病

第一部分　护理业务查房

病例1　有机磷农药中毒

一、病历汇报

【现病史】患者，女，51岁，患者家属诉患者与丈夫争吵后自服"敌敌畏"（具体量不详），服药后患者出现意识不清，口吐白沫，呼吸困难，四肢有不自主运动，被120送至急诊科，到院后患者意识不清，急诊给予洗胃处理，静脉给予碘解磷定1mg，经处理后患者仍意识不清，血液毒物分析化验结果显示胆碱酯酶低于30%，血液中可见微量敌敌畏成分，以"急性有机磷中毒"收入院。测T 36.7℃，P 110次/分，R 11次/分，BP 182/98mmHg。入院时患者神志昏迷，双侧瞳孔等大等圆左/右2：2mm，对光反射迟钝，患者无呕吐，皮肤干燥，无流涎，可闻及蒜臭味，未排大小便，自理能力评分为0分。

【既往史】既往"2型糖尿病"病史10年。

【实验室检查】CT示右肺中叶局限性炎症。心电图示窦性心动过速。化验：纤维蛋白原5.21g/L。

【查体】患者神志昏迷，双侧瞳孔等大等圆左/右2：2mm，对光反射迟钝，皮肤干燥，两肺呼吸音粗，未闻及干湿啰音。

【入院诊断】急性有机磷中毒；2型糖尿病。

【主要治疗措施】给予心电、血氧饱和度监测，血压1次/小时，氧气吸入 2L/min，保留尿管、胃管。胃管注食 200ml 4 次/日，阿托品抗 M 胆碱作用，抑制腺体分泌，胆碱酯酶复能剂氯解磷定静脉滴注，抗炎，祛痰，营养心肌，保肝，抑酸护胃，镇静。

二、经评估提出以下护理问题

护理问题	护理措施	护理评价
1. 低效性呼吸型态与患者有机磷农药致肺水肿、呼吸肌麻痹、呼吸中枢受抑制有关	1. 氧气吸入 2 升/分，每天更换鼻导管 2. 监测生命体征，观察呼吸频率、节律 4 次/日 3. 监测血氧饱和度检测及血气分析结果，遵医嘱给予对应处理	目前患者呼吸平稳
2. 清理呼吸道无效与有机磷中毒致支气管分泌物过多及肺部感染	1. 遵医嘱及时给予抗炎祛痰药，并观察用药效果 2. 及时翻身拍背，鼓励患者咳嗽，保持呼吸道通畅 3. 遵医嘱给予阿托品，抑制腺体分泌，观察用药效果	目前患者呼吸道通畅
3. 潜在并发症：应激性溃疡	1. 遵医嘱给予抑酸护胃药物，保护胃黏膜 2. 胃管注食前，抽吸胃液观察颜色性状 3. 观察血压、脉搏、口唇颜色，以判断组织灌注情况	患者病情稳定
4. 有皮肤完整性受损的危险 与长期卧床、不能自主变换体位有关	1. 使用气垫床，保持床铺平整、清洁、干燥、无渣屑 2. 保持皮肤清洁、干燥，大小便污染后及时更换床单 3. 翻身拍背 1 次/2 小时 4. 为患者悬挂防压疮标识 5. 向家属讲解压疮相关知识及预防压疮的重要性并签署压疮的护理沟通	患者皮肤完整
5. 有受伤的危险与患者卧床有关	1. 为患者悬挂防坠床标识 2. 向家属讲解预防坠床的重要性并签署坠床的护患沟通 3. 家属 24 小时伴守 4. 使用床档及约束带	患者无坠床发生

护理问题	护理措施	护理评价
6. 知识缺乏：有意外拔管的危险 与缺乏对疾病认知、疾病相关检查、饮食、治疗知识有关	1. 向家属讲解疾病的相关知识，如检查、饮食、治疗、护理，讲解情绪与疾病的关系，使患者树立战胜疾病的信心 2. 为患者悬挂防导管脱落标识 3. 向家属讲解预防意外拔管的重要性并为患者报导管危险因素评估表 4. 为患者翻身时妥善固定管路并指导家属自护知识	患者尿管、胃管妥善固定，无脱落
7. 有感染的危险：泌尿系感染	1. 每周更换尿管或遵医嘱 2. 会阴护理 2 次／日 3. 膀胱冲洗 2／日 4. 患者家属倾倒尿液时观察尿液的颜色、性质	患者无泌尿系感染的发生
8. 有感染的危险：口腔感染	1. 保持口腔清洁，口腔护理 2 次／日 2. 观察口腔黏膜 2 次／日，根据病情变化选择合适的漱口液	患者口腔黏膜完整、无异味

三、其他护士评价

补充以下护理问题。

护理问题	护理措施	护理评价
1. 潜在并发症：下肢深静脉血栓	1. 指导家属进行肢体被动按摩 4 次／日 2. 悬挂防下肢静脉血栓的标识并为患者填报防下肢静脉血栓危险因素评估表	患者无血栓发生
2. 有误吸的危险 与留置胃管有关	1. 床头抬高 30° 2. 每次胃管注食时不超过 200ml，速度不宜过快 3. 床头备好负压吸引器装置	患者生命体征稳定，无误吸发生
3. 潜在并发症：迟发性多发性神经病	1. 坚持使用阿托品及氯解磷定 2. 保持情绪稳定，积极配合治疗 3. 观察患者有无末端神经障碍，及时通知医生	目前患者病情稳定

四、护士长评价

1. 查房效果评价　通过这次查房我们对有机磷农药中毒又有了进一步的了解，同时明确了患者存在的主要护理问题，应采取的护理措施和护理重点。

2. 护理措施落实评价　管床护士提出的各项护理措施均落实到位。注意做好患者的心理护理及出院指导，包括饮食、用药、活动及复查等内容，鼓励家属为患者适量活动肢体。

3. 护理问题评价　补充护理问题。

护理问题	护理措施	护理评价
有废用综合征的危险　与患者自理能力评分为 0 分有关	1. 指导家属进行肢体被动按摩 4 次/日 2. 做好患者的基础护理 3. 做好患者的晨晚间护理	患者不能自主活动

五、安全管理

1. 风险管理　针对急性有机磷农药中毒患者，应进行防压疮、坠床、意外脱管、误吸、下肢静脉血栓、自伤的评估，将防范措施落实到位，避免发生意外。

2. 疾病安全管理　使用阿托品和氯解磷定药物要尽早、足量、重复，直到阿托品化。防止中毒后反跳的发生。中毒后 24~96 小时或 2~7 天发生中间综合征表现为抬头困难、眼睑下垂、睁眼困难、复视、声音嘶哑、吞咽困难、呼吸肌麻痹、昏迷甚至死亡。治疗以机械通气为主。1~2 周迟发性多发性神经病表现为趾端发麻、疼痛、后延缓性麻痹足、腕下垂。治疗以营养神经为主。

六、延续护理

指导患者出院后注意：①在中毒 4 周内应禁止食用高蛋白、高维生素饮食，防止发生病情反跳，1 个月后可以逐渐给予患者高营养、高维生素饮食。②密切观察患者如果出现饮水呛咳、声音嘶哑、屈颈肌力弱等症状时立即就医。

七、专业前沿知识

传统观点认为，洗胃时间一般不超过服毒后 6 小时。但潘得田等通过对 367 例急性有机磷农药中毒的研究发现，有机磷中毒 72 小时死亡后尸检切开胃时仍有很浓的农药味，因此有机磷农药中毒不受 6 小时生理排空的限制，即使超过 24 小时仍需洗胃。对一般毒性较低、溶解吸收迅速的中毒类型，如急性酒精中毒，一般饭后 1～2 小时基本已吸收，若再长时间，大量反复地洗胃，反而可能造成不良后果。洗胃液的选择应根据毒物种类而定，毒物不明时一般用温开水和生理盐水，毒物性质明确采用对抗剂洗胃。但常规的温开水洗胃易导致低钠血症，李厚红等研究认为，选用 30～35℃的 0.45% 生理盐水洗胃，其洗胃效果较好，其温度接近体温，同时低渗的生理盐水经胃肠道吸收入血后，相对低下的晶体渗透压可以产生良好的利尿作用，促进毒物的排泄，不易发生溶血反应。王娜等应用改良洗胃液即 9L 温水中加入食盐 90g、10% 氯化钾 1000 ml 进行洗胃，能有效防止低钠低钾血症的发生及平均动脉压的下降，为提高抢救成功率奠定良好基础。有报道指出：将常规性洗胃液改用生理盐水加去甲肾上腺素配成 0.001% 去甲肾上腺素溶液洗胃，可阻止或减少洗胃时毒物的继续吸收，同时也避免了胃黏膜出血。

病例 2 一氧化碳中毒性脑病

一、病历汇报

【现病史】患者，男性，63 岁，主因入院前 1 月余患者追诉当时独自一人在家，屋内生有炉火，通风不良。有意识丧失，后自行清醒，觉周身乏力、头晕。电话联系家人后被家人发现反应迟钝，记忆力减退。后逐渐出现行动迟缓，大小便失禁，症状持续存在。现不认识家人，无法与人交流，小碎步行走。为求诊治今来我院就诊。行高压氧治疗后急诊以"急性一氧化碳中毒性脑病"收入院。测 T 36.6℃，P 76 次/分，R 16 次/分，BP 115/70mmHg。

【既往史】既往体健。

【实验室检查】颅脑 MRI 扫描：双侧额叶、双侧半卵圆中心、双侧基底节区、双侧侧脑室前后角旁脑白质内胼胝体膝部体部及压部多发异常信号灶，考虑符合一氧化碳中毒性脑病表现 DWI 提示左侧枕叶大面积梗死。化验：血总蛋白 63g/L，白蛋白 38g/L，糖化血红蛋白 6.4%，纤维蛋白原 4.28g/L。

【查体】入院时患者神志清醒，表情淡漠，对答不应，无言语，被动屈曲体位，查体不合作。

【入院诊断】急性一氧化碳中毒性脑病。

【主要治疗措施】给予心电、血氧饱和度监测，血压 1 次/小时，氧气吸入 2L/分，高压氧治疗，保护心肌，开窍醒脑，活血化瘀，促神经修复，脱水降颅压，抑酸护胃，改善脑代谢。

二、经评估提出以下护理问题

护理问题	护理措施	护理评价
1. 迟发脑病发生与一氧化碳中毒有关	1. 坚持高压氧治疗 2. 保持情绪稳定，避免激动、生气等诱发因素 3. 观察患者有无反应迟钝、痴呆的异常行为，及时通知医生	目前患者迟发脑病未再进展
2. 潜在并发症：脑血管意外（卒中）	1. 遵医嘱脱水降颅压，改善脑代谢，并观察用药效果 2. 测量血压 1 次/小时；发现异常及时通知医生 3. 保持患者情绪稳定，翻身拍背前测量	患者血压控制平稳

护理问题	护理措施	护理评价
3. 有皮肤完整性受损的危险 与长期卧床、营养失调有关	1. 使用气垫床, 保持床铺平整、清洁、干燥、无渣屑 2. 保持皮肤清洁、干燥, 大小便污染后及时更换床单 3. 翻身拍背 1 次/2 小时 4. 为患者悬挂防压疮标识 5. 向患者及家属讲解压疮相关知识及预防压疮的重要性并签署压疮的护患沟通	患者皮肤完整
4. 知识缺乏 与缺乏对疾病认知、疾病相关检查、饮食、治疗知识有关	向患者及家属讲解疾病的相关知识, 如检查、饮食、治疗、护理, 讲解情绪与疾病的关系, 使患者树立战胜疾病的信心	目前患者情绪稳定, 积极配合各项检查、治疗
5. 潜在并发症: 下肢深静脉血栓	1. 指导家属进行肢体被动按摩 4 次/日 2. 悬挂防下肢静脉血栓的标识, 并为患者填报防下肢静脉血栓危险因素评估表	患者无血栓发生
6. 自理能力缺陷 与患者躯体功能障碍有关	1. 每日动态评估患者的自理能力变化 2. 做好基础护理 3. 做好晨晚间护理 4. 协助家属为患者翻身至少 1 次/2 小时, 并观察皮肤完整性, 促进舒适	患者生活护理需求得到满足

三、其他护士评价

补充护理问题如下。

护理问题	护理措施	护理评价
语言沟通障碍 与大脑语言中枢功能受损有关	1. 加强心理护理: 耐心解释, 对患者表达的意思进行确认, 尊重患者的需求 2. 强调言语训练的重要性, 制订训练计划 3. 运用肢体语言: 训练早期做好非语言沟通, 如写字、点头、手势等 4. 循序渐进的训练原则: 从单音节到单句子, 由简单到复杂 5. 树立康复信心, 多给予鼓励和肯定, 增进患者的康复信心	患者仍不能有效沟通表达自己的需要

四、护士长评价

1. 查房效果评价　通过这次查房我们对一氧化碳中毒又有了进一步的了解，同时明确了患者存在的主要护理问题，应采取的护理措施和护理重点。

2. 护理措施落实评价　管床护士提出的各项护理措施均落实到位。注意做好患者的心理护理及出院指导，包括饮食、用药、活动及复查等内容，鼓励家属为患者适量活动肢体。

3. 护理问题评价　补充护理问题。

护理问题	护理措施	护理评价
有废用综合征的危险　与患者自理能力评分为 0 分有关	1. 指导家属进行肢体被动按摩 4 次／日 2. 做好患者的基础护理 3. 做好患者的晨晚间护理	患者不能自主活动

五、安全管理

1. 风险管理　针对急性一氧化碳中毒性脑病患者，应进行防压疮、坠床、误吸、下肢静脉血栓的评估，将防范措施落实到位，避免发生意外。

2. 疾病安全管理　长期卧床患者加强皮肤护理，防止加重受压部位皮肤。一氧化碳中毒后脑水肿可在 24～48 小时发展到高峰，最常用的是甘露醇、激素以减轻颅内压增高的表现。抽搐患者防止自伤和坠落伤。观察患者神经系统的表现，包括有无急性痴呆、癫痫、失语、肢体肌张力增高等迟发脑病的表现。

六、延续护理

（1）患者出院后饮食方面可以多吃高维生素食物，特别是要注意维生素 A 和维生素 B 的补充，因为维生素 B 能够起到营养神经的效果。

（2）身体适度锻炼，保持充足睡眠，坚持规律作息。

（3）嘱患者避免在密闭环境中使用炉火，注意通风。

七、专业前沿知识

急性一氧化碳中毒治疗方法 急性一氧化碳中毒发病急促，患者发病后如果得不到及时有效的治疗，将会诱发其他疾病，严重者将威胁患者生命。因此，患者入院后应给予面罩高流量吸氧，氧流量速度控制在 8 ~ 10L/min，待患者病情缓解后可给予低浓度吸氧。对于病情相对严重的患者则根据患者情况给予高压氧治疗，提高大脑及血液中含氧量，提高组织缺氧耐受情况，能降低脑水肿发生率。对于脑水肿明显的患者甚至会伴有不同程度的头痛、呕吐等症状，应根据患者严重程度、临床表现等给予甘露醇、速尿等药物以降低患者颅内压，避免重要脏器发生损伤。对于感染症状相对明显的患者，应加强病原菌监测，并根据监测结果选择敏感的抗生素治疗。对于高热情况相对明显的患者，则可以给予物理降温，对于病情相对严重患者可以采用亚冬眠治疗。对于内心焦虑不安、狂躁、抽搐患者，可以采用镇静药物等对症支持治疗。

病例 3 药物（苯二氮䓬类）中毒

一、病历汇报

【现病史】患者，73 岁，主因入院前 5 小时晨起醒来时被人发现精神萎靡，周身力弱，不能独立起床。症状持续无缓解。急诊查头 CT 示未见明显异常，心电图示窦性心动过缓，心率 49 次/分。毒物分析回报提示检出安定类药物（艾司唑仑）成分：2.2mg/L，急诊给予氟马西尼静脉注射后以"苯二氮䓬类药物中毒"收入我科。入院时患者神志为昏睡，双侧瞳孔等大等圆左/右 2：2 mm，对光反射灵敏，测 T 36.5℃，P 49 次/分，R 18 次/分，BP 122/61mmHg。

自理能力评分为20分。

【既往史】既往"睡眠欠佳"病史20年，近1月口服佳乐安定2mg/晚治疗。

【实验室检查】化验：血浆D–二聚体3.41μg/ml，总蛋白63g/L，白蛋白38g/L。

【查体】患者现神志嗜睡，双侧瞳孔等大等圆左/右2∶2mm，对光反射灵敏。双肺呼吸音粗，未闻及干湿啰音。

【入院诊断】药物中毒（苯二氮䓬类）。

【主要治疗措施】给予心电、血氧饱和度监测，测量血压1次/小时，氧气吸入5升/分，糊状饮食，翻身拍背1次/2小时，促醒，补液，利尿，保肝，开窍醒脑，抑酸护胃。

二、经评估提出以下护理问题

护理问题	护理措施	护理评价
1. 急性意识障碍与药物的中枢抑制作用有关	1. 每班观察患者神志、瞳孔、对光反射，发现异常及时通知医生 2. 准备好抢救药物，随时准备抢救 3. 给予心电、血氧饱和度、血压监测1次/小时 4. 记24小时出入量 5. 遵医嘱洗胃，促进毒物排出	患者神志嗜睡、生命体征平稳
2. 有皮肤完整性受损的危险 与卧床、低蛋白血症有关	1. 使用气垫床，保持床铺平整，清洁干燥无渣屑 2. 保持皮肤清洁干燥，大小便污染后及时更换床单 3. 翻身拍背1次/2小时 4. 为患者悬挂防压疮标识 5. 向患者及家属讲解压疮相关知识及预防压疮的重要性并签署压疮的护患沟通 6. 补充蛋白质等营养素	患者皮肤完整、无破损
3. 有受伤的危险：坠床 与患者嗜睡、长期卧床有关	1. 为患者悬挂防坠床标识 2. 向患者及家属讲解预防坠床的重要性并签署坠床的护患沟通 3. 家属24小时伴守 4. 教会家属正确使用床档及注意事项	患者无坠床发生

护理问题	护理措施	护理评价
4. 营养失调：低于机体需要量 与患者白蛋白低有关	1. 及时监测化验指标 2. 遵医嘱给予饮食指导	患者白蛋白仍低但较入院时高
5. 床上活动障碍 与患者意识嗜睡有关	1. 做好患者基础护理 2. 做好晨晚间护理 3. 协助家属为患者翻身至少 1 次／2 小时，并观察皮肤完整性 4. 指导家属被动活动肢体 4 次／日	患者仍有床上活动障碍
6. 自理能力缺陷 与患者自理能力评分为 20 分有关	1. 每日动态评估患者的自理能力变化 2. 做好基础护理 3. 做好晨晚间护理	患者自理能力评分为 20 分
7. 知识缺乏：缺乏对疾病认知 与疾病相关检查、饮食、治疗知识	向患者及家属讲解疾病的相关知识如检查、饮食、治疗，讲解情绪与疾病的关系，使患者树立战胜疾病的信心	患者了解疾病相关知识
8. 潜在并发症：下肢深静脉血栓	1. 指导家属进行肢体被动按摩 4 次／日 2. 悬挂防下肢静脉血栓的标识，并为患者填报防下肢静脉血栓危险因素评估表	患者无血栓发生

三、其他护士评价

补充以下护理问题。

护理问题	护理措施	护理评价
1. 焦虑 与知识缺乏、担心疾病预后有关	1. 针对患者病情及思想活动，随时做好心理疏导 2 次／日 2. 向患者详细讲解同病种患者治愈的病例，增强患者战胜疾病的信心	患者焦虑情绪得到有效缓解，心情舒畅

续表

护理问题	护理措施	护理评价
2. 有误吸的危险 与患者意识不清有关	1. 床头抬高30° 2. 每次进食量不宜过多，速度不宜过快 3. 食用糊状饮食、少量多餐、细嚼慢咽 4. 床头备好负压吸引器装置	患者无误吸发生

四、护士长评价

1. 查房效果评价 通过这次查房我们对地西泮药物中毒又有了进一步的了解，同时明确了患者存在的主要护理问题，应采取的护理措施和护理重点。

2. 护理措施落实评价 管床护士提出的各项护理措施均落实到位。注意做好患者的心理护理及出院指导，包括饮食、用药、活动及复查等内容，鼓励家属为患者适量活动肢体。

3. 护理问题评价 补充护理问题。

护理问题	护理措施	护理评价
有便秘的危险 与患者长期卧床有关	1. 嘱给予患者高纤维素糊状饮食 2. 指导家属为患者顺时针按摩腹部，增加肠蠕动	患者未出现便秘情况

五、安全管理

1. 风险管理 针对有意识障碍的急性药物中毒患者，应进行防压疮、坠床、防误吸、防下肢静脉血栓、防自伤的评估，将防范措施落实到位，避免发生意外。

2. 疾病安全管理 要特别注意防止误吸、保持呼吸道通畅，防止肺水肿、脑水肿。

六、延续护理

（1）嘱患者出院后服用苯二氮䓬类药物时要遵医嘱注意用量，

不可自己添减用量。

（2）嘱患者家属为患者做好心理护理，注意患者心理状态，防止发生自杀倾向。

七、专业前沿知识

服毒后 6 小时内均应洗胃，一般认为服药 5 分钟内洗胃可减少药物吸收量的 2/3，30 分钟减少 1/3，1 小时减少 1/10，因此，尽早彻底地洗胃是抢救苯二氮䓬药物中毒的关键。老年患者洗胃液宜选用 32~35℃ 温开水，其温度接近体温，液体进入胃内后，对机体刺激不大，同时注意灌洗量，每次灌入 300ml，反复冲洗，直到洗出液澄清、无色、无味、无残渣为止。老年患者各项生理反射减退，为减少误吸的发生，我们选择电动洗胃机间歇洗胃，即电动洗胃机洗胃 3~5 个循环后分离胃管，用腹部按摩、注射器冲洗抽吸的方式人工洗胃，洗胃后予 33% $MgSO_4$ 80~100ml 在拔胃管前注入或口服，以促进肠道内药物排出体外。通过严格控制单次灌洗量，避免由于灌入量过大引起迷走神经兴奋，导致反射性呼吸、心跳停止。

病例 4　电击伤

一、病历汇报

【现病史】患者男，69 岁，缘于入院前 4 小时余在工地工作时左手不慎触电，触电后意识丧失，约 1 分钟后被工友解救脱离电源，脱离电源后患者意识恢复，能睁眼，但四肢运动差，诉左手疼痛，胸前区不适，有胸闷、气短症状，随后被 120 送至急诊，健侧血氧饱和度较低，波动在 90% 左右，给予鼻导管 8L/分吸氧，血氧饱和度维持在 95% 左右，急查心电图未见明显异常，为进一步诊治以"电击伤"收入院。测 T 36.5℃，P 81 次/分，R 13 次/分，BP 140/80mmHg。患者诉左手、双足部肿痛。

【既往史】患者既往体健。

【实验室检查】心脏超声示患者左室舒张功能减低，化验：肌酸激酶269U/L，血白细胞13.5×10^9/L。

【查体】患者神清语利，心律齐，心音有力，未闻及杂音。左手掌可见散在水疱，基底部苍白，无明显触痛，左上肢尺侧可见散在水疱，表面发红有触痛。患者双上肢肌力IV级，双下肢肌力III级。

【入院诊断】电击伤；左手深二度烧伤（2%）；左上肢浅二度烧伤（1%）。

【主要治疗措施】给予抗炎、营养保护心肌、促进创面愈合、改善脑代谢、抑酸护胃、补液等药物治疗。

二、经评估提出以下护理问题

护理问题	护理措施	护理评价
1. 猝死的危险　与电流损伤心肌组织有关	1. 密切观察患者生命体征，准备好抢救药物，随时准备抢救 2. 给予心电、血压、血氧饱和度监测 3. 遵医嘱给予保护心肌药物，观察用药反应及疗效 4. 遵医嘱监测患者化验指标，观察阳性体征转归情况	目前患者生命体征平稳
2. 皮肤完整性受损　与电击伤致皮肤黏膜受损有关	1. 定期清创电击伤受损皮肤，保持清洁干燥 2. 指导患者注意破损处清洁，预防感染	患者皮肤破损逐渐愈合
3. 有坠床的危险　与患者长期卧床有关	1. 为患者填报防跌倒预警并悬挂标识，讲解防范措施 2. 家人伴守	目前患者无坠床发生
4. 疼痛　与电击部位组织损伤有关	1. 保持伤口清洁干燥 2. 评估触电部位伤口的面积及血运情况 3. 评估疼痛的性质及持续时间，遵医嘱给予止痛药，并观察用药的反应	目前患者疼痛症状较前缓解

护理问题	护理措施	护理评价
5. 知识缺乏：缺乏对疾病认知与疾病相关检查、饮食、治疗知识	向患者讲解相关检查注意事项、饮食、治疗知识及电击伤相关知识	患者已基本掌握相关检查前后注意事项、饮食内容并积极配合

三、其他护士评价

补充以下护理问题。

护理问题	护理措施	护理评价
1. 潜在并发症：压疮	1. 为患者填报防压疮预警单并悬挂标识，告知患者及家属防范措施 2. 为患者使用气垫床 3. 为患者使用减压贴保护容易受压部位 4. 协助患者翻身1次/2小时	目前患者无压疮发生
2. 潜在并发症：心律失常	1. 每15~30分钟观察生命体征，持续心电监护，监测心率、心律 2. 床旁备除颤仪 3. 继续监测心肌酶谱，了解心肌损害程度	患者未发生心律失常

四、护士长评价

1. 查房效果评价 通过这次查房我们提出来针对性的护理措施，而且通过护理，大部分护理问题都能达到预期的目标，明确了患者存在的主要护理问题及应采取的护理措施和护理重点。

2. 护理措施落实评价 管床护士提出的各项护理措施均落实到位。

3. 护理问题评价 补充护理问题。

护理问题	护理措施	护理评价
1. 潜在并发症：感染	1. 保持伤口清洁干燥，定时换药；观察伤口颜色、渗出物变化 2. 遵医嘱应用抗生素 3. 外用药物促进伤口愈合 4. 监测患者化验指标	目前患者伤口无感染发生
2. 潜在并发症：急性肾衰竭	1. 严格记录出入量 2. 密切观察患者尿色及尿的性质	目前患者无肾衰竭发生

五、安全管理

1. 风险管理 针对肢体活动受限的患者，应进行跌倒的评估，将防范措施落实到位，避免发生意外。

2. 疾病安全管理 正确处理伤口，从内向外，以转圈的方式，从中心点向外对伤口进行消毒。观察患者伤口情况并保持其清洁干燥，勿抓挠，使用促进伤口愈合药物。

六、延续护理

（1）嘱患者出院后不要剧烈活动，早期应卧床休息，防止继发性出血和因活动使血管内血栓脱落造成重要脏器血管栓塞。

（2）嘱患者进食高热量、高蛋白质、高维生素、易消化的饮食，提高机体抵抗力。

（3）嘱患者保持伤口清洁干燥，定时换药；观察伤口颜色、渗出物变化，如有感染及时就医。

（4）嘱患者生活及工作中注意用电安全。

七、专业前沿知识

电击伤俗称触电，系超过一定极量的电流通过人体后引起机体损伤和功能障碍，重者可导致呼吸心搏骤停而死亡。随着医学技术的发展，心脏停搏后心肺复苏的成功率明显提高。心肺复苏后脑缺血再灌注损伤导致神经系统病残率极高。心脏停搏后行心肺复苏成功患者予以亚低温治疗，能明显促进神经功能恢复，改善生活质量。

病例 5　低血钾性周期性麻痹

一、病历汇报

【现病史】患者男，24 岁，缘于入院前 4 小时睡醒后发现双下肢无力，伴肌肉酸痛，不能行走，双下肢不能抬离床面来我院就诊，急诊查生化常规示血钾 2.1mmol/L，给予补钾治疗，为进一步诊治以"低血钾性周期性麻痹"收入院。测 T 36.5℃，P 76 次/分，R 18 次/分，BP 130/70mmHg。

【既往史】既往体健。

【实验室检查】心电图示：窦性心律，偶发室性早搏；血钾 2.76mmol/L，肌酸激酶 314U/L。

【查体】患者神志清楚，自主体位，平车推入病房，双上肢肌力 V 级，双下肢肌力 Ⅲ 级。

【入院诊断】低血钾性周期性麻痹；腔隙性脑梗死；高血压病 3 级，极高危。

【主要治疗措施】给予补钾、补液、抗血小板聚集、调脂、改善脑代谢等药物治疗。

二、经评估提出以下护理问题

护理问题	护理措施	护理评价
1. 活动无耐力与神经－肌肉连接点传递障碍有关	1. 评估患者目前的活动程度和休息方式，急性期患者卧床休息 2. 指导和协助患者进行日常生活自理，将患者经常使用的日常生活用品放在患者容易拿取的地方 3. 根据病情或患者的需要协助其活动，与患者一起制定活动计划 4. 指导患者使用床栏、扶手等辅助设施，以节省体力和避免摔倒 5. 鼓励患者在能耐受的活动范围内，坚持身体活动	目前患者能够保持最佳活动水平，不发生气促、胸闷、疲乏、无力等

续表

护理问题	护理措施	护理评价
2. 潜在并发症：心律失常　与患者低血钾有关	1. 密切观察患者生命体征，准备好抢救药物随时准备抢救 2. 给予心电、血压、血氧饱和度监测 3. 密切观察患者心电图波形变化，发现变化及时通知医生，积极配合治疗	目前患者生命体征平稳
3. 有跌倒的危险　与患者钾离子低肌肉组织无力有关	1. 为患者填报防跌倒预警评估单并悬挂标识，讲解防范措施 2. 家人 24 小时陪伴，协助患者行动、如厕 3. 教会患者及家属正确使用床档 4. 保持病区室内宽敞明亮，地面干燥，无障碍物	目前患者无跌倒发生
4. 皮肤完整性受损　与肢体无力、需卧床有关	1. 使用气垫床，保持床铺平整，清洁干燥、无渣屑 2. 保持皮肤清洁干燥，大小便污染后及时更换床单 3. 翻身拍背 1 次/2 小时 4. 为患者悬挂防压疮标识 5. 向患者及家属讲解压疮相关知识及预防压疮的重要性并签署压疮的护患沟通	目前患者皮肤完整，无压疮发生
5. 知识缺乏：缺乏对疾病认知与疾病相关检查、饮食、治疗知识	1. 向患者讲解相关检查注意事项、饮食、治疗知识等 2. 向患者发放健康教育资料，鼓励患者自学相关知识	患者已基本掌握相关检查前后注意事项、饮食内容并积极配合

三、其他护士评价

补充以下护理问题。

护理问题	护理措施	护理评价
1. 恐惧　与运动能力骤减、健康状况改变有关	1. 介绍病区环境、人员、制度，为患者创造安全、舒适的环境 2. 对患者表现出的恐惧给予理解，鼓励患者表达感受并耐心倾听 3. 向患者讲解疾病的相关知识如检查、饮食、治疗，讲解情绪与疾病的关系，以保持乐观情绪的重要性，介绍成功病例，使患者树立战胜疾病的信心	目前患者的恐惧感减轻，积极配合各项检查治疗

续表

护理问题	护理措施	护理评价
2. 潜在并发症:下肢静脉血栓形成 与患者肢体无力、卧床导致血流改变有关	1. 指导家属为患者按摩双下肢 2. 保持肢体功能位,抬高双下肢 3. 悬挂防下肢静脉血栓的标识并为患者填报防下肢静脉血栓危险因素评估表	目前患者无下肢静脉血栓发生

四、护士长评价

1. 查房效果评价 通过这次查房我们明确了患者存在的主要护理问题及应采取的护理措施和护理重点。

2. 护理措施落实评价 管床护士提出的各项护理措施均落实到位。注意做好患者的心理护理,特殊注意观察患者的心电图波形、出入量变化及血钾化验结果。

3. 护理问题评价 补充护理问题。

护理问题	护理措施	护理评价
有发生便秘的危险	1. 饮食宣教:增加膳食纤维的摄入,如新鲜蔬菜及水果 2. 病情允许的情况下增加饮水量每日2000~2500ml 3. 每日腹部环形按摩	目前患者排便正常,未发生便秘

五、安全管理

1. 风险管理 针对低钾四肢无力的患者,应进行坠床跌倒的评估,将防范措施落实到位,避免发生意外。

2. 疾病安全管理 在血钾低于正常期间,严密观察心电图波形变化,心率及出入量变化,监测血钾值变化。

六、延续护理

(1) 患者出院后指导患者戒烟酒。

（2）多吃富含钾的水果和蔬菜。

（3）避免进食大量糖类、高碳水化合物，避免大量饮清水。

（4）避免过度运动。

（5）避免某些药物，如胰岛素、呋塞米、甘露醇等，如果需要使用，应在医生指导下安全使用。

七、专业前沿知识

周期性麻痹是属于常染色体显性遗传疾病，又称家族性周期性瘫痪，低钾性周期性麻痹患者主要临床表现为四肢呈弛缓瘫痪、无力，患者诉肢体疼痛麻木，患者腱反射减弱或消失，病变发展最后出现吞咽困难、呼吸肌瘫痪及心律失常。补钾的治疗及护理主要是以口服补钾为主，同时给予静脉补钾，患者入院立即给 10% 氯化钾 50ml 顿服，之后给予 10% 的氯化钾 10～20ml 口服，每日 3 次，并静脉补钾，以 10% 的氯化钾 15～30ml 加入 5% 的葡萄糖液 1000ml 中静脉输注，每日钾总量 7～10g。注意监测患者血清钾，避免使用过小针头抽血及剧烈震荡血标本，同时注意不能在输液通道取血，以免影响患者检测结果，监测患者出入量，尤其是尿量的监测，要求患者每小时尿量在 30ml 以上，补钾比较安全。静脉补钾的浓度一般不宜超过 3g/L，避免浓度过高刺激血管引起疼痛。补钾切忌滴速过快，速度一般不超过 1g/h，补钾时注意监测患者心电图情况，避免补钾速度过快造成的心脏骤停等严重并发症的出现。

第二部分 护理教学查房

病例 一氧化碳中毒

一、学生进行病历汇报

【入院诊断】急性一氧化碳中毒。

【现病史】患者，女性，66 岁，主因入院前 3 小时独自一人在家中被人发现意识障碍，呼之不应，伴小便失禁，屋中生有炉火，通风不良，被 120 送至急诊科后进行毒物鉴定：血碳氧血红蛋白浓度为 17.4%，急诊进行高压氧后以"急性一氧化碳中毒"收入院。测 T 36.8℃，P 96 次/分，R 23 次/分，BP 156/88mmHg。

【既往史】高血压病史 15 年口服降压药控制在 140/80mmHg 左右。

【实验室检查】CT 示双基底节区腔隙性脑梗死，化验：血碳氧血红蛋白浓度为 7.4%，总蛋白 60g/L，白蛋白 31g/L，血浆 D－二聚体 15.21μg/ml。

【查体】入院时患者神志为昏睡，双侧瞳孔等大等圆左/右 2：2mm，对光反射灵敏。

【主要治疗与措施】给予心电、血氧饱和度监测，血压 1 次/小时，氧气吸入 2L/分，高压氧治疗，抗炎祛痰，开窍醒脑，活血化瘀，促神经修复，脱水降颅压，抑酸护胃，改善脑代谢。保留尿管、胃管，胃管注食 200ml 4 次/日。

二、经评估提出以下护理问题

护理问题	护理措施	护理评价
1. 急性意识障碍与一氧化碳中毒后脑组织缺血、缺氧有关	1. 每班观察患者神志、瞳孔、对光反射，发现异常及时通知医生 2. 准备好抢救药物，随时准备抢救 3. 给予心电、血氧饱和度、血压监测 1 次/小时 4. 记录 24 小时出入量	目前患者神志清醒、生命体征平稳
2. 清理呼吸道无效与意识障碍所致的咳嗽反射减弱有关	1. 严密观察病情变化，监测体温、呼吸、脉搏、血压、血氧饱和度 2. 备好负压吸引器，必要时遵医嘱吸痰，并观察痰液的颜色、性质 3. 翻身拍背 1 次/2 小时，由下向上、由外到内	目前患者痰液有效咳出

续表

护理问题	护理措施	护理评价
3. 有皮肤完整性受损的危险 与长期卧床、营养失调有关	1. 使用气垫床，保持床铺平整、清洁、干燥，无渣屑 2. 保持皮肤清洁干燥，大小便污染后及时更换床单 3. 翻身拍背 1 次/2 小时 4. 为患者悬挂防压疮标识 5. 向患者及家属讲解压疮相关知识及预防压疮的重要性并签署压疮的护患沟通	患者皮肤完整
4. 营养失调：低于机体需要量 与慢性感染导致机体消耗有关	1. 监测化验指标 2. 遵医嘱给予胃管注入高蛋白流食 200ml 4 次/日	患者白蛋白、总蛋白仍低但较入院时高
5. 有感染的危险：泌尿系感染	1. 每周或遵医嘱定期更换尿管 2. 保持尿道口清洁，进行会阴护理 2 次/日 3. 膀胱冲洗 2 次/日 4. 嘱患者家属倾倒尿液时观察尿液的颜色、性质	患者无泌尿系感染的发生
6. 有感染的危险：口腔感染	1. 保持口腔清洁，口腔护理 2 次/日 2. 观察口腔黏膜 2 次/日，根据病情变化选择合适的漱口液	患者口腔黏膜完整、无异味
7. 潜在并发症：脑血管意外（卒中）	1. 遵医嘱改善脑代谢，并观察用药效果 2. 测量血压 1 次/小时；发现异常及时通知医生 3. 保持患者情绪稳定，翻身拍背前测量	患者血压控制平稳
8. 潜在并发症 上消化道出血	1. 监测化验指标 2. 遵医嘱应用抑酸护胃的药物，并观察药物的反应 3. 为患者胃管注入食物时观察抽取胃液的颜色，或遵医嘱留取胃液送检	患者无消化道出血的发生

三、床边查体评价

1. 学生床边查体 为患者测量生命体征，包括脉搏、呼吸、血压；观察患者瞳孔正大等圆左/右 2：2mm，对光反射灵敏；听诊肺脏双肺呼吸音清晰，未闻及干湿啰音；听诊心率 84 次/分，心律齐，无早搏，心音正常，各瓣膜听诊区未闻及病理性杂音。

2. 带教老师床旁指导　患者 CT 示双基底节区腔隙性脑梗死，查体应重点检查患者肌力情况，肌力分级共五级，查体此患者双上肢肌力Ⅳ级，双下肢肌力Ⅲ级。

四、总结与讨论

1. 学生总结患者护理问题

新发现/未解决护理问题	护理措施	护理评价
1. 潜在并发症：下肢深静脉血栓	1. 指导家属进行肢体被动按摩 4 次/日 2. 悬挂防下肢静脉血栓的标识，并为患者填报防下肢静脉血栓危险因素评估表	患者无血栓发生
2. 自理能力缺陷　与患者躯体功能障碍有关	1. 每日动态评估患者的自理能力变化 2. 做好基础护理 3. 做好晨晚间护理 4. 协助家属为患者翻身至少 1 次/2 小时，并观察皮肤完整性，促进舒适	患者生活护理需求得到满足
3. 语言沟通障碍　与大脑语言中枢功能受损有关	1. 加强心理护理：耐心解释，对患者表达的意思进行确认，尊重患者的需求 2. 强调言语训练的重要性，制订训练计划 3. 运用肢体语言：训练早期做好非语言沟通，如写字、点头、手势等 4. 循序渐进的训练原则：从单音节到单句子，由简单到复杂 5. 树立康复信心，多给予鼓励和肯定，增进患者的康复信心	患者能有效沟通表达自己的需要

2. 带教老师护理问题评价

护理问题	护理措施	护理评价
1. 潜在并发症：迟发脑病	1. 坚持高压氧治疗 2. 保持情绪稳定、避免激动、生气等诱发因素 3. 观察患者有无反应迟钝、痴呆的异常行为，及时通知医生	目前患者无精神异常表现

续表

护理问题	护理措施	护理评价
2. 有废用综合征的危险 与患者自理能力评分为0分有关	1. 指导家属进行肢体被动按摩4次/日 2. 做好患者的基础护理 3. 做好患者的晨晚间护理	患者不能自主活动
3. 焦虑 与担心疾病预后有关	1. 针对患者病情及思想活动，随时做好心理疏导2次/日 2. 向患者详细讲解同病种患者治愈的病例，增强患者战胜疾病的信心	患者焦虑情绪得到有效缓解，心情舒畅
4. 有误吸的危险 与留置胃管有关	1. 床头抬高30° 2. 每次胃管注食时不超过200ml，速度不宜过快 3. 床头备好负压吸引器装置	患者生命体征稳定，无误吸发生

3. 带教老师技术操作评价

（1）一氧化碳中毒后迟发性脑病是指一氧化碳中毒患者经抢救在急性中毒症状恢复后经过数天或数周表现正常或接近正常的"假愈期"后再次出现以急性痴呆为主的一组神经精神症状；或者部分急性一氧化碳中毒患者在急性期意识障碍恢复正常后，经过一段时间的假愈期，突然出现以痴呆、精神和锥体外系症状为主的脑功能障碍。一般发生在急性中毒后的两个月内。高压氧对于急性一氧化碳中毒及一氧化碳中毒迟发性脑病均有疗效，大多数患者坚持用高压氧治疗均可恢复到生活自理或更好的水平。所以一氧化碳中毒患者一定要坚持做高压氧防止发生迟发脑病。

（2）心脏听诊时注意位置及顺序，心脏听诊区有5个：①二尖瓣区：位于心尖搏动最强点，位于左锁骨中线内侧第五肋间处。②肺动脉瓣区：位于胸骨左缘第二肋间。③主动脉瓣区：位于胸骨右缘第二肋间。④主动脉瓣第二听诊区：位于胸骨左缘第三肋间。⑤三尖瓣区：位于胸骨左缘第四、五肋间。听诊顺序：二尖瓣区-肺动脉瓣区-主动脉瓣区-主动脉第二听诊区-三尖瓣区。

（3）肌力分级的标准如下，比如说肌力分六级，分别为零级、一级、二级、三级、四级、五级。零级是指肌肉完全瘫痪，看不到肌肉收缩，这样称为零级肌力；一级肌力就是可以见到肌肉的收缩，这种情况就称为一级肌力；如果能够在水平移动，这种情况称为二级肌力；如果能够将肢体抬起，但是不能够阻挡重力，像这种情况就称为三级肌力；如果比正常的肌力略微差一点，那么就称为四级肌力；最后正常的肌力就称为五级肌力。

（4）一氧化碳中毒最有效的治疗措施就是高压氧治疗，高压氧治疗可以改善体内的缺氧状态，并促使一氧化碳从体内排出，迅速纠正组织缺氧。

4. 护士长对查房整体效果评价 通过这次查房我们对一氧化碳中毒又有了进一步的了解，同时明确了患者存在的主要护理问题，下一步要关注的重点是观察患者有无迟发脑病的表现，应采取相应的护理措施。

五、参与查房学生个人总结

A 护士：通过此次查房我更进一步了解了一氧化碳中毒患者的护理观察要点。

B 护士：针对有脑梗死病史的急性一氧化碳中毒患者，应进行防压疮、坠床、意外脱管、误吸、下肢静脉血栓的评估，将防范措施落实到位，避免发生意外。

C 护士：通过老师及护士长的现场指导，我了解了心脏听诊位置和顺序以及肌力的分级判断方法。

D 护士：通过此次查房，我进一步了解了一氧化碳中毒后应密切观察患者经过"假愈期"后有无发生迟发脑病。

参考文献

[1] 钟南山, 刘又宁. 呼吸病学[M]. 北京: 人民卫生出版社, 2012.

[2] 吴欣娟. 新编呼吸内科护理工作指南[M]. 北京: 人民卫生出版社, 2015.

[3] 李小寒, 尚少梅. 基础护理学[M]. 6版. 北京: 人民卫生出版社, 2017.

[4] 尤黎明, 吴瑛. 内科护理学[M]. 6版. 北京: 人民卫生出版社, 2017.

[5] 吴欣娟, 张春燕. 风湿免疫科护理工作指南[M]. 北京: 人民卫生出版社, 2016.

[6] 陈红, 梁燕, 王英. 风湿免疫科护理手册[M]. 北京: 科学出版社, 2011.

[7] 崔焱, 仰曙芳. 儿科护理学[M]. 6版. 北京: 人民卫生出版社, 2017.

[8] 王卫平. 儿科学[M]. 8版. 北京: 人民卫生出版社, 2017.

[9] 相国庆. 传染病预防手册[M]. 北京: 人民军医出版社, 2010.

[10] 刘曜楠, 李婧. 对进行心脏起搏器植入术的患者实施综合护理的效果探析[J]. 当代医药论丛, 2016 (08).

[11] 庞宇. 永久心脏起搏器植入术的临床护理分析[J]. 中国医疗器械信息, 2016 (17).

[12] 胡会平, 严磊. 造血干细胞移植护理研究进展[J]. 齐鲁护理杂志, 2016, 22 (17): 48-50.

[13] 陈燕琴, 罗卡现. 骨髓增生异常综合征[J]. 护理与康复, 2016, 15 (8): 810-811.

[14] 刘明琴，宁茹．自体外周造血干细胞移植治疗恶性淋巴瘤的血液科护理干预[J]．世界最新医学信息文摘，2016，1 (16)：268 - 271.

[15] 董茹婷，于莉莉．利福喷丁与利福平在肺结核治疗中的药效对比[J]．中西医结合心血管病电子杂志，2020，8 (34)：59 - 60.

[16] 刘晓丹．采用血液透析治疗流行性出血热肾功能衰竭的价值评定[J]．中国医药指南，2020，18 (5)：36 - 37.

[17] 李代波，于德宪，严华成，等．一起由诺如病毒引起的感染性腹泻疫情的流行病学调查[J]．解放军预防医学杂志，2018，36 (8)：6 - 9.

[18] 胡莉，王燕．小儿急性腹泻流行病学的病源学调查[J]．海南医学院学报，2016，22 (19) 2339 - 2342.

[19] 曹妍，苟丽华，王毅，等．2016 年阆中市 1 起感染性腹泻暴发疫情的调查[J]．预防医学情报杂志，2018，34 (2)：216 - 218.

[20]《手足口病诊疗指南（2018 版）》编写专家委员会．手足口病诊疗指南（2018 年版）[J]．中华传染病杂志，2018，36 (5)：257 - 263.

[21] 杨亭亭，张金霞，王富明，等．重组人干扰素 α - 2b 喷雾剂治疗儿童手足口病的临床疗效[J]．齐齐哈尔医学院学报，2021，42 (08)：672 - 674.

[22] 郝倩．38 例老年重症苯二氮䓬类药物中毒患者的护理[J]．天津护理，2018，26 (4)：441.

[23] 王祥娜，金晓静，凌芬瓯，等．亚低温治疗高压电击伤 12 例护理体会[J]．中国乡村医药，2019，4，26 (7)：72.

[24] 韩艳，魏丽丽．ICU 患者非计划性拔管危险因素及防范措施研究进展[J]．中华护理杂志，2015，50 (5)：598 - 602.

[25] 赵云芳，赵茹云，崔新霞．急性一氧化碳中毒及迟发性脑

病药物治疗进展[J]. 临床合理用药, 2016, 9 (6)：180 - 181.

[26] 赵文霞, 王斌, 郑俊青. 多元化健康教育模式预防一氧化碳中毒患者迟发脑病的临床试验研究[J]. 现代预防医学, 2016, 43 (16)：3057 - 3060, 3068.

[27] 张仁荣, 叶李萍. 安眠药中毒患者急诊滞留时间的影响因素[J]. 中国实用神经疾病杂志, 2015, 24：40 - 41.

[28] 舒宝瑞. 纳美芬治疗重度安眠药中毒疗效观察[J]. 河北医药, 2016, 12：1806 - 1809.

[29] 张伟峰, 李天宇, 赵俊祥. 电击伤患者皮瓣修复感染病原学分布及药敏分析[J]. 中华医院感染学杂志, 2015, 04：810 - 812.

[30] 朱洁, 洪俊蓉. 电击伤患者的院前急救方法研究[J]. 中国医药科学, 2015, 17：184 - 188.

[31] 刘曙平. 电击伤患者心肌标志物以及肝肾功能等生化指标的检测[J]. 检验医学与临床, 2015, 14：2109 - 2110.

[32] 甘学丽, 苏建宏, 杨怡. 46 例甲亢合并低钾性周期性麻痹原因分析及护理干预[J]. 中外医疗, 2015, 16：130 - 131.

[33] 张新鑫, 尹毓瑶, 潘一龙, 等. SI00A8/A9 与不稳定型心绞痛患者冠状动脉病变及短期预后相关性分析[J]. 中华实用诊断与治疗杂志. 2020, 34 (5)：61 - 64.

[34] 朱振芳, 李晓梅, 张欣. PDCA 护理管理模式在急性白血病患者化疗中的应用效果分析[J]. 贵州医药, 2021, (45) 11, 1841 - 1842.

[35] 杨雪. 间隔补铁法在缺铁性贫血治疗中的临床效果[J]. 中国现代药物应用, 2021, (15) 05：130 - 132

[36] 王晓华, 孙琳, 常亚. 不同红细胞输注对再生障碍性贫血患者红细胞免疫功能及凝血的影响[J]. 国际免疫学杂志, 2021, 29 - 34.

[37] 王荣. 多维度健康教育在骨髓增生异常综合征化疗患者中的应用[J]. 齐鲁护理杂志，2017，23（9）：59 – 61.

[38] 刘威. 实施新型护理干预在骨髓增生异常综合征患者护理管理中的应用[J]. 中国卫生产业，2019，（16）25，68 – 69.

[39] 孙芮，郑重，赵维莅. 淋巴瘤免疫预后指标及最新技术应用的研究进展[J]. 中华医学杂志，2021，101（26）：2103 – 2106.

[40] 高莉，方向明，唐宇凤，等. 恩格列净联合普瑞巴林治疗痛性糖尿病多发性神经病的疗效分析[J]. 中南医学科学杂志，2022，01：75 – 77.

[41] 屠冬英，杨丽红，王玲，葛晓静，孙容容，唐佳琪. 多学科团队协作模式下的延续护理对急性胰腺炎病人健康行为能力和生活质量的影响[J]. 护理研究，2022，36（02）：317 – 321.

[42] 王静，郭素艳，周静，等. 一体化链式急救护理在重症急性胰腺炎患者中的应用效果[J]. 河南医学研究，2021，30（24）：4591 – 4594.

[43] 张和谦，荣黎，黄薇. 个体化饮食护理在缓解溃疡性结肠炎患者临床症状中的应用研究[J]. 中外医学研究，2021，19（28）：88 – 90.

[44] Purdy MA, Harrison TJ, Jameel S, et al. ICTV virus taxonomy profile：hepeviridae[J]. J Gen Virol, 2017, 98（11）：2645 – 2646.

[45] Feng C, Han B, Yi L, et al. Effect of nicorandil administration on myocardial microcirculation during primary percutaneous coronary intervention in patients with acute myocardial infarction[J]. Postepy Kardiol Interwencyjnej, 2018, 14（1）：26 – 31.